Die

Heil- und Pflegeanstalten

für

Psychisch-Kranke

des deutschen Sprachgebietes

im J. 1890.

Von

Dr. Heinr. Laehr.

Mit geographischer Karte.

Berlin.

Druck und Verlag von Georg Reimer.

1891.

Den Mitgliedern

der Abtheilung für Neurologie und Psychiatrie des X. Internationalen Medicin. Congresses in Berlin

zur freundlichen Erinnerung

vom

Verfasser.

Vorrede.

Der Inhalt der vorliegenden Schrift war bestimmt, die Mitglieder der Abtheilung für Neurologie und Psychiatrie des X. Internationalen Congresses in Berlin zu begrüssen, ihnen einen Ueberblick über die Heilanstalten für Psychisch-Kranke im deutschen Sprachgebiete zu gewähren und ihnen auf ihren Reisen durch dieselben ein Führer zu sein. Hindernisse, welche damals unüberwindlich waren, wenn möglichste Vollständigkeit als Ziel vorschwebte, verzögerten die Herausgabe. Möge sie nunmehr eine Reihe von hoffentlich freundlichen Bildern aus der verflossenen Festzeit abschliessen!

Diese Schrift dürfte für den Verfasser die letzte dieser Art sein, nachdem er im Jahre 1852 die erste veröffentlicht hatte, welche eine Lücke in der Literatur auszufüllen bestrebt war. Unabhängig davon erschienen damals vom Professor Dieterici eine ähnliche Arbeit über die Irrenanstalten des Preussischen Staates und eine weiter ausgedehnte von Dr. Erlenmeyer, gewiss ein Zeugniss des vorhandenen Bedürfnisses.

So authentisch die Nachrichten über die angeführten Krankenanstalten sind, können doch die daraus gezogenen Zahlen nicht auf gleiche Sicherheit Anspruch machen. Es hätte dazu anderer Hülfsmittel bedurft, als mir zu Gebote standen. Unbedenklich habe ich die grosse Zahl der kleinen, namentlich privaten Anstalten weggelassen, welche nur wenige Kranke verpflegen. Ueberdies kam es mir darauf an, die statistischen Nachrichten mit den Principien in Uebereinstimmung zu bringen, welche meinen Arbeiten in den Jahren 1852, 1858, 1861, 1865, 1875 und 1882 zu Grunde lagen und in den Vorreden derselben angegeben sind. Dadurch ist ein Vergleich möglich, der durch Zahlen von den Fortschritten des Irrenwesens Zeugniss ablegt.

Während die statistischen Fragen in den erwähnten Jahren eine gleiche Antwort erhalten haben, ist bei jedem Jahre noch einer besonderen Frage Rechnung getragen und für 1890 die geschichtliche Entwicklung der einzelnen Anstalten ins Auge gefasst worden.

Indem ich allen Freunden und Collegen für ihre Unterstützung herzlich danke, bekenne ich mit Freude, dass ich nirgends einer Ablehnung meiner Bitte begegnet bin.

Möge den Mitgliedern der 9. Abtheilung des X. Internationalen Congresses diese bescheidene Gabe als ein freundlicher Gruss des Verfassers willkommen sein!

Berlin-Zehlendorf, December 1889.

H. Laehr.

Inhalt.

A. Verzeichniss der Heil- und Pflege-Anstalten des deutschen Sprachgebietes.

1) Verzeichniss der öffentlichen Heil- und Pflegeanstalten für Psychisch-Kranke.

2) Verzeichniss der privaten Heil- und Pflegeanstalten für Psychisch-Kranke.

3) Verzeichniss der Erziehungs- und Pflegeanstalten für von Geburt an Schwachsinnige.

4) Verzeichniss der Heil- und Pflegeanstalten für Epileptische.

5) Verzeichniss der Heilanstalten für Trunksüchtige.

6) Offene Kuranstalten.

B. Verzeichniss der einzelnen Länder des deutschen Sprachgebietes (Deutschland's, der Schweiz, Luxemburg's, der deutschen Länder Oesterreichs und Russlands) nach der in ihnen vorhandenen Anstalts-Fürsorge für die Psychisch-Kranken, von Geburt an Psychisch-Schwachen und Epileptischen in geographischer Ordnung.

A.

Verzeichniss

der Heil- und Pflege-Anstalten des deutschen Sprachgebietes

in alphabetischer Ordnung.

Aachen (Rheinprovinz).

1. **Anstalt der Alexianerbrüder** besteht aus 3 Abtheilungen:

1) Irrenanstalt, Heil- und Pflegeanstalt für männliche Geistes- und Gemüthskranke, mit 350 Betten, hat 2 Abtheilungen, deren eine in der Stadt, die andere 15 Minuten von derselben entfernt gelegen ist; hier befindet sich auch die

2) Abtheilung für Fallsüchtige mit 200 Betten,

3) Idiotenanstalt zur Erziehung und Pflege schwachsinniger und blödsinniger Kinder männlichen Geschlechts (4klassige Schule unter Leitung eines geprüften Lehrers) mit 150 Betten.

Station Aachen. — Verwaltung und Pflege in der Hand der Alexianerbrüder (z. Z. 62).

Anstaltsärzte: Dirig. Arzt Dr. Capellmann, 2. Arzt Dr. Chantraine (wohnen nicht in der Anstalt).

Bestand	1. Jan. 1889:	504
Aufgenommen	„	132
Verpflegt	„	636
Entlassen und gestorben	„	112
Bestand	1. Jan. 1890:	524.

Besteht in kleinen Anfängen seit 1396. Ihre jetzige Entwicklung fand sie in den letzten 25 Jahren, innerhalb welcher Zeit die Zahl der Kranken (einschliesslich der Idioten) von ca. 50 auf jetzt mehr als 500 anwuchs. Neubau 1879. Die Anstalt hat 3 Verpflegungsklassen, besitzt eigne Oekonomie und Werkstätten der verschiedensten Art. (Die Alexianer oder Celliten beschäftigen sich mit der Pflege männlicher Kranken ohne Unterschied der Religion. An der Spitze des Ordens steht ein auf 5 Jahre gewählter Generaldirektor, der im Kloster zu Aachen residirt; er hat 4 gewählte Assistenten, mit denen er die Provinzialrektoren und durch diese wieder die Lokalrektoren dirigirt. Die Brüder sind Laien. Die Alexianer besitzen ausserdem noch Anstalten für Geisteskranke in München-Gladbach (für 220), Krefeld (f. 200) und seit 1888 in „Lindenthal" bei Cöln (f. 75)).

2. Mariabrunn, Städtische Pflege-Anstalt für weibliche Geisteskranke des Stadtkreises Aachen. Station Aachen.

Dirig. Arzt: Stadtphysikus, Geh. Sanitätsrath Dr. Schervier.

Bestand Anfang 1889:		182	
Aufgenommen .	„	53	
Entlassen . . .	„	39	geheilt 7, gebessert 14, ungeheilt 17, nicht geisteskr. 1.
Gestorben . . .	„	18	
Bestand Ende .	„	178.	

Seit 1868. Die frühere städtische Irrenanstalt, das Annuntiatenhaus, wurde 1868 nach Ueberweisung der männlichen Kranken in die sub 1 aufgeführte Alexianer-Anstalt für weibliche Irre bestimmt und nach Ankauf der neuerbauten jetzigen Anstalt Mariabrunn (1875 durch die Stadt) in diese verlegt. Die frühere Anstalt wurde in Folge davon niedergelegt, das Terrain von der Stadt anderweitig verwendet. — Die Anstalt wird unter Aufsicht der Armenverwaltung von 13 Schwestern des heil. Borromäus geleitet. Die Verwaltung wird auf städtische Rechnung von der Armenverwaltug durch die barmherzigen Schwestern geführt.

Ahrweiler (Rheinprovinz).

Privat-Anstalt für Gemüths- und Nervenkranke. Station Ahrweiler. Besitzer: Dr. med. von Ehrenwall. Aerzte: Dirigir. A.: Dr. von Ehrenwall u. Dr. Zacher, Volontair-Arzt Dr. Berkenbusch.

Bestand 1. Jan.	1889:	33	(20 M., 13 Fr.)
Aufgenommen .	„	45	(28 „, 17 „)
Entlassen . . .	„	34	(24 „, 10 „)
Gestorben . . .	„	6	(5 „, 1 „)
Bestand 1. Jan.	1890:	38	(19 „, 19 „)
„ 1. Juni	„	48	(27 „, 21 „).

Die Leitung der 1877 von Herrn Schadde gegründeten Anstalt wurde am 1. August 1880 von Dr. von Ehrenwall übernommen. Anfangs befanden sich die Räumlichkeiten der Anstalt in 3 Miethshäusern innerhalb der Stadt Ahrweiler; am 10. November 1882 wurde ein Neubau vor der Stadt bezogen, der 1886—88 bedeutend erweitert wurde unter Einführung von Central-Niederdruck-Dampfheizung, Wasserleitung, elektrischer Beleuchtung u. s. w. — „Zur Entwicklung und modernen Gestaltung der Irrenfürsorge" v. Dr. Niessen (Deutsche Medizin. Wochenschr. 1888, No. 52).

Alexandershöhe cf. Riga.

Allenberg (bei Wehlau, Prov. Ostpr.).

Prov.-Irren-Heil- und Pflegeanstalt für die Regierungsbezirke Königsberg und Gumbinnen.

Aerzte: Dir. Dr. K. Waehner, 2. Arzt Dr. W. Sommer, Hilfsärzte: Dr. H. Hoppe, Volontairarzt Dr. von Decker.

Station Wehlau 2 Kilom. entfernt.

Bestand 1. Jan. 1889:	547	(266 M.,	281 Fr.)
Aufgenommen. „	189	(99 „ ,	90 „)
Entlassen . . . „	55	(24 „ ,	41 „)
Gestorben . . . „	48	(27 „ ,	21 „)
Bestand 1. Jan. 1890:	623	(314 „ ,	309 „).

Geschichtliche Notizen: Eröffnet am 1. Sept. 1852. Mit der Eröffnung ging die bis dahin als Theil des Löbenichtschen Hospitals in Königsberg bestandene Kgl. Irrenanstalt ein. Die in letzterer befindlichen Kranken, 59 an der Zahl, wurden nach Allenberg übergesiedelt. Die neue Anstalt, nach dem Damerow'schen Plane relativ verbundene Heil- und Pflegeanstalt, war ursprünglich für 250 Kr. gebaut. In 10 J. war dies Ziel erreicht. 1853 betrug der durchschnittliche Krankenbestand 252,4. Da der Bestand in den nächsten 10 J. noch weiter stieg, bis er 1870 sein vorläufiges Maximum 325,3 erreichte, so wurde die Anstalt 1870—72 durch Umbau des Oeconomiegebäudes und Neubau zweier Siechenhäuser für je 110 Kr. so weit erweitert, dass sie 500 Kr. aufnehmen konnte. Als auch diese Zahl

1878—9 erreicht war, hatte der erste Ostpreuss. Landtag bereits am 5. April 1878 den Ankauf von Land zur Anlage einer mit Allenberg verbundenen Irrencolonie beschlossen, der zweite Landtag bewilligte am 17. März 1879 die Mittel zum Landankauf: 60 000 M. und ebenso viel zum Bau, und so konnte schon im Sommer 1879 der Bau der Coloniegebäude begonnen, die Wirthschaftsgebäude noch 1879 vollendet werden. Am 15. Juni 1880 wurden die Krankengebäude mit 50 M. und 10 Fr. bezogen.

Um die Anstalt auf 600 Kr. zu erweitern, wurde 1881 ein einfaches Gebäude mit 2 Abtheilungen für je 20 in Wasch- u. Kochküche beschäftigte Frauen erbaut.

Allenberg liegt auf einer Anhöhe unmittelbar an der Aller — in der im Sommer ein Flussbad gelegen ist —, der Park der Anstalt, $7^1/_2$ ha gross, voll alter schattiger Bäume, zieht sich die Aller aufwärts und endet in den Kirchhöfen. Nach westsüdwest, 200 Meter seitwärts und 100 Meter vor der Anstalt liegt die Colonie mitten im Ackerfelde, das eine Fläche von $56^1/_2$ ha ausmacht. Da 10 ha ausserdem von Haus und Hof, incl. der Abtheilungsgärten, eingenommen wird, so beträgt das Gesammtterrain der Anstalt $74^1/_6$ ha.

Allenstein (Prov. Ostpreussen).

Ostpreussische Provinzial-Irren-Heil- und Pflegeanstalt Kortau bei Allenstein. Station: Allenstein 4 km [Stadt Allenstein 2 km entfernt, liegt zwischen der von Allenstein nach Hohenstein führenden Chaussee und dem Kortsee].

Aerzte: Direktor und 1. Arzt Dr. Hallervorden, 2. Arzt Dr. Herrmann (beurlaubt), stellvertr. 2. Arzt Dr. Steinert, 3. Arzt Dr. Marcuse, 4. Arzt Dr. Schmidt, Volontairarzt Dr. Eschert.

Bestand 1. April 1889: 384 (195 M., 189 Fr.)
Abgegangen 1889/90: 54
Gestorben . „ 26
Bestand 31. März 1890: 465 (231 „ , 234 „).

Kortau, von vornherein auf 600 Kranke berechnet, ist zum Theil nach Plänen von Direktor Dr. Jensen in Allenberg (später in Dalldorf), zum Theil nach solchen des zeitigen Direktors während der Jahre 1883—89 in 3 Absätzen von je 200 Plätzen, in freier Anlage erbaut, enthält 17 Krankenpavillons (darunter 2 Kolonistenhäuser für zsm. 80 Kranke) und einen landwirthschaftlichen Hof. Areal: ca. 260 ha, wovon ca. 100 ha Ackerland (vorwiegend Sandboden) und ca. 101 ha Seefläche. Baukosten incl. Grunderwerb 3 220 000 M.

Am 2. Juni 1886 wurde zuerst ein Kolonistenhaus von 30 Allenberger Kranken bezogen, am 2. December die Anstalt für 200 Kranke eröffnet, bis zum December 1888 für 400, bis December 1889 für 600 Kranke erweitert. Von Allenberg sind 1886—88 im ganzen 235 Kranke nach Kortau übernommen, welche nach dem geographischen Theilungsprincip dem Kortauer Bezirk angehörten. — Jahresberichte erscheinen vom J. 1890 ab.

Altona (Prov. Schleswig-Holstein).

Städtische Irren-Pflege-Anstalt, verwaltet vom Armenwesen der Stadt Altona. Arzt: Geh. Sanitätsrath Dr. Wallichs, Kreisphysikus in Altona.

Bestand 1. Jan. 1889:	86	(42 M.,	44 Fr.)
Entlassen . . . „	13	(6 „,	7 „)
Gestorben . . . „	21	(12 „,	9 „)
Bestand 31. Dec. „	89	(42 „,	47 „).

Geschichtliches: Am 27. Dec. 1886 wurden die ersten Kranken aufgenommen, z. Th. aus der Prov.-Irrenanstalt in Schleswig, z. Th. aus dortigen Pflegeanstalten, dann aus dem Armenhause der Stadt Altona in Osdorf, wo bis dahin eine eigne Abtheilung für chronisch Geisteskranke war. Es sind fast nur Unheilbare; die leichteren Formen werden versuchsweise hin und wieder zu Verwandten entlassen. Krankenzahl blieb in den letzten Jahren ziemlich dieselbe. — „Generalbericht über das öffentliche Gesundheitswesen der Provinz Schleswig-Holstein 1885—88“.

Alt-Scherbitz (Prov. Sachsen).

I. Provinzial-Irren-Heil- und Pflegeanstalt Rittergut Alt-Scherbitz. Aufgenommen werden alle Krankheitsformen mit alleinigem Ausschluss geisteskranker Verbrecher. Den Anstalten der Prov. Sachsen ist kein besonderer Aufnahmebezirk zugewiesen, sondern es steht den Kranken, bezw. deren Angehörigen oder Heimathsbehörden die Wahl zwischen Alt-Scherbitz und Nietleben frei. — Station: Schkeuditz (Halle-Leipzig) 15 Min. entfernt.

Aerzte: Direktor und 1. Arzt San.-R. Dr. Paetz, 2. (Ober-) Arzt Dr. Haardt, 3. Arzt Dr. Tippel, 1. Assistenzarzt Dr. Berger, 2. Assistenzarzt Dr. Herting, Volontärarzt Dr. Tilger.

Bestand 1. April 1889: 508 (310 M., 198 Fr.)
Aufgenommen 1889/90: 130 (101 „, 231 „)
Abgegangen „ 206 (114 „, 92 „)
davon gestorben „ 72
Bestand 1. April 1890: 533 (326 „, 207 „).

Nachdem im Frühjahr 1876 das ungefähr 290 ha grosse Rittergut Alt-Scherbitz von der Provinzialverwaltung für nahezu 1 Million M. angekauft war, wurden disponible Wohnräume desselben am 28. Juni 1876 mit den ersten, aus der Anstalt Nietleben entnommenen Kranken belegt und im August mit dem Bau der Anstalt unter Leitung des damaligen Direktors, Geh. Sanitätsrath Prof. Dr. Koeppe, begonnen. Nach des letzteren Tode († 30. Jan. 1879) ging die Direktion auf den damaligen 2. Arzt, jetzig. Direktor Dr. Paetz, über, welcher bereits mit den ersten Kranken s. Z. von Nietleben nach Alt-Scherbitz übergesiedelt war. 1885 wurde der Anstaltsbau vorläufig abgeschlossen, doch schon 1888 mit einer Erweiterung und Vervollkommnung begonnen, welche gegenwärtig zum Abschluss gebracht wird. Die Anstalt wird alsdann (ausschliesslich des später zu erwähnenden Siechen-Asyls) für 800—840 Kranke reichlich Platz bieten. Die Anstalt repräsentirt die modernste Form des Irrenanstaltsbau's, insofern als dieselbe

1) im Pavillon-System unter grundsätzlicher Vermeidung des Corridor-System errichtet,

2) mit der bei Weitem grössten landwirthschaftlichen Colonie verbunden ist, und diese nicht nach Art der älteren agrikolen Colonien als Dependence einer räumlich entfernten geschlossenen Anstalt, sondern zur Vermeidung derjenigen Mängel, welche sich aus der Entfernung der Mutteranstalt von der

Colonie und dem Mangel an anstaltsartiger Einrichtung auf letzterer ergeben, in enger Verbindung mit einer nach den modernsten Grundsätzen der freien Irrenbehandlung eingerichteten Hauptanstalt errichtet ist,

3) das „Opendoor“ System zum 1. Male in Deutschland in der Form eines allgemein principiellen Systems und in so ausgedehntem Maasse durchgeführt ist, dass über $^2/_3$ aller Kranken desselben theilhaftig sind. —

Mittheilungen über die Grundsätze und Einrichtungen der Anstalt sind ausser in den jährlich veröffentlichten Verwaltungsberichten niedergelegt in Vorträgen, welche auf dem VIII. Internationalen mediz. Congresse in Copenhagen, auf den Naturforscher-Versammlungen zu Magdeburg und Wiesbaden, sowie auf dem Congress des deutschen Vereins für Armenpflege und Wohlthätigkeit zu Kassel gehalten worden sind. Eine zusammenhängende Darstellung der Einrichtungen der Anstalt und der Grundsätze, auf denen dieselben beruhen, befindet sich im Druck.

II. Siechen-Asyl „Kaiser Wilhelm-Augusta-Stiftung“. Aufgenommen werden nur unheilbare, nicht gemeingefährliche Geisteskranke, welche wegen körperlicher Gebrechlichkeit oder Unzulänglichkeit der heimischen Verhältnisse in besonderem Grade hülfsbedürftig sind. —

Die ärztliche und administrative Leitung des Asyls, ist mit derjenigen der zu I. genannten Prov.-Irrenanstalt vereinigt und deshalb dem Direktor der letzteren, Dr. Paetz, unterstellt. Einem der Assistenzärzte der Anstalt sind die hausärztlichen Funktionen am Asyl übertragen.

Bestand 1. April 1889:	115	(63 M., 52 Fr.)
Aufgenommen 1889/90:	45	(22 „ , 23 „)
Abgegangen . „	21	(10 „ , 11 „)
Davon gestorben „	19	
Bestand 1. April 1890:	139	(75 „ , 64 „).

Das Asyl wurde 1883—85 zur Erinnerung an die 1880 stattgefundene Goldene Hochzeitsfeier des Kaisers Wilhelm I. und der Kaiserin Augusta errichtet aus Mitteln, welche aus diesem Anlass, wie in allen anderen Preussischen Provinzen, so auch in der Prov. Sachsen gesammelt waren und auf den Wunsch

Ihrer Majestäten zu wohlthätigen Zwecken verwandt werden sollten. Es besteht aus 2 Pavillons für je 80 weibliche und männliche Kranke und einem Wohngebäude für einen ärztlichen und einen Verwaltungsbeamten.

Andernach (Rheinprovinz).

Rheinische Provinzial-Irren-Heil- und Pflegeanstalt. Station: Andernach der linksrhein. Bahn, 10 Min. entfernt.

Aerzte: Direktor San.-Rath Dr. Noetel, II. Arzt Dr. Fabricius, I. Assistenzarzt Dr. Umpfenbach, II. Assistenzarzt Dr. Winckler.

Bestand am 1. April 1889: 464 (232 M., 232 Fr.)
Abgegangen . . . 1889/90: 206 (126 „, 80 „)
Gestorben . . . . „ 38 (22 „, 16 „)
Bestand am 1. April 1890: 399 (185 „, 214 „).

Eröffnet am 15. Oct. 1876 unter der Direktion des im Januar 1889 als Direktor der Rhein. Provinz.-Irren-Anstalt zu Bonn verstorbenen Geh. Medicinalrath Dr. Nasse. Ihm folgte Juni 1881 der gegenwärtige Direktor. Am 1. Januar 1877 betrug die Krankenzahl 54. Der höchste Krankenbestand Anfang 1889 von über 460 Köpfen liess die Anstalt erheblich überfüllt erscheinen. Eine Uebersiedelung von ca. 70 Kranken in von geistlichen Genossenschaften geleitete Privatanstalten in demselben Jahre entlastete die Anstalt in erwünschter Weise. Im Jahre 1877 betrug die Aufnahme 147. Die höchste Aufnahmeziffer erreicht das Jahr 1885 mit 188, im letzten Jahre sind 179 aufgenommen worden, eine Ziffer, die etwa den Durchschnitt der letzten Jahre darstellt.

1879 wurde der bisher bestehenden 3. Klasse eine 4. hinzugefügt, die nun statt der bisherigen 3. Klasse die Normalklasse darstellt, während die 3. Klasse eine Klasse für Pensionäre wurde, in welcher aber auch für Unbemittelte gebildeten Standes Freistellen bewilligt werden.

Ein ernster Unglücksfall betraf die Anstalt im December 1879, indem die Frauenisolirabtheilung abbrannte. Weder Kranke noch Personal erlitten Schaden. Sie war 1880 wieder hergestellt. Verschiedentlichen baulichen Uebelständen wurde in den Jahren 1882 bis 1885 durch eingreifende Umänderungen in den Closet-, Wasch- und Badeeinrichtungen, wie in der Abflussleitung, Abhülfe geschafft.

Das Anstaltsareal betrug bei Eröffnung der Anstalt etwas über 11,46—52, es hat sich im Laufe der Jahre durch Ankauf verschiedener Parzellen um ca. 3 ha 29 ar vermehrt und beträgt jetzt 14 ha 75 ar 52 qm. Davon sind 7 ha 45 ar 70 qm in landwirthschaftlichem Betriebe. — 1. „Die Provinzial-Irren-, Blinden- und Taubstummen-Anstalten der Rheinprovinz. Düsseldorf 1880.“ 2. „Bericht über die Rhein. Prov. Irrenanstalt zu Andernach in den Jahren 1880—87. Coblenz 1888.“

2. Irren-Pflege-Anstalt St. Thomas bei Andernach a. Rh., öffentliche, selbständige Anstalt für den Regierungsbezirk Coblenz. Station Andernach. — Inspektor Herrmann. Anstaltsarzt: Dr. Höstermann (zugleich Mitglied des Curatoriums).

Bestand Anfang	1889:	238	(135 M.,	103 Fr.)
Abgegangen . .	„	3	(— „,	3 „)
Gestorben . . .	„	33	(18 „,	15 „)
Bestand Ende .	„	238	(135 „,	103 „).

Am 31. Januar 1835 wurde der erste Kranke in die Anstalt aufgenommen; dieselbe wurde anfangs für 40 Kranke eingerichtet und seitdem sehr erweitert, sodass sie jetzt 240 Kranke birgt. Das Abteigebäude zu St. Thomas wurde am 25. August 1803 von einem Herrn Nebel erworben, zu einer Gerberei eingerichtet und später wieder veräussert, bei welcher Gelegenheit die Kgl. Regierung zu Coblenz einen Theil der Gebäude ankaufte und zur Anstalt einrichten liess. — Jährliche Verwaltungsberichte an die Kgl. Regierung zu Coblenz, im Amtsblatt veröffentlicht.

Attl (Kgr. Bayern).

Kreis-Anstalt für 100 männl. Unheilbare des Reg.-Bez. Oberbayern. Bezirksamt Wasserburg a. Inn. Wahnsinnige und Tobsüchtige werden nicht aufgenommen.

Anstaltsarzt: Dr. C. Glonner in Wasserburg.

Bestand Anfang 1889: 92 M.
Ende . „ 85 „
Gestorben . . . „ 2 „

Eröffnet im Oktob. 1873. Die Krankenpflege hat der Orden der barmherzigen Brüder übernommen, der auch im Besitze des Anstaltsgebäudes ist. Eine ausgezeichnete Quellwasserleitung wurde eingerichtet, welche bei Feuer das Gebäude unter Wasser setzen kann. — Jährl. Berichte an die Kgl. Regierung.

Ballenstedt i. Harz (Herz. Anhalt).

1. Privat-Kuranstalt für Nervenkranke von Dr. med. Wiedemeister. Station Ballenstedt.

Bestand durchschn. 8 Kr.

Seit 1879.

2. Villa Maria. Pensionat für leidende Damen höherer Stände. Station Ballenstedt.

Vorsteherin: Louise Birr, Arzt: Sanitätsrath Dr. Haring.

Bestand Anfang 1889: 7
Entlassen . . . „ 11
Bestand Ende . „ 4.

1880 wurde das Pensionat für 6 Damen eingerichtet. Es umfasst 3 Villen, die ganz umgeben von Gärten und durch bedeckte Veranden verbunden sind. —

Bamberg (Kreis Oberfranken).

Lokalirrenanstalt St. Getreu zu Bamberg, öffentliche Heil- und Pflegeanstalt, selbständig, zunächst für die Stadt Bamberg (32 000 E.). Station Bamberg.

Aerzte: Oberarzt Dr. Burger, Assistenzarzt Dr. Alois Martin.

Bestand 1. Jan.	1889:	51	(20 M.,	31 Fr.)
Aufgenommen .	„	54	(25 „,	29 „)
Verpflegt	„	105	(45 „,	60 „)
Entlassen	„	51	(23 „,	28 „)
Gestorben	„	10	(4 „,	6 „)
Bestand 31. Decemb.	„	54	(22 „,	32 „).

Seit 4. April 1805. Das Gebäude gehörte bis zur Säkularisation 1803 dem nahen Benediktinerkloster St. Michaelsberg

und war eine Probstei. Med. Direktor Dr. A. Marcus änderte es 1804 in eine Irrenanstalt für Bamberg und das Gebiet des Hochstifts um, wozu das Bürgerspital, das die Gebäude und Realitäten des Klosters erworben hatte, die Einrichtungskosten mit 3036 Fl. bestritt. 1863 wurde die Anstalt und ihr auf 66 000 Fl. angelaufener Fond als lokal anerkannt und ging mit dem Grundbesitz durch Vergleich in den Besitz der Stadt über. Die Verhandlungen zur Reorganisation schlossen 1870. In demselben Jahre wurde der Umbau begonnen, der jedoch durch den deutsch-französischen Krieg unterbrochen wurde, und es konnte die Anstalt erst am 1. Januar 1873 theils neu, theils umgebaut wieder eröffnet werden (Aufwand 60 000 M.). 1872 kam ein anstossendes Privatanwesen mit grösserem und kleinerem Hause, Garten und Scheuer für 7000 Fl. hinzu und nahm Kranke auf. Zur Beschäftigung der Kranken wurden 1875, 78 und 79 Felder in unmittelbarer Nähe der Anstalt — 147,4 ar für 7854 M. — erworben. Eine Erweiterung erfuhr die Anstalt 1887. Der als Speicher benutzte Bodenraum wurde zu Mansardenzimmern umgewandelt, und man gewann einen Tageraum, einen Schlafsaal, drei Einzelzimmer I. und II. Klasse und Corridor. 1889 wurde ein Oekonomiegebäude vollständig neu erbaut. Seit 1890 pachtete die Anstalt vom Bürgerspital den anstossenden Wäschegarten als Erholungsplatz für die Kranken.

Basel (Canton Baselstadt).

1. **Kantonale Irrenanstalt.** Station Basel.

Aerzte: Direktor Prof. Dr. L. Wille, Secundararzt Dr. L. Greppin, Assistenzarzt Dr. O. Weber.

Bestand 1. Jan. 1889:	204	(86 M.,	118 Fr.)
Abgegangen . . „	133	(62 „ ,	71 „)
Gestorben . . . „	33	(21 „ ,	12 „)
Bestand 31. Dec. „	229	(96 „ ,	133 „)
„ 15. Juni 1890:	250	(107 „ ,	143 „).

Eröffnung der in Villenform neu erbauten Anstalt am 29. Oktober 1886 an Stelle der früheren Irrenabtheilung des städtischen Spitals. Klinischer Unterricht. — „Schweiz. ärztl. Corresp.-Blatt.“ „Schweiz. Bauzeitung.“ „Zeitschrift: Zwischen

Jura und Alpen 1886—87." Jährliche Jahresberichte der Irrenanstalt.

2. **„Anstalt zur Hoffnung"** für schwachsinnige Kinder, Privat-Idiotenanstalt, Lehr- und Pflegeanstalt für 22 blödsinnige Kinder. Privatunternehmen einer Gesellschaft, gegründet vom Prof. Jung 1857, von Privaten unterhalten, im eigenen Hause und Garten: Elsässerstrasse 23.

Lehrer: Mathias Nehracher. Hausarzt: Dr. Wm. Bernoulli, Mitglied des Vorstandes, in Basel: Schärflingasse 4.

Bestand 23 (15 Knaben. 8 Mädchen).

Bayreuth (Kr. Oberfranken).

1. **Kreis-Irren-Anstalt**, öffentliche Heil- und Pflege-Anstalt für den Kreis Oberfranken. Station Bayreuth 10 Min. von der Anstalt entfernt.

Aerzte: Direktor Dr. Carl Kraussold, 1. Assistenzarzt Dr. August Würschmidt, 2. Assistenzarzt Dr. Anton Wacker.

Bestand . . .	31. Dec. 1889:	375	(213 M.,	162 Fr.)
Verpflegt.	„	458	(261 „,	197 „)
Aufgenommen	„	103	(62 „,	41 „)
Entlassen	„	54	(33 „,	21 „)
Gestorben	„	28	(14 „,	14 „)
Durchschnittl. Bestand	„	365	(206 „,	159 „).

1868—70 neu erbaut, wurde die Anstalt am 16. Mai 1870 eröffnet, Kranke und Personal von der Anstalt S. Georgen, die einging, übernommen zugleich mit den an jener haftenden Stiftungsfonds zur Unterstützung armer Geisteskranker aus dem ehemaligen Markgrafenthum Bayreuth (halbe Freiplätze). Die Anstalt wurde 1878 durch einen Aufbau für 36 Kr. und 1887 durch einen von der Anstalt ca. 300 m entfernten Neubau für 50—60 Männer erweitert. — Jahresberichte an die Kgl. Regierung, seit 1887 gedruckt.

2. **Heil- und Pflegeanstalt** für nerven- und geisteskranke Israeliten beiderlei Geschlechts.

Aerzte: Besitzer und dirigirender Arzt Dr. Simon Würzburger, II. Arzt Dr. Albert Würzburger.

Bestand Anfang	1889:	24	(12 M., 12 Fr.)
Entlassen	„	6	(4 „ , 2 „)
Gestorben	„	2	(2 „ , — „)
Bestand Ende . .	„	26	(14 „ , 12 „).

Die Anstalt wurde 1861 eröffnet, in den Jahren 1866, 1886, 1889 erweitert. Die Maximalzahl der aufzunehmenden Patienten beträgt seit vorigem Jahre 40.

3. **Asyl St. Gilgenberg** Privat-Heilanstalt für Nerven- und Gemüthskranke ausschliesslich männlichen Geschlechts, zu Donndorf bei Bayreuth. Station Bayreuth, 1 Std. entfernt.

Besitzer und dirigir. Arzt: Dr. Aug. Falco, Hilfsarzt Dr. M. Fikentscher.

Bestand Ende	1889:	13 M.
Verpflegt . . .	„	19 „
Aufgenommen	„	7 „
Entlassen . .	„	6 „
Gestorben . .	„	0 „

Gegründet 1862 von Dr. A. Falco. Die Anstalt liegt in der Nähe des bekannten früher herzogl. Württemb. Schlosses und Parkes „Fantaisie“ in einer durch landschaftliche Schönheiten hervorragenden Gegend und hat ihren Namen nach einem auf gegenüberliegender Höhe gestandenem, um 1550 zerstörten Schlosse „St. Gilgenberg“. Sie wurde durch Ankauf angrenzender Grundstücke und eines aus der Markgrafenzeit stammenden Besitzes mit Wald und parkartigen Anlagen, „Retraite“ genannt, wesentlich vergrössert und verschönert. Neubauten 1869, 1876 und 1884; Areal 27 bayr. Tagwerke. — Jährl. Berichte an die Kgl. Kreisregierung von Oberfranken zu Bayreuth; weitere Nachrichten in „Allg. Ztschr. f. Psychiatrie“ und „Aerztl. Intelligenzblatt“.

Bellevue bei Constanz (Canton Thurgau).

Kuranstalt. Enthält zwei völlig getrennte Theile für Neurosen und Psychosen. Im Ganzen 40—50 Kranke. Station Kreuzlingen 1 km entfernt.

Aerzte: Direktor Dr. Robert Binswanger; Hausärzte: Dr. H. Schmidt und Dr. O. v. Holst.

Bestand 1. Januar 1889: 38 (Psychosen: 31)
„ „ „ 1890: 41 („ 29)
Tägl. Durchschnitt „ 45 („ 35, Neurosen: 10).
In den Sommermonaten ist die Krankenzahl eine grössere.

Gegründet 1857 von Dr. L. Binswanger sen. Zuerst Heil- und Pflegeanstalt für Psychosen. Seit 10 Jahren Umbildung in oben bezeichnete Kuranstalt.

Bendorf-Sayn bei Coblenz (Rheinprovinz).

1. **Dr. Erlenmeyer**'sche Anstalt für Gemüths- und Nervenkranke. Privat-Anstalt. Gegründet 1848 von Sanitätsrath Dr. Erlenmeyer.

Aerztliche Direktion: Dr. Albrecht Erlenmeyer, Dr. Halbey.

Verwaltungsdirektion: Max Erlenmeyer.

Die Anstalt besteht aus folgenden 3, principiell von einander getrennten, Abtheilungen, deren jede eine selbstständige Anstalt bildet.

I. Anstalt für Gemüthskranke, am nördl. Ausgang der Stadt Bendorf gelegen, für 80 Kranke (50 M., 30 W.). Aufnahme finden Geisteskranke, Trunksüchtige und andre überwachungsbedürftige Kranke. Terrain von 7 Morgen = 160 Ar.

II. Sanatorium für Nerven- u. Rückenmarkskranke. Wasserheilanstalt. 10 Min. südwestlich von der Stadt Bendorf. Geistes- und überwachungsbedürftige Kranke ausgeschlossen. Aufnahme finden Neurosen aller Formen, Morphium-Kranke, Reconvalescenten. Terrain von 14 Morgen = 350 Ar. Im Umbau begriffen; grossartige Neubauten, nach deren Vollendung (1891) Platz für 40—50 Kranke.

III. Colonie Albrechtshof und Meisenhof, Pflegeanstalt für chron. Geisteskranke. 3/4 Stunden östl. von Bendorf. Wirthschaftsareal von 425 Morgen = 104 Hectaren. Platz für 50 Kranke.

Eisenbahnstation: Bendorf und Engers (rechtsrhein. Eisenbahn).

2. Asyl für Gehirn- und Nervenkranke, selbständige Privat-Heil- und Pflegeanstalt für alle Krankheitsformen.

Aerzte: Besitzer und dirigir. Arzt Dr. C. M. Brosius, 2. Arzt und Stellvertreter des Directors Dr. C. Oestreicher.

Bestand am 1. Juli 1883 . . . 16 Kr.
„ „ „ „ 1890 . . . 31 „

Concession für die Anstalt 12. Juli 1856; Eröffnung der Anstalt Bendorf 1. Juli 1857. Neubauten 1860, 62, 64, 76, 77. Ankauf der Villa Sayn 1863, Neubauten daselbst 1866 und 68; Bau der Villa Waldesruhe 1878. Neubau in Bendorf 1882; Neues Isolirgebäude daselbst 1887. — Mediz. Ztg. 1858—60; Preuss. Mediz.-Ztg. 1861—64, Berliner Klin. Wchschr. 1865—70; Allg. Ztschr. f. Psych. XIV, Heft 3, XVI, Heft 6, XIX, Supplementheft; Irrenfreund 1869, 12 und 1880, 1. — Dr. Brosius „Heilanstalten für Nervenkranke“, Wiesbaden 1883 bei Bergmann.

3. Privat-Heil- und Pflegeanstalt für Nerven- und Gemüthskranke von Dr. Fr. Colmant, Distrikts-Arzt.

Bestand Anf.	1889:	161	(50 M.,	111 Fr.)
Aufgenommen	„	35	(4 „,	29 „)
Entlassen . . .	„	47	(43 „,	4 „)
Gestorben . . .	„	13	(6 „,	7 „)
Bestand Anf.	1890:	134	(5 „,	129 „).

Eröffnet 1871. Von Anf. 1890 an weibliche Kranke.

4. Friesenhahn'sches Asyl für Gemüths- und Nervenkranke. Familienpensionat. Vorsteherin und Besitzerin: Wittwe P. Friesenhahn. Arzt: Dr. Braun.

Bestand 1. Jan.	1889:	8	(4 M.,	4 Fr.)
„ 31. Dec.	„	8	(4 „,	4 „)
Abgegangen . .	„	0.		

Die Anstalt wurde 1865 zur Aufnahme schwachsinniger Kinder begründet. 1878 erhielt die Wwe. P. Friesenhahn sen. die Concession zur Leitung einer Anstalt für Schwachsinnige und Epileptische; nach ihrem Tode wurde 1885 der Wwe. P. Friesenhahn jun. eine Concession zur Aufnahme „Gemüths- und Nervenkranker“ ertheilt.

Bergquell-Frauendorf (Prov. Pommern).

Heilanstalt für Nerven- und Gemüthskranke bei Stettin.

Aerzte: San.-Rath Dr. W. Zenker, Besitzer, Dirigent und I. Arzt; Dr. med. Lantzius-Beninga, II. Arzt; Dr. med. Ebert, III. Arzt.

Bestand am 1. Jan. 1889: 163 (73 M., 90 Fr.)
Abgegangen . . . . „ 114 (davon 26 Fr. nach Lauenburg abgegeben)
Gestorben . . . . . . „ 23
Bestand am 31. Dec. „ 131 (71 M., 60 Fr.).

Gründung und Eröffnung der Anstalt durch San.-Rath Dr. Zenker am 1. Oct. 1882. Contractliche Verpflichtung zur Aufnahme von 80—100 Provinzial-Kranken (Pommern); dieselben untergebracht in einem grossen Krankenhause und einem Arbeiterhäuschen. Davon getrennt in zwei weiteren Krankenhäusern die Privatkranken, der Zahl nach ungefähr halb so stark als die obigen. Neben den psychisch Kranken wurden stets, jedoch in geringer Zahl, freiwillige Pensionäre (Morphiumkranke, Neurastheniker u. s. w.) aufgenommen.

Berlin (Prov. Brandenburg).

1. Charité-Krankenhaus. Abtheilung für Gemüthskranke, öffentliche Heilanstalt zunächst für Berlin und Potsdam.

Aerzte: Dirigir. Arzt: Prof. Dr. Fr. Jolly, 1. Assistenzarzt Privatdocent Dr. S. Siemerling, 2. Assistenzarzt Dr. Br. Wollenberg, 3. Assistenzarzt Dr. Boedeker. Ausserdem 3 Militair-Unterärzte.

	Geisteskranke:	Krampfkranke:	Deliranten:
Bestand am 1. April 1889:	140 (78 M. 62 Fr.)	36 (21 M. 15 Fr.)	12 (9 M. 3 Fr.)
Zugegangen im Etatsjahr 1889/90:	1357 (778 M. 579 Fr.)	766 (431 M. 335 Fr.)	740 (668 M. 72 Fr.)
Entlassen im Etatsjahr 1889/90:	1255 (717 M. 538 Fr.)	739 (416 M. 323 Fr.)	667 (600 M. 67 Fr.)
Gestorben im Etatsjahr 1889/90:	115 (76 M. 39 Fr.)	29 (20 M. 9 Fr.)	66 (60 M. 6 Fr.).

Besteht seit 1798. Die Anstalt dient zum klinischen Unterricht und nimmt Volontairärzte nicht auf. Sie ist ursprünglich nur zur Heilanstalt bestimmt und dient seit einem Jahrzehnt als Aufnahmestation der Irren der Stadt Berlin.

2. Berliner Irren-Anstalt zu Dalldorf; im Wesentlichen Pflege-Anstalt, da sie mit Ausnahme der aus den städtischen Krankenhäusern und Asylen direkt ihr zugeführten Irren den bei Weitem grössten Theil der der öffentlichen Fürsorge anheimfallenden Geisteskranken aus der Irrenabtheilung der Charité aufnimmt, welche als Aufnahme-Station der polizeilich eingelieferten Irren Berlins dient.

Die Anstalt zerfällt in zwei Abtheilungen, die eigentliche Irrenanstalt und in die Irren-Siechen-Anstalt. Dem Direktor sind unter Mitwirkung eines Oberarztes die ärztlichen Geschäfte an der Irrenanstalt mit übertragen; der dirigirende Arzt an der Irren-Siechen-Anstalt ist in Bezug auf die ärztliche Behandlung selbständig.

Aerzte: Direktor: Medizinalrath Dr. W. Sander. 1) An der Irrenanstalt: Oberarzt Dr. A. Richter, 1. Assistenzarzt Dr. J. König, Assistenzärzte Dr. K. Vogelgesang, Dr. A. Bothe, Dr. Lehmann; 2) an der Irren-Siechen-Anstalt: Dirig. Arzt Docent Dr. Frz. Moeli, 1. Assistenzarzt Dr. R. Otto, Assistenzärzte Dr. K. Ascher, Dr. Weber. Insgesammt 10 Aerzte; 2 Volontär-Aerzte sind vorgesehen.

Die Seelsorge übt Prediger Nauck in Berlin aus. Haltestelle Dalldorf an der Nordbahn. Besser zu erreichen mit der Pferdebahn: Weidendammer Brücke—Tegeler Chaussee.

Bestand 31. März	1888:	1271	(660 M.,	611 Fr.)
Abgegangen .	1888/89:	554	(302 „,	252 „)
Gestorben . .	„	266	(163 „,	103 „)
Bestand 31. März	1889:	1323	(702 „,	621 „).

Dalldorf und die dazu gehörigen Communal-Abtheilungen von Privatanstalten:

Bestand 31. März	1888:	2361	(1156 M.,	1205 Fr.)
Zugegangen .	1888/89:	1079	(602 „,	477 „)
Verpflegt . .	„	3440	(1758 „,	1682 „)
Abgegangen .	„	912	(488 „,	424 „)
Bestand 31. März	1889:	2528	(1270 „,	1258 „).

Eröffnet 1. Februar 1880 (erbaut vom Frühjahr 1877 an),

war die Anstalt von Anfang an für die Krankenzahl zu klein. Von dem zum Bau der Anstalt angekauften Gute in Dalldorf wurden zunächst 46 ha (ca. 128 Morgen) zu Anstaltszwecken verwendet, wovon die Gebäude mit Höfen und eingehegten Gärten für die Kranken 14 ha (55 Morgen) beanspruchten. Wegen der Unzulänglichkeit der Räume mussten die Privatanstalten in immer steigendem Maasse mitbenutzt werden und die eigentliche Anstalt, statt mit 1020, bis zu 1250 Kr. belegt werden.

Die Anstalt besteht aus 10 Krankengebäuden, je 5 für Männer und Weiber, und zwar enthält jede Abtheilung 2 Pavillons für 150 bezw. 100 ruhige, 1 desgleichen für 50 unruhige und unreinliche, 1 für 200 sieche Irren und 1 für 130 Epileptiker, dazu zwei „Colonie“-Gebäude in der Nähe des Gutshofes; sodass die Anstalt ohne die für Wärter und sonstige besondere Zwecke bestimmten Betten und einige Reserve-Räume im Ganzen 1315 Betten aufnehmen kann und somit die grösste Irrenanstalt in Deutschland ist. Ausserdem sind 6 grössere und 3 kleine Gebäude für die Verwaltung errichtet. — Die Anstalt ist allen neuen Anforderungen entsprechend, solide aber mit möglichster Sparsamkeit ausgeführt. Grössere Kosten sind nur auf die Centralheizung verwendet, welche es gestattet, unter gänzlicher Vermeidung von Feuerstellen in den einzelnen Gebäuden die 10 Krankenhäuser und theilweise drei der Verwaltungs-Gebäude mittelst Dampf von einem Kesselhause aus zu erheizen, wozu rot. 10 000 Meter ($1^1/_2$ Meilen) Dampfröhren verwendet sind. Gasbeleuchtung aus den städtischen Anstalten, eigene Wasserleitung (aus einem 30 Meter tiefen Brunnen) sind vorhanden. Die Entwässerung erfolgt auf eigene Rieselfelder. Die Kosten des Baues ohne Grund und Boden belaufen sich auf etwa 3 500 000—3 600 000 M., die des gesammten Inventariums auf circa 400 000 M. Bei einem ursprünglich angenommenen Bestande von 1020 Betten kamen sonach auf das Bett circa 3500 M. und incl. Inventar gegen 400 M. Anlagekosten. — Der Gutshof ist 15 Min. von der Anstalt entfernt. — Im Oktober 1881 wurde eine Idioten-Anstalt für 100 Kinder auf dem Anstaltsterrain, aber ausserhalb der Einfriedigung der Irrenanstalt, erbaut, dieselbe wurde 1887 für 60 Mädchen und

1889 noch durch einen Neubau erweitert, sodass sie zur Zeit etwa 200 idiotische Kinder (60 w., 140 m.) unter dem Erziehungs-Inspektor Pieper beherbergt (mit je 3 Lehrern und Lehrerinnen). 1886/87 wurde ein Neubau einer kolonialen Abtheilung für 70 kranke Männer errichtet.

— Ideler u. Blankenstein: „Die städtische Irren-Anstalt zu Dalldorf, herausg. v. Magistrat zu Berlin“, Berlin 1883, Verl. v. J. Springer. Bericht über die Gemeinde-Verwaltung der Stadt Berlin von 1882—1888. 1890. 2. Th. S. 180.

3. **Maison de santé** in Schöneberg bei Berlin. Allgemeines Privat-Krankenhaus: a) für Kranke mit körperlichen Leiden, b) für Nervenkranke mit Separatabtheilung für Morphiumsucht, c) für Gemüthskranke. Neben der Maison de santé befindet sich eine Filiale der Berliner Irren-Anstalt zu Dalldorf. Besitzer und Direktor: Dr. Will. Levinstein.

Aerzte: Primärarzt San.-R. Dr. M. Jastrowitz, Sekundärarzt Dr. Will. Levinstein, Assistenzärzte Dr. Schaefer, Dr. Fülles, Dr. Lubowski.

Bestand Ende 1889:	93	(52 M., 41 Fr.)
Aufgenommen „	112	(48 „, 44 „)
Entlassen . . . „	99	(61 „, 38 „)
Gestorben . . „	16	(10 „, 6 „)

Filiale der Berliner Irren-Anstalt zu Dalldorf.
Bestand Ende 1889: 289 (142 M., 147 Fr.).

Eröffnung der Anstalt durch den 1882 † Dr. Ed. Levinstein für Kranke mit körperlichen Leiden 1863, der Anstalt für Gemüthskranke 1866, der Filiale der Berliner Städtischen Irrenanstalt 1871.

4. **Privat-Irrenanstalt** der Geschwister Hasselmeyer in Schöneberg, Sedanstr. 5/6, für Frauen.

Arzt: Sanitätsr. Dr Altmann.

Bestand Anf. u. Ende 1889:	20 Fr.
Abgegangen . . . . . „	6 „
Gestorben . . . . „	0 „

Geschichtliches: Eröffnet 1. April 1870 in dem Thürmchen am Kreuzberge, 1872/73 interimistisch nach der Bellealliancestrasse verlegt, vom 6. März 1873 in eignen Räumen in Schöneberg.

Bernburg (Herzogthum Anhalt).

Landes-Heil- und Pflegeanstalt für Geisteskranke des ganzen Herzogthums Anhalt. (Für Irrensieche ist die unter einer besonderen Verwaltung stehende Landessiechen-Anstalt zu Hoym vorhanden.) Bahnhof Bernburg 20 Min. entfernt.

Aerzte: Direktor Dr. R. Neuendorff, Assistenzarzt Dr. Glendenberg.

Bestand . 1. Juli 1888: 235 (120 M., 115 Fr.)
Aufgenommen 1888/89: 52 (22 „ , 30 „)
Entlassen . . . „ 24 (14 „ , 10 „)
Gestorben . . „ 18 (9 „ , 9 „)
Bestand . 1. Juli 1889: 245 (119 „ , 126 „).

Eröffnet 1. Oktober 1875 mit 115 Kranken (63 M., 52 Fr.). Erbaut im Pavillonstil für 132 Kr. Neubauten 1880: 1 Saal nebst 4 Zellen auf der Frauenabtheilung, Portierloge, 2 Pavillons für je 20 Kranke, — 1 Scheune, 4 Ställe für die von der geschlossenen Anstalt durch die Kreisstrasse getrennte landwirthschaftliche Colonie — und 1887—89: 2 Beobachtungspavillons (Wachabtheilung) zu je 16 Betten im Anschluss an die Isolirgebäude. Die Anstalt kann jetzt bis 250 Kr. verpflegen. (130 M., 120 W.) Das Terrain der Anstalt betrug bei der Eröffnung 10 ha, 1890 22 ha; davon sind 5 ha mit Gebäuden, Höfen und Gärten besetzt, 17 ha in Kultur.

Schloss **Biberstein** (Canton Aargau).

Anstalt für schwachsinnige Kinder. Privat-Anstalt, nur für besserungsfähige Kinder, bei Aarau.

Anstaltsarzt: Dr. G. Schenker, ist zugleich Präsident der Direktion und führt die unmittelbare Aufsicht über die Anstalt.

Bestand 1. Januar 1890: 21 Pflegl. (10 m., 11 w.). Kein Todesfall.

Eröffnet 13. Oktober 1889. Die Anstalt ist durch Privatwohlthätigkeit auf Anregung eines Initiativ-Comité's in's Leben gerufen worden. (Cf. „Verhdlg. d. erst. Schweiz. Konferenz f.

d. Idiotenwesen in Zürich", Zürich bei S. Höhr 1889, p. 66). — Publikationen in Tagesblättern und Zeitschriften für Gemeinnützigkeit in der Schweiz.

Bielefeld (Prov. Westphalen).

Colonie „Bethel" bei Bielefeld für Epileptische hat den Zweck, epileptische Kranke in leibliche und geistige Pflege zu nehmen und sie womöglich zu heilen und ist daher Heil-, Erziehungs-, Unterrichts-, Beschäftigungs- und Pflegeanstalt. Sie ist Privat-Wohlthätigkeitsanstalt mit den Rechten einer juristischen Person. An der Spitze steht ein Verwaltungsrath aus 80 Mitgliedern; ein aus dessen Mitte gewählter „geschäftsführender Ausschuss" von 11 Mitgliedern aus Bielefeld hat die nächste Leitung und Verwaltung.

Präses desselben ist z. Z.: G. Bansi. Vorsteher: Pastor D. von Bodelschwingh. Aerzte: Dr. A. Bertelsmann, Dr. Müller-Warnek, Dr. Huchzermeier. — Station Bielefeld (Cöln-Mindener Bahn) 5 Min. entfernt.

Bestand 1. Jan. 1890: 1042
Verpflegt . . . 1889: 1229
Entlassen . . . „ 137 { geheilt 21, gebessert 38, ungeheilt 78.
Gestorben . . . „ 50.

Besteht seit 15. Oktober 1867 in einem früheren für Anstaltszwecke durchgebauten Bauernhause. Sie ist durch freie christliche Liebesthätigkeit der evangelischen Kirche gegründet, sie hat ein Areal von 420 Morgen mit 59 Anstaltsgebäuden, z. Th. für wirthschaftliche Zwecke und vermag im Ganzen 1000 Kranke aufzunehmen. Dabei werden die evangelischen Kranken aus Rheinland, Westphalen, Hannover, Schleswig-Holstein, Hessen-Nassau, Grossh. Hessen, Lippe-Detmold und -Schaumburg, Waldeck, Oldenburg, Hamburg und Bremen besonders berücksichtigt, unter ihnen besonders unterrichtsfähige, epileptische Kinder. Kranke aus anderen Ländern, sowie anderer Confessionen werden ebenfalls aufgenommen. 3 Verpflegungsklassen. „Die rheinisch-westphälische Anstalt für Epileptische zu Bielefeld, von ihrer ersten Gründung an bis jetzt. Von Fr. von Bodelschwingh. Schwerte, Braus 1874.

Bischweiler-Oberhofen (Reichsl. Elsass-Lothringen).

Evangelische Blöden-Anstalt, selbständige private Heil- und Pflegeanstalt. Station Bischweiler im Unter-Elsass.

Direktor: J. Boltz. Arzt: Dr. Rapp, Cantonalarzt in Bischweiler.

		Bischweiler	Oberhofen
Bestand 31. Dec.	1888:	61 Kn.,	40 M.
Aufgenommen .	1889:	19 „ ,	8 „
Ausgetreten . .	„	7 „ ,	4 „
Gestorben	„	4 „ .	1 „
Bestand 31 Dec.	„	71 „ ,	41 „

Gegründet 1876. Früher nur in Oberhofen, seit 1885 Knaben-Anstalt mit Landwirthschaft in Bischweiler mit 1 Lehrer, Mädchen-Abtheilung in Oberhofen mit 1 Lehrerin. Bis jetzt die einzige Anstalt in Elsass-Lothringen (eine katholische in Metz fiel nach 1jährigem Bestande aus finanziellen Gründen zusammen).

Blankenese (Prov. Schleswig-Holstein).

Heil- und Pflegeanstalt für Nerven- und Gemüthskranke, sowie geistesschwache Personen jeglichen Alters und Geschlechts, exkl. blödsinniger Kinder, in der Nähe von Blankenese, Kreis Pinneberg, Station der Linie Altona-Blankenese.

Besitzer und Anstalts-Direktor H. Rodehorst, dirigirender Arzt: Stabsarzt a. D. Dr. Wiedemann.

Verpflegt.	1889:	48 (25 M., 23 Fr.)
Höchster Bestand	„	28 (12 „ , 16 „)
Gestorben	„	5 (3 „ , 2 „)
Bestand 31. Dec. .	„ .	19 (8 „ , 11 „).

Neu gegründet im September 1877, hat Platz für 40 (20 M., 20 Fr.). Kurkosten resp. Pension für I. Klasse von 3 M. an, für II. Klasse von 2 M. an aufwärts pro Tag.

Blankenburg am Harz (Herzogthum Braunschweig).

1. **Kuranstalt für Nervenkranke.** Offene Heilanstalt sowohl für Kranke, welche an allgemeinen nervösen Erregungszuständen, als auch an den Anfangsformen psychischer Verstimmung leiden

— solange dieselben noch unter den Erscheinungen erhöhter Reizbarkeit, Mangel an geistiger Frische, Schlaflosigkeit, Unfähigkeit zu grösserer Anstrengung verläuft —, bietet aber keine über die ärztliche hinausgehende Ueberwachung. Sie ist Winter und Sommer geöffnet, gewährt eine freundliche Erholungsstätte unter ärztlicher Obhut in mittlerer geschützter Gebirgslage. Ausserhalb der Anstalt zahlreiche Privatwohnungen für Kranke. — Station Blankenburg der Halberstadt-Blankenburger Bahn, 20 km von Halberstadt.

Dirigirende Aerzte und Besitzer: San.-R. Dr. Otto Müller und Dr. Paul Rehm, Assistenzarzt: Dr. M. Schmelzer.

Bestand 1. Juli 1889:	65	(34 M., 31 Fr.)
Verpflegt . . . „	161	(90 „, 71 „)
Entlassen . . . „	141	(75 „, 66 „)
Gestorben . . . „	2	(1 „, 1 „)
Bestand 1. Jan. 1890:	33	(17 „, 16 „).

Eröffnet 1861 in Helmstedt, den 6. Oktober 1865 nach Blankenburg übergesiedelt. Sie ist die älteste offene Heilstätte für Nervenleidende in Deutschland. — Wiederholt erschienen Anstaltsberichte. —

2. Sanatorium für Nervenleidende und Erholungsbedürftige, nimmt Sommer und Winter nervenleidende Damen und Herren der besseren Stände auf, deren Leiden (bei strengstem Ausschluss von entwickelten Geistesstörungen, Epilepsie und sonstigen störenden Krankheitszuständen) ganz wesentlich dem Gebiete der Neurosen und Psychoneurosen angehört; selbständige Heilanstalt. Station Blankenburg am Harz der Bahn Halberstadt-Tanne.

Aerzte: Besitzer und Direktor Dr. Oscar Eyselein, 2. Anstaltsarzt Albanus, Hülfsarzt vacat.

Bestand 1. Jan. 1889:	21
Verpflegt. . . . „	91
Entlassen . . . „	70
Bestand 31. Dec. „	21.

Die Anstalt wurde als Familien-Pension für Nervenleidende im Herbst 1876 gegründet und eingerichtet und im Februar 1877 eröffnet. 1881 wurde das 1. Logirhaus mit 4 Zimmern zugekauft, 1884 weitere 8 Morgen zu Park eingerichtet, 1885/6 Park-Villa gebaut (desgleichen Wirthschafts- und Stallgebäude, Waschhaus, neuer Speisesaal und Küche), März 1890 ein 2. Logirhaus mit 17 Zimmern zugekauft und mit grosser Veranda versehen, sodass jetzt in 11 Morgen grossem herrlichem Park-Garten 7 Einzelgebäude für ca. 40 Patienten etc. da sind. — Ausser specialistischer psychischer Behandlung werden Elektrotherapie, Massage, Gynäkologie und rationelle Wasserheilmethode nach specieller Indikation gehandhabt. — Kurzer Bericht 1878.

Kloster Blankenburg (Grossh. Oldenburg).

Pfleg- und Bewahranstalt, öffentliche und selbständige Anstalt für das Grossh. Oldenburg. Aufnahme finden Geisteskranke jeder Art, Epileptische, Sieche und Gebrechliche. Station Oldenburg.

Klosterarzt: Geh.-Ober-Medicinal-Rath Dr. F. Tappehorn in Oldenburg.

Bestand Anfang	1889:	194	(100 M., 94 Fr.)
Entlassen . . .	„	15	(9 „ , 6 „)
Gestorben . . .	„	10	(6 „ , 4 „)
Bestand Ende .	„	193	(98 „ , 95 „).

Das Kloster Blankenburg (6 km von der Residenzstadt Oldenburg entfernt) ist angeblich im 12. Jahrhundert als Nonnenkloster erbaut. 1632 wurde dasselbe unter Graf Anton Günther zu einem Asyl für unbemittelte Sieche und Gebrechliche umgestaltet. Seit 1876 ist es Pflegeanstalt für präsumptiv unheilbare Irre (auch Epileptische und Sieche). Von 1858 ab wurde das Kloster umgebaut und erweitert. Die Anstalt enthält jetzt 100 Betten für männliche Kranke und 97 für weibliche Kranke. Die technische Leitung ist einem Verwalter (Inspektor) übertragen, welcher nach einer von der vorgesetzten Behörde (Commission für die Verwaltung der Fonds und milden Stiftungen in Oldenburg) ihm ertheilten Instruktion sowie nach Anleitung des Arztes die Betriebsgeschäfte zu führen hat.

Blankenburg in Thüringen (Fürstenthum Schwarzburg-Rudolstadt).

Villa Emilia bei Blankenburg i./Thür. im Schwarzathal. Privat-Heilanstalt für chronische Nervenleiden, Neurasthenie, hypochondrische, hysterische und melancholische Verstimmung, Morphinismus. Geisteskrankheiten und Epilepsie schliessen von der Aufnahme aus. Station Blankenburg der Saalbahn 10 Min. entfernt.

Aerzte: Direktor und Besitzer Dr. Bindseil, 2. Arzt Dr. Solbrig.

Bestand 1. Jan.	1889:	17	Kr.
Zugegangen . .	„	84	„
Verpflegt . . .	„	101	„
Abgegangen . .	„	89	„
Gestorben . . .	„	0	„
Bestand 1. Jan.	1890:	12	„

Eröffnet am 1. Jan. 1874 für Kranke der oben bezeichneten Kategorien. Mit weniger bestimmter Tendenz bestand die von Dr. Schwabe begründete und neuerbaute Heilanstalt seit 1870. Dieselbe wurde 1879, 1886 und 1889 durch Neubauten wesentlich vergrössert. Seit 1879 Mitbesitzer, ist Dr. Bindseil seit 1884 alleiniger Besitzer der Anstalt. — „Berichte über die Wirksamkeit der Heilanstalt Villa Emilia in den ersten Jahren 1874—1881“ von Med.-Rath Dr. Schwabe.

Blankenhain (Grossh. Sachsen-Weimar).

Karl-Friedrich-Hospital, Grossherzogl. Sächsische Irren-, Pflege- und Siechen-Anstalt für das Grossh. Sachsen-Weimar und das Fürstenth. Schwarzburg-Sondershausen. Station Weimar.

Aerzte: Direktor Medizinalrath Dr. E. Kessler, Assistenzarzt Dr. E. Clebsch.

Bestand Anf.	1889	255	(135 M.,	120 Fr.)	auf der Irrenabtheilung
Aufgenommen	„	36	(24 „,	12 „)	„
Entlassen . . .	„	8	(6 „,	2 „)	„
Gestorben . .	„	25	(14 „,	11 „)	„
Bestand . Ende	„	260	(139 „,	121 „)	„

Bestand Anf.	1889	14 (7 M., 7 Fr.)	auf der Siechenabtheilung
Aufgenommen	„	4 (2 „, 2 „)	„
Entlassen . . .	„	1 (1 „)	„
Gestorben . .	„	3 (1 „, 2 „)	„
Bestand . Ende	„	14 (7 „, 7 „)	„

Die Anstalt ist am 1. Okt. 1840 als Asyl für 16 körperlich gebrechliche oder geistesschwache Personen gegründet, 1854 in ein früher Gleichen'sches Schloss verlegt. 1861 fand der erste Neubau statt, 1875 die Erweiterung aller Abtheilungen und die Gründung der Agrarcolonie; nach Belegung aller Neubauten 1887 fasst das Hospital 262 Kranke und Pfleglinge. — Druckberichte des Direktor Dr. Kessler am 30. Juni 1877, August 1881 und Mai 1888.

Bois de Cery (Canton Waadt).

Heil- und Pflegeanstalt für den Canton Waadt (Asile cantonal des aliénés et maison de santé du Bois de Cery près Lausanne), 1/2 Std. von Lausanne entfernt. Station Lausanne und Prilly.

Aerzte: Direktor Dr. Pachoud; Prof. a. d. Universität Lausanne Dr. Rabow, Assistenzarzt Dr. Pronier (nach 8jähriger Amtsdauer ist Wiederwahl erforderlich).

Bestand 31. Decemb.	1888:	395	(188 M., 207 Fr.)
Abgegangen	1889:	130	(71 „, 59 „)
Gestorben	„	47	(29 „, 18 „)
Bestand 31. Decemb.	„	421	(207 „, 214 „).

Eröffnet 1873 unter Direktor Dr. Rist. Die alte Anstalt bestand seit 15. Mai 1810; die neue wurde 1873 für 350 Kranke eröffnet, sie ist speciell für den Canton Waadt bestimmt, nimmt aber, da sie in letzter Zeit erheblich vergrössert ist, auch Ausländer als Pensionäre auf. Seit 1890 dient sie gleichzeitig dem klinischen Unterrichte. — Jährliche Berichte im „Compte-rendu du Département de l'Intérieur du canton du Vaud“.

Bonn (Rheinprovinz).

1. **Rhein. Prov.-Irren-Heil- und Pflegeanstalt.** Selbständige Anstalt für alle Krankheitsformen, Eigenthum der Rheinprovinz. Station Bonn.

Aerzte: Direktor Prof. ord. und Geh. Med.-Rath Dr. C. Pelman, 2. Arzt Dr. J. Peretti, Assistenzarzt Dr. Brie, Volontärarzt Dr. Lührmann, klinischer Assistent Dr. Liebmann.

Bestand 1. Jan. 1889:	601	(292 M.,	309 Fr.)
Aufgenommen „	313	(181 „,	132 „)
Entlassen . . . „	407	(241 „,	166 „)
als genesen.	91	(39 „,	52 „)
„ gebessert	73	(34 „,	39 „)
„ ungeheilt. . . .	183	(130 „,	53 „)
„ gestorben	58	(36 „,	22 „)
Bestand 31. Dec. 1889:	507	(232 „,	275 „).

Eröffnet 12. Jan. 1882 unter der Direktion des Geh. Rath Nasse, nach dessen Tode (19. Jan. 1889) Dr. C. Pelman die Direktion und gleichzeitig die Professur für Psychiatrie übernahm. Die Anstalt ist für 600 Kr. eingerichtet, wurde aber 1889 durch Uebergabe einer grösseren Anzahl von unheilbaren Pfleglingen an verschiedene Pflegeanstalten wesentlich geleert. Das Terrain der Anstalt beträgt circa 21 ha. — „Die Prov.-Irren-, Blinden- und Taubstummenanstalten der Rheinprovinz in ihrer Entstehung, Entwicklung und Verfassung. Düsseldorf 1880.“

2. Städtisches Noth- und Hülfshospital, Pflegeanstalt für unheilbare Irre und Epileptische der Stadtgemeinde Bonn.

Arzt: 2. Arzt der Prov.-Irrenanstalt Dr. J. Peretti.

Bestand 1. Jan. 1889:	70	(23 M.,	47 Fr.)
Aufgenommen. „	35	(21 „,	14 „)
Verpflegt . . . „	105	(44 „,	61 „)
Entlassen . . . „	30	(16 „,	14 „)
Gestorben . . . „	7	(4 „,	3 „).

Eröffnet Herbst 1866.

3. Dr. Hertz'sche Privat-Heil- und Pflegeanstalt in der südwestl. Vorstadt. Die weit vorwiegende Zahl der Behandelten sind Geisteskranke. Station Bonn. Besitzer: Dr. C. Reiner Hertz, kgl. preuss. Sanitätsrath.

Aerzte: Dirigirender Arzt, Privatdocent Dr. Thomsen, Assistenzarzt Dr. von Scheele.

Bestand Anfang	1889:	68 (30 M., 38 Fr.)
Aufgenommen.	„	26 (17 „, 9 „)
Verpflegt . . .	„	94 (47 „, 47 „)
Entlassen . . .	„	20 (12 „, 8 „)
Gestorben . . .	„	3 (3 „, — „)
Bestand . Ende	„	71 (32 „, 39 „).

Eröffnet am 19. Juli 1849. Die Verlegung der Anstalt in einen in der südwestl. Vorstadt Bonn's errichteten Neubau geschah im Juni 1861. Das Terrain umfasste drei Morgen, die Baulichkeiten bestanden in 3 Krankenhäusern für 30 Kranke beiderlei Geschlechts und einem Oekonomie-Gebäude. Durch fortgesetzte territoriale und bauliche Vergrösserung besitzt die Anstalt jetzt auf einem Areale von etwa 15 Morgen ausser dem Wohnhause des Besitzers und den Oekonomiegebäuden 9 getrennte Abtheilungen für Kranke, also im Pavillonsystem. 1886 übernahm die Leitung der Anstalt an Stelle des Gründers Dr. C. R. Hertz der bisherige Direktor der Lothring. Landes-Anstalt zu Saargemünd, Dr. Freusberg, und nach dessem Tode vom Juni 1888 ab Dr. Thomsen. — Verschiedene Aufsätze und Programme in der Allg. Zeitschr. f. Psychiatrie.

4. **Privat-Heilanstalt** für Nervenkranke, Morphium- und Alkoholentwöhnung in Bonn, Lennéstrasse 24. Besitzer und ärztlicher Leiter: Dr. A. Schmitz.

Bestand 1. April 1889 (inclusive d. von der Anstalt dependirenden Pensionen)		13	
Abgegangen	1889/90:	23	
Gestorben	„	1	Dementia; nach Influenza-Pneumonie.
Bestand	1. April 1890:	17.	

Eröffnet mit ihrem jetzigen Charakter 21. Oktober 1887, im Sommer 1888 durch Zuhilfenahme einer Pension erweitert, im Februar 1889 in das jetzige grössere Haus Lennéstrasse 24 verlegt und im Sommer 1889 durch eine zweite Pension vergrössert.

Boppard a. Rh. (Rheinprovinz).

Wasser-Heilanstalt Marienberg. Eisenbahn- und Dampfschiffstation. Insbesondere gegen Nervenkrankheiten: Hysterie,

Hypochondrie, Neurasthenie, Lähmungen, Hirncongestionen, Morphinismus.

Dir. Arzt Dr. E. Hoestermann.

Brake bei Lemgo (Fürstenth. Lippe-Detmold).

Fürstl. Lippische Landes-Irren-Heil- und Pflegeanstalt, selbständig. Station Lage und Schieder.

Aerzte: Direktor Sanitätsrath Dr. Ch. F. W. Roller; Assistenzarzt Dr. Metz.

Bestand. Ende	1888:	140	(63 M.,	77 Fr.)
Verpflegt . . .	1889:	189	(82 „,	107 „)
Aufgenommen	„	62	(22 „,	40 „)
Abgegangen .	„	43	(16 „,	27 „)
Gestorben . .	„	11	(5 „,	6 „).

Gegründet durch Fürstin Pauline zur Lippe. Eröffnet 1811. Erster Arzt: Geh. Rath Dr. Focke bis 1844. Von da bis 1884: Medic.-Rath Dr. Meyer († 9. Mai 1884). 1854 Eröffnung des neugebauten Frauenhauses. 1857 Umbau des Männerhauses vollendet. 1875 Einweihung der Kapelle. 1887 Vollendung der 1885 begonnenen Dampfwasserleitung. 1889 neuerbaute Villa für Frauen eröffnet.

Bremen (Freie Stadt Bremen).

1. **Irren-Heil- und Pflegeanstalt**, administrativ mit dem allgemeinen Krankenhause verbunden, räumlich davon ganz getrennt, für den Staat Bremen. Die Anstalt dient auch zur Aufnahme von Del. trem.-Kranken. Station Bremen.

Aerzte: Direktor Dr. Fr. Scholz, Assistenzarzt Dr. Lobert.

Bestand 1. Jan.	1889:	177	(81 M.,	96 Fr.)
Zugegangen . .	„	168	(103 „,	65 „)
Verpflegt . . .	„	345	(184 „,	101 „)
Entlassen . . .	„	114	(69 „,	45 „)
Gestorben . . .	„	38	(23 „,	15 „)
Bestand 1. Jan.	1890:	287	(94 „,	193 „).

Seit 1851 besteht das Hauptgebäude, durch Um- und Neubauten seitdem vielfach vergrössert. Das Gebäude der landwirthschaftlichen Colonie (Pavillon „Griesinger“) für 21 männl.

Kranke wurde 1878 errichtet, der Pavillon „Laehr“ für 38 chronisch aufgeregte Frauen 1884. 2 neue Pavillons für heilbare Kranke und ein Festsaal sind projektirt. — In der Reformation wurde das St. Johanniskloster säkularisirt, und aus den Gütern desselben ging später der Aufenthaltsort der Irrsinnigen hervor. Der grössere Theil der jetzigen Anstalt rührt hiervon her. — Als öffentliche Pflegeeinrichtung besteht noch eine ländliche familiale Verpflegung bei Ellen und den benachbarten Dörfern und zwar schon seit 1779 unter der Aufsicht eines Vogtes, selbst Grundbesitzers und Pflegers. Revision durch das Armeninstitut. In der Regel hat jeder Pflegling vorher das Irrenhaus zu passiren. Etwaige Rücklieferung in die Anstalt geschieht gewöhnlich durch Dr. Engelken, der die ärztliche Aufsicht und Behandlung der interkurrenten Krankheiten übernommen hat. Die Einrichtung ist in den letzten Jahren wesentlich verbessert. — Regelmässige Jahresberichte als Manuskript gedruckt. — Sonstige Publikation über die Irrenpflege in d. Allg. Ztschr. f. Psych. 1884 („Ueber Irrenpflege“) und 1888 („Ueber Wachtabtheilungen“).

2. Privat-Heil- und Pflegeanstalt für Nervenleidende und Geisteskranke zu Rockwinkel, Stat. Oberneuland bei Bremen.

Besitzer und Vorsteher: Dr. H. Engelken.

Bestand Anfang	1889:	20 Kr.	(11 M., 9 Fr.)
Aufgenommen .	„	18 „	(9 „, 9 „)
Entlassen. . . .	„	20 „	(11 „, 9 „)
Gestorben . . .	„	2 „	(1 „, 1 „)
Bestand . Ende	„	18 „	(9 „, 9 „).

Die Anstalt liegt $1^1/_4$ Std. von Bremen, hat Areal von 15 Morgen. Sie ist in den letzten $1^1/_2$ Jahren auf's Neue ganz umgebaut und unter Wahrung des Charakters eines Landsitzes mit allen Erfordernissen der Jetztzeit auf's Beste versehen; jetzt für 40 Kr. Im Anschluss an die Anstalt werden unheilbare Kr. in familialer Pflege im Orte untergebracht.

1764 von einem früher in Indien stationirten holländischen Militärarzt gegründet für 3—5 Kr., seitdem stets vom ältesten Sohne des Vorgängers fortgeführt, jetzt in 5. Generation.

Breslau (Prov. Schlesien).

1. Städtisches Krankenhaus a. d. Göppertstr. (Irrenhaus), durch Vertrag mit dem Staate vom 7. Juni 1887 zugleich psychiatrische Klinik.

Aerzte: Medicinalrath Prof. Dr. K. Wernicke, Primararzt. Dr. Lissauer, Dr. Mamroth, Dr. Hahn, Dr. Lasch, Assistenzärzte.

Bestand am 1. April 1889:	197	(99 M.,	98 Fr.)	
Entlassen . . . . . . „	470	(286 „ ,	184 „)	
Gestorben . . . . . . „	82	(54 „ ,	28 „)	
Bestand am 31. März 1890:	199	(103 „ ,	96 „).	

Die Anstalt ist im Oktober 1888 eröffnet; sie hat sich aus der Irrenabtheilung des städtischen „Allerheiligen“-Hospitales entwickelt, deren Ueberfüllung und unzweckmässige Räumlichkeiten einen eigens zu diesem Zwecke dienenden Neubau veranlasst haben. — C. Wernicke „Ueber die Irrenversorgung der Stadt Breslau“. Allg. Zeitschrift f. Psych. „Stadt-Asyle u. Psychiatrische Kliniken“. Klin. Jahrbuch, 2. Band.

2. Privat-Idiotenanstalt, Fürstenstrasse 6—10.

Leiterin: Frl. Anna Reiss. Hausarzt: Dr. Rosemann, consult. Arzt Medicinalrath Prof. Dr. Wernicke.

Bestand Anfang 1889: 29 männl., 19 weibl. Kr.
Ende „ 27 „ 19 „ „
Kein Todesfall „ .

Die Anstalt wurde Mai 1885 eröffnet. Jahresbericht 1885-87.

Brieg (Prov. Schlesien).

Provinzial-Irrenanstalt Brieg, Regbz. Breslau. Oeffentliche Heil- und Pflegeanstalt, selbständig, für alle Krankheitsformen. Station Brieg zwischen Breslau und Oppeln.

Aerzte: Direktor Dr. Petersen, 2. Arzt Dr. Schaefer.

Bestand 1. April 1889:	369	(147 M.,	222 Fr.)
Verpflegt . . . 1889/90:	440	(176 „ ,	264 „)
Aufgenommen „	63	(27 „ ,	36 „)
Entlassen . . . „	34	(17 „ ,	17 „)
Gestorben. . . „	27	(7 „ ,	20 „)
Bestand 31. März 1890:	375	(150 „ ,	225 „).

Um 1750 wurden die ersten Irren im Brieger Zuchthaus untergebracht. 1784 wurde, unmittelbar an das Zuchthaus grenzend und unter derselben Verwaltung stehend, ein neues Irrenhaus für ca. 50 Kr. erbaut. 1818 richtete man zur Unterbringung einer Anzahl von Irren das ehemalige, 1680 erbaute Capuzinerkloster ein, ein nach Lage und Bauart ganz ungeeignetes Gebäude. 1829, als die Irrenanstalt in die Verwaltung der Provinzialstände überging, wurde nur das Kloster, nicht das 1784 erbaute Haus übergeben. Das Kloster war damals für 120 Kr. bestimmt und wurde von einer aus Arzt und Verwalter bestehenden Behörde, der Administration, geleitet. Durch Errichtung eines Isolirgebäudes und eines Beamtenhauses wurde die Anstalt derart erweitert, dass von 1845 ab 170 Kr. verpflegt werden konnten. Seit 1843 wohnte der Arzt in der Anstalt. Seit 1876 sind auch präsumptiv heilbare Kranke zur Aufnahme gelangt. Im Januar 1879 wurde die Administration aufgelöst und dem Direktor allein die Leitung der Anstalt übertragen. 1880 wurde ein der Anstalt gegenüberliegendes Grundstück angekauft, in dieses die Geschäftszimmer, die Wohnung des Direktors und der Oberbeamten verlegt und die dadurch in den alten Anstaltsgebäuden disponibel gewordenen Räume zur Mehraufnahme von 50 Kr. bestimmt. 1881 wurde dadurch die etatsmässige Belegung der Anstalt auf 223 Köpfe erhöht. 1882 wurde das 2 km von der Hauptanstalt entfernte Bauerngut Briegischdorf No. 2 mit einem Flächeninhalt von 27 ha gepachtet und das Gehöft zur Aufnahme von 60 männl. Kr. eingerichtet. Gleichzeitig wurden auf dem Gartengrundstück der Hauptanstalt 2 neue Häuser für 80 Männer hergestellt. Die Belegung des neuerworbenen Bauerngutes und der neuerbauten Häuser wurde bis Ende Oktober 1884 bewirkt, von welchem Zeitpunkte an etatsmässig 363 Kr. verpflegt werden: Die alten Anstaltsgebäude dienen nunmehr ausschliesslich zur Beherbergung von Frauen. 1886 wurde das Bauerngut definitiv angekauft; in demselben Jahre auch die Stelle eines 2. Arztes neukreirt und besetzt. — „Alter, Gründung und Entwicklung der Provinzial-Irren-Anstalt zu Brieg, Reg.-Bez. Breslau. Brieg 1879."

Bruchsal (Grossh. Baden).

Hauptkrankenhaus des Landesgefängnisses Bruchsal zur Aufnahme der in den Strafanstalten des Landes erkrankten geistesgestörten Gefangenen. Auch körperlich Kranke, welche in den übrigen Strafanstalten des Grossherzogthums nicht entsprechend behandelt werden können, werden hierher versetzt. Ausserdem hat das Landesgefängniss eine Invalidenabtheilung für altersschwache und gebrechliche Gefangene. Station Bruchsal.

Arzt: Med.-Rath Dr. Ribstein.

Bestand 1. Januar 1889: 17 Geisteskr. (unter 31 Kr.)
Abgegangen . . . „ 15 „
Gestorben . . . . „ 1 „
Bestand 31. Dec. . „ 8 „ , 3 Epilept., 1 zur Beobachtung (unt. 26 Kr.).

Ausserdem in der Invalidenabtheilung: 16.

1864 wurde die Anstalt unter dem Namen „Hilfsstrafanstalt“ als Zubehör zu dem Zellengefängniss Bruchsal eröffnet für mit körperlichen oder geistigen Leidenszuständen behaftete Gefangene. Ausserdem sollten über 70 Jahre alte Gefangene und solche, welche nach 6jähriger Einzelhaft derselben nicht weiter unterworfen würden, in ihr untergebracht werden. 1871 wurde die Anstalt als Hilfsstrafanstalt aufgehoben und in das Landesgefängniss Bruchsal verwandelt. Das Krankenhaus aber wurde in das jetzige Hauptkrankenhaus umgewandelt. — Dr. Gutsch, „Die Hilfsstrafanstalt Bruchsal“, Heidelberg 1867. — Ribstein, „Criminalirrenanstalten und Invalidengefängnisse“ im Handbuch des Gefängnisswesens von v. Holtzendorff und v. Jagemann, woselbst auch die ganze einschlägige Literatur zu finden ist.

Bruck a. M. (Steiermark).

Cretinen-Heilanstalt (Pius-Institut) der Schwestern vom heil. Kreuze für männl. und weibl. Idioten und Cretinen aller Confessionen. Station Bruck a. Mur, 20 Min. entfernt.

Arzt: Rath Dr. Carl Schmidt.

Bestand . . . . Anf. 1882: 40 (16 Kn., 24 Mädch.)
Aufgen. von 1882—1889: 54 (20 „ , 34 „)

Entlassen	24	(8 Kn., 16 Mädch.)
Gestorben	8	(4 „ , 4 „)
Bestand . . . Ende 1889:	62	(24 „ , 38 „).

Eröffnet 1. Oktober 1879 im „Zehenthof", umgeben von 10 Joch Acker- und Gartenland.

Brünn (Kronland Mähren in Oesterreich).

Mähr. Landes-Irrenanstalt, öffentl. Heil- und Pflegeanstalt für das Land Mähren.

Aerzte: Direktor und Primararzt Dr. Jos. Scharf, Primararzt Dr. Const. Schubert, Secundarärzte Dr. Jos. Horn und Dr. Joh. Sedlaček.

Bestand Anf. 1889:	682	(385 M.,	297 Fr.)
Entlassen . . „	314	(192 „ ,	122 „)
Gestorben . . „	117	(61 „ ,	56 „)
Bestand Ende „	755	(403 „ ,	352 „).

Die Anstalt wurde am 1. Nov. 1863 eröffnet, 1885 durch Errichtung einer Filiale mit 160 Betten erweitert. Gegenwärtig ist der Bau einer 2. mähr. Landes-Irren-Anstalt für 500 Kr. im Norden Mährens im Vollzuge. — Pavillonsystem — Colonisirung agricol. — „Die mährische Landes-Irrenanstalt" von Dr. Czermak. Wien 1866. — „Entwicklung des Irrenwesens und Stand der Irrenpflege in Mähren" von Dr. Scharf 1887.

Bunzlau (Prov. Schlesien).

Provinzial-Irrenanstalt, öffentl. Heil- und Pflege-Anstalt, selbständig, für alle Krankheitsformen. — Station Bunzlau zw. Kohlfurt und Liegnitz.

Aerzte: Dr. Stöver, Direktor; Dr. Dornblüth, 2. Arzt; Dr. Möller, 3. Arzt; 4. Arzt: vacat.

Bestand 31. März 1889:	706	1) in der Anstalt: 676 (380 M., 296 Fr.) 2) in der Familienpflege: 60 (30 M., 30 Fr.)	
Abgegangen . 1889/90:	56	. . . . (36 „ ,	20 „)
Gestorben . . „	59	. . . . (41 „ ,	18 „)

Bestand 31. März 1890: 709 { 1) in der Anstalt: 681 (382 M., 299 Fr.) 2) in der Familienpflege: 28 (28 M., — Fr.).

Eröffnet am 17. September 1863. 1870 Erbauung von zwei Landhäusern für je 15 männliche Kranke. 1874 Erbauung eines weiteren Landhauses für 30 männliche Kranke. 1886 Einrichtung der Familienpflege in dem benachbarten Dorfe Looswitz. 1887 Erbauung des etwa 5 Min. entfernt liegenden, 84 ha grossen Drüsselgutes für die Anstalt. Aerztliche Jahresberichte.

Burghölzli (Canton Zürich).

1. **Kantonale Irren-Heilanstalt Burghölzli** in Riesbach-Zürich für den Canton Zürich. Alle Krankheitsformen finden Aufnahme, mit Ausnahme der von Geburt an Blödsinnigen. Die unheilbaren Kranken werden monatlich, je nach den Platzverhältnissen, nach der Pflegeanstalt Rheinau verlegt. Bahnhof Zürich ½ Stunde entfernt.

Aerzte: Direktor Dr. A. Forel, ordentl. Professor der Psychiatrie an der Universität Zürich, Sekundärarzt Dr. Aimé Mercier, 1. Assistenzarzt L. Frank, 2. Assistenzarzt Dr. A. Delbrück.

Bestand Anfang 1889:		353	(172 M., 181 Fr.)
Abgegangen . .	„	190	
Gestorben . . .	„	49	(davon 32 paralyt. u. senile Formen)
Aufgenommen .	„	241	(141 M., 100 Fr.)
Bestand . Ende	„	355	(175 „ , 180 „).

Die Anstalt wurde am 1. Juli 1870 als Neubau bezogen. Direktoren derselben und zugleich der psychiatr. Klinik als ord. Prof. der Universität waren: Gudden 1868—72 (1868 bis 1870 noch im alten Spital, wo früher die Geisteskranken waren), Huguenin 1872—74, Hitzig 1875—79, Forel 1879 bis jetzt. Burghölzli, für 260 Kranke gebaut, hat gegenwärtig 372 Patienten; davon sind 25 Frauen in der als Colonie für leichtere Fälle und Rekonvalescenten seit 1883 dienenden Stephansburg (offenes kl. Haus) untergebracht. Die psychiatrische Klinik der Universität Zürich wird in der Anstalt abgehalten. — Jahresberichte. — Statistische Mittheilungen aus dem Canton Zürich, herausgegeben vom cantonalen statistischen Bureau" 1888, 2. Heft: Die Ergebnisse der Irrenzählung vom 1. December 1888. Zürich, Orell Füssli, 1890. — „Chronik der Kirchgemeinde Neumünster, herausgegeben von der Gemeinnützigen Gesellschaft von Neumünster" Zürich 1889, p. 218.

Buttelstedt (Grossherz. Sachsen-Weimar).

Pensionat für nerven- und gemüthskranke Damen, besonders für epileptische, 1 Stunde von Weimar; Station Buttelstedt der Bahn Weimar-Rastenburg.

Vorstand und Besitzer: Eugen Baltz; Arzt Dr. A. Lange in Weimar.

Bestand Anfang	1889:	7	Frauen
Aufgenommen.	„	2	„
Entlassen . . .	„	—	„
Bestand . Ende	„	9	„

Gegründet 1. Juli 1850 von Dr. Baltz in Grimma, verlegt nach Buttelstedt 1. Oktober 1879. Nach dem im August 1880 erfolgten Tode des Begründers übernahm der jetzige Leiter die Anstalt und änderte sie 1883 in ein Pensionat um.

Carlshof bei Rastenburg (Prov. Ostpreussen).

Heil- und Pflegeanstalt für Epileptische, von einem Verein gegründet. Station Rastenburg.

Arzt: Kreisphysikus Dr. Papendieck in Rastenburg.

Bestand . . .	Anf. 1889:	128	(71 M., 57 Fr.)
Zugang.	„	64	(28 „ , 36 „)
Abgang	„	17	(10 „ , 7 „)
Davon gestorben	„	8	
Blieb Bestand . .	„	175	(89 „ , 86 „).

Auf Anregung des Super. Klapp in Rastenburg gebaut, von einem Vorstande geleitet, am 23. Okt. 1882 eröffnet. Die Provinz Ostpreussen hatte früher 40, jetzt 80 Freistellen in der Anstalt, die Prov. Westpreussen Anfangs 12, jetzt 24 Freistellen. Jahresberichte.

Champel-les-Bains (Canton Genf).

„**Établissement hydrothérapique** de Champel“ zur Behandlung von Krankheiten des Nervensystems (Neurosen, Rückenmarksleiden, Hysterie, Hypochondrie, Schlaflosigkeit, Veitstanz, Epilepsie u. s. w.), von Anämie und Chlorose, Neuralgie, Rheumatismus, Geschlechtsleiden u. s. w. Station Genf 20 Min. entfernt. — Direktor M. Rivenc, dirigirender Arzt: Dr. P. Glatz.

Jährl. Bestand durchschn.: 400 Kr.

Gegründet 1873. Die Anstalt ist vom 1. April bis 30. November geöffnet. — „l'Hydrothérapie, les eaux d'Arve, l'Établissement de Champel“, par Dr. Glatz. — „Études techniques et pratiques sur l'hydrothérapie“ par Dr. Glatz.

Charlottenburg (Prov. Brandenburg).

1. **Privat-Asyl** für Gemüthskranke, Berlinerstr. 17, Heil- und Pflegeanstalt für Psychischkranke beiderlei Geschlechts.

Besitzer und Direktor: Stadtrath Dr. med. Carl Edel, Oberarzt Dr. C. Heimann, Assistenzärzte: Dr. H. Sanders, Dr. E. Ollendorf.

Bestand 1. Januar	1889:	132	Privatkr. . .	(83 M.,	49 Fr.)
		218	Communalkr.	(70 „ ,	148 „)
Zugang	„	147	Privatkr. . .	(90 „ ,	57 „)
		73	Communalkr.	(38 „ ,	35 „)
Mithin verpflegt .	1889:	570	Kranke . . .	(281 M.,	289 Fr.).
Davon entlassen .	1889:	112	Privatkr. . .	(67 M.,	45 Fr.)
		31	Communalkr.	(19 „ ,	12 „)
Gestorben.	„	36	Privatkr. . .	(34 „ ,	2 „)
		25	Communalkr.	(12 „ ,	13 „)
Abgang	1889:	204	Kranke . . .	(132 M.,	72 Fr.).
Bestand 1. Januar	1890:	366	Kranke . . .	(149 M.,	217 Fr.).

Gegründet 1. Januar 1869 vom jetzigen Besitzer, nach und nach vergrössert, besteht die Anstalt jetzt aus 6 durch Gärten verbundenen Häusern im Villenstyl. Z. Z. ist sie für ca. 400 Kr. (150 Privatkr., 250 Communalkr.) eingerichtet.

2. **Dr. Bauer's Privat-Heil- und Pflege-Anstalt** für Gemüthskranke zu Charlottenburg-Westend, Nussbaum-Allee 38.

Besitzer und ärztlicher Leiter: Dr. Robert Bauer.

Bestand 1. Jan. 1889:	27	(22 M., 5 Fr.)
Abgegangen . . „	13	(6 „ , 7 „)
Gestorben . . . „	21	(14 „ , 7 „).

Die vom Besitzer selbst erbaute Anstalt wurde am 1. Oktober 1888 eröffnet mit 97 concessionirten Betten, deren Zahl seit dem 1. Mai 1889 107 beträgt. Pensionspreis 75—250 Mk. September 1890 in den Besitz des Dr. J. Waldschmidt übergegangen.

Cöln (Rheinprovinz).

Stadtcölnische Irrenanstalt zu Lindenburg bei Cöln, Gem. Lindenthal.

Aerzte: Direktor: San.-Rath Dr. Heinr. Laudahn, Assist. Dr. Dubelstein.

Bestand . . . am 31. März 1889:	184	(79 M.,	105 Fr.)
Aufgenommen bis 31. März 1890:	186	(113 „ ,	73 „)
Verpflegt . . . „ „ „	370	(192 „ ,	178 „)
Entlassen 1889/90:	159	(93 „ ,	66 „)
Gestorben . . . . „	28	(14 „ ,	14 „)
Bestand . . . am 31. März 1890:	183	(85 „ ,	98 „).

1854 durch Lenartz gegründet, seit dem 1. Aug. 1872 in den Besitz der Stadt Cöln übergegangen.

„Ueber die Entwicklung der Irrenpflege in Cöln. Von Dr. Laudahn.“ In der „Festschrift für die 61. Vers. deutscher Naturforscher und Aerzte. Cöln 1888.“ S. 359—73.

Colditz (Kgr. Sachsen).

Landes-Irren-Heil- und Pflegeanstalt für Männer, selbständige Anstalt für alle psychischen Krankheitsformen, zum Rbz. Leipzig gehörig; doch ist die Aufnahmefähigkeit auf alle Bezirke des Landes ausgedehnt. Station Colditz der Muldenbahn.

Aerzte: Direktor Med.-Rath Dr. Langwagen, Anstaltsärzte Dr. Nitsche, Dr. Steinbrück, Dr. Matthes, Hilfsarzt Dr. Juliusburger.

Bestand 1. Jan. 1889:	891 M.
Zugegangen . . „	210 „

Abgegangen . . 1889: 52 M.
Gestorben . . . „ 127 „
Bestand 1. Jan. 1890: 922 „

Eröffnet 12. Nov. 1829 mit 335 Irren unter Dr. Hayner in einem seit 1753 nicht mehr benutzem Churfürstl. Schloss. Viele Umbauten und Veränderungen waren nöthig. Seit 1852 nur für Männer bestimmt. 1866 konnte der seit 1863 im Bau begriffene Neubau bezogen werden; 1868 wurde die 20 Min. entfernte Colonie Zschedrass eröffnet mit 64 Verpflegten in 2 Bauerngütern, während gegenwärtig (1890) 325 Verpflegte in 4 Gütern und 8 anderen Wohngebäuden untergebracht sind. — Vielfache Berichte in der Allg. Ztschrft. f. Psych., besonders im Band XXXVI, und sonst zerstreut in Zeitschriften von Hayner, Weiss, Voppel, Huppert, Köhler.

Crefeld (Rheinprovinz).

Alexianer-Anstalt, Privatanstalt zur Pflege männlicher Geisteskranker mit 40 Morgen Terrain. Station Crefeld.

Vorstand: H. Pütz. Arzt: Dr. G. Heilmann, Geh. Sanitätsrath und Kreisphysikus.

Bestand 1. Jan. 1889: 161 M.
Zugegangen . . „ 22 „
Abgegangen . . „ 7 „
Gestorben . . . „ 22 „
Bestand 1. Jan. 1890: 154 „

Besteht seit 15. Mai 1871.

Danzig (Prov. Westpreussen).

Städtische Irrenstation im Allgem. Krankenhause.

Aerzte: Oberarzt Dr. Frequentin. Assistenzarzt Dr. Zühlke.

Bestand 31. März 1889: 121 (53 M. 68 Fr.)
Abgegangen . . . „ 125 (75 „ 50 „)
Gestorben . . . . „ 17 (9 „ 8 „)
Bestand 31. März 1890: 121 (43 „ 78 „).

Eröffnet 1870; bis dahin waren die Geisteskranken der Stadt, soweit die Provinzial-Irrenanstalt sie nicht aufnahm, mit den übrigen Kranken zusammen im Stadtlazareth. Die neue Anstalt, ursprünglich auf 40 Kinder berechnet, wurde räumlich ganz vom Stadtlazareth getrennt und mit dem städtischen Arbeitshause (Töpfergasse) vereinigt. Die Zahl der Kranken hielt sich in den Jahren 1870-72 in sehr mässigen Grenzen (bis 35), allmählich ist sie aber, auch trotz der Eröffnung einer zweiten Provinzial-Irrenanstalt (1884), gewaltig gewachsen, ohne dass dementsprechend der Raum vergrössert werden konnte. Die Ueberfüllung ist demgemäss eine sehr grosse; in etwas ist derselben in diesem Jahre dadurch abgeholfen worden, dass weiter auf dem Terrain des Stadtlazareths eine kleine Station (4 Zellen) zur vorübergehenden Unterbringung von Irren besserer Stände errichtet ist.

Darmstadt (Grossh. Hessen-Darmstadt).

Alicestift, Grossh. Staatsanstalt für blödsinnige Kinder. — Vorsteher: Inspektor E. Roth, Hausarzt: der jeweilige Gr. Kreisarzt zu Darmstadt, z. Z. Medicinalrath Dr. Spamer.

Bestand. . Anfang 1889:	126	(80 Knaben, 46 Mädchen)
Ausgetreten Ende „	11	
Eingetreten „ „	20	
Gestorben . „ „	0	
Bestand. . . „ „	135.	

Die Anregung zur Gründung geschah Mitte der 60er Jahre durch den damaligen Pfarrvikar, jetzigen Redakteur Engel; dann nahm ein Verein zur Gründung einer Idiotenanstalt für das Grossh. Hessen unter dem Protektorat der verstorbenen Grossherzogin Alice die Sache in die Hand. 1868 wurde der erste Bau errichtet, im August 1869 die Anstalt mit 2 Zöglingen eröffnet unter der Leitung des jetzigen Vorstehers. Die Anstalt ist mehr Bildungs- als Pflegeanstalt. Im Jahre 1882, als die Zahl der Zöglinge auf 100 gestiegen war, wurde die Anstalt vom Staate übernommen. Minimum des Pflegegeldes incl. Kleidergeld 380 M. jährlich. Landwirthschaftliche Beschäftigung, vorzugsweise für die Knaben. (50 Morgen Landes.) — Es erscheinen Jahresberichte.

Deggendorf (Niederbayern).

Niederbayerische Kreis-Irrenanstalt, öffentliche und selbständige Heil- und Pflegeanstalt für den Regierungsbezirk Niederbayern. Idioten sind von der Aufnahme ausgeschlossen. Station Deggendorf der Linie Plattling-Eisenstein.

Aerzte: Direktor Dr. H. Ullrich, 1. Assistenzarzt Dr. K. Link, 2. Assistenzarzt Dr. J. Dürrbeck.

Bestand . 1. Jan. 1889:	355	(207 M.,	148 Fr.)
Abgegangen . . „	63	(33 „,	30 „)
Gestorben. . . . „	36	(30 „,	6 „)
Bestand 31. Dec. „	362	(210 „,	152 „).

Eröffnet am 11. Sept. 1869. Der Bau begann 1866. Ein Erweiterungsbau wurde 1887/88 auf der Männerseite errichtet, wodurch 60 Plätze gewonnen wurden. 1889 Erweiterung der technischen Einrichtungen (Waschmaschinen, 2 Dampfkessel nach System Ten-Brink, von je 50 □m Heizfläche), Bau eines neuen Kesselhauses. — Jahresberichte im „Generalbericht über die Sanitätsverwaltung im Kgr. Bayern“ von Dr. C. F. Mayer und Geh. Rath Kerschensteiner, München, Cotta. — Dr. Ast, „Die Kreis-Irrenanstalt für Niederbayern“, in Ztschr. f. Psych. Band 27.

Dobrän (Kgr. Böhmen).

Landes-Irren-Heil- und Pflege-Anstalt für das Kgr. Böhmen, mit 16 Pavillons. Eisenbahnstation Pilsen, 10 Min. entfernt.

Aerzte: Direktor Dr. Karl Kutil, Primärarzt I. Cl. Dr. Joh. Hrase, Hausarzt Dr. Joh. Klucina, Secundärärzte I. Cl. Dr. Eugen Schüldes, Dr. Wilh. Sedlon, II. Cl. Dr. O. Maly, Dr. Thom. Peňáz.

Höchster Krankenstand im Jahre 1889:	1157	(623 M.,	534 Fr.)
Bestand . . . . Anfang „	1040	(551 „,	489 „)
Aufgenommen . . . . „	561	(322 „,	239 „)
Verpflegt . . . . „	1601	(873 „,	728 „)

In Abgang geheilt:	106	(62 M.,	44 Fr.)
ungeheilt	204	(119 „,	85 „)
entwichen . . .	1	(1 „,	— „)
transferirt. . . .	5	(3 „,	2 „)

Suicid . . . . . . 1 (— M., 1 Fr.)
Gestorben . . . . 134 (69 „ , 65 „)
Summa der Abgänge . . . . 451 (254 M., 197 Fr.).

Jährlicher Gesammtaufwand 299,445 fl., pro Tag und Kopf 74,64 Kr., Beköstigung pro Kopf und Tag 34,33 Kr.

Die Anstalt wurde 1879—80 vom Landesausschusse des Königreiches Böhmen mit einem Kostenaufwande von nahezu 2 Mill. Gulden erbaut, da alle Anstrengungen, dem immer mehr sich geltend machenden Bedürfnisse durch Errichtung von Filialen der Prager Mutteranstalt abzuhelfen, sich als unzureichend erwiesen. Die Pläne wurden im Auftrage des Landesausschusses ausgearbeitet und zwar nicht nach einem bestehenden Muster, sondern es wurden verschiedene Stile und Einrichtungen bestehender neuerer mustergiltiger Anstalten combinirt und in dieser Weise ein nahezu tadelloses Werk geschaffen. Am 13. April 1880 wurde die Anstalt mit 200 Kr. eröffnet. Auf einem ausgedehnten Grundcomplex in der Nähe des Städtchens Dobrän erbaut, gleicht dieselbe einem prachtvollen jungen Parke, in welchem sich zahlreiche imposante und dabei doch freundliche Villen erheben, die sich um eine stilvolle Kirche in schöner Symmetrie gruppiren.

Die innere Einrichtung ist eine geradezu mustergiltige, und trotz des 10jährigen Bestandes der Anstalt bietet sich nur äusserst selten Gelegenheit einzelnes Bestehendes zweckmässiger umzugestalten. In welch praktischer und grossartiger Weise die Eintheilung der zahlreichen Gebäude und Räume getroffen ist, davon bietet die Thatsache den besten Beweis, dass trotz der Ueberfüllung mit nahezu 1200 Kranken (erbaut für 800 Kranke) desungeachtet die Beibehaltung getrennter Tag- und Nachträume bis jetzt noch beibehalten werden konnte.

Fast sämmtliche Kranken- und Administrationsgebäude sind untereinander durch freie, von schlanken Eisensäulen getragenen gedeckten Laubgängen verbunden; für die Beheizung sorgt in jedem Gebäude eine Central-Warmwasser-Heizung, für die Beleuchtung eine eigene Gasanstalt, für Wasser ein Pumpwerk am Radbusaflusse. Von andern Einrichtungen sei noch erwähnt: Eine Centralküche mit 13 Dampfkochkesseln, in welcher täglich,

Mittags, in einer halben Stunde an 1300 Portionen verabfolgt werden können; ein grosses Badegebäude mit Dampf- und Wannenbädern, ein Waschhaus, in welchem auch Kranke zur Arbeit verwendet werden, eine kleine Musterökonomie mit Coloniegebäuden für die arbeitenden Kranken, Tischler-, Schlosser-, Schmiede-, Drechsler-, Tapezierer-, Schneider-, Schuster-, Anstreicherwerkstätten. Besonders hervorgehoben zu werden verdienen noch die beiden grossartigen, sich trefflich bewährenden Pavillons für Bettlägerige und somatisch Kranke, in welchen in Folge der ohne Scheidewände direkt sichtbaren Mansardeneindachung die denkbar günstigsten Verhältnisse bezüglich der Luft und des Lichtes geboten sind.

Mit Recht kann daher diese Anstalt als die schönste, zweckmässigste und grösste in Oesterreich bezeichnet werden, und dürfte es sogar im Auslande nur wenige Anstalten geben, welche sich an Zweckmässigkeit und Grösse mit dieser messen könnte. Sie ist mit einem Worte eine musterhafte Stätte im Dienste der Humanität. — Ein alljährlich erscheinender, vom hohen Landesausschusse herausgegebener Jahresbericht der Anstalt.

Dorpat (Ostseeprovinzen).

Klinik für Nerven- und Geisteskranke der kaiserlichen Universität, bestimmt in erster Linie zum klinischen Unterricht, aber auch für Behandlung solcher Kranken (besserer Stände), die nicht zum Unterricht verwendet werden. Oeffentlich kann man die Anstalt nur in gewissem Sinne nennen; die livländische Ritterschaft, welche eine namhafte Summe zum Bau hergab, hat das Belegrecht von 15 Betten und die estländische Ritterschaft das Belegrecht von 4 Betten, III. Classe à 15 Rbl. monatlich. Im Uebrigen ist die Anstalt als Privatanstalt der Universität zu betrachten. Sie ist Heilanstalt in beschränktem Sinne deshalb, weil der klinische Unterricht auch das Behalten unheilbarer Kranken in geringer Anzahl nothwendig macht. Die Anstalt ist selbständig und nimmt alle Krankheitsformen auf, ohne an einen gewissen Bezirk gebunden zu sein. — Station Dorpat.

Aerzte: Prof. Dr. Emil Kraepelin, Direktor; Dr. Eduard Michelson, I. Assistent; Dr. Leon Daraszkiewicz, II. Assistent.

Bestand . . 1. Januar 1889:	71	(34 M.,	37 Fr.)
Abgegangen . . . . . „	121	(75 „,	46 „)
Gestorben . . . . . . „	11	(10 „,	1 „)
Bestand 31. December „	82	(48 „,	34 „).

Die Anstalt wurde zuerst von einem Comité, an dessen Spitze Prof. Dr. von Wahl stand, projectirt, und der Bau theils aus Mitteln, welche die livländische und estländische Ritterschaft, sowie die Stadt Reval liehen und schliesslich schenkten, theils aus vorgeschossenen Privatfonds aufgeführt. Sept. 1880 kaufte die Krone die Anstalt und fügte sie den klinischen Anstalten unter Direktion von Prof. Dr. Hermann Emminghaus als selbständiges Institut bei. April 1881 wurden einzelne Kranke aus Nothstand aufgenommen. Jetzt ist die Anstalt mit einem dauernden Bestande von 80—90 Kranken bis aufs Aeusserste überfüllt, da eigentlich nur Raum für etwa 50—60 Kranke vorhanden ist. Die Regierung schiesst 2000 Rubel, ebensoviel die livländische Ritterschaft bei. Die Gehälter der Aerzte kommen aus dem Etat der Universität, alle übrigen Bedürfnisse werden aus den Krankengeldern bestritten.

Kl. Drenzig bei Guben (Prov. Brandenburg).

Trinkerheilanstalt für 12 Pfleglinge mit 25 Morgen, angekauft von einem Wohlthätigkeitsverein für 25,000 Mk. Geleitet durch einen Hausvater und eröffnet am 1. Oct. 1889.

Dresden (Königr. Sachsen).

1. Städtisches Irrenbeobachtungs- und Siechenhaus zu Dresden, Löbtauerstr. 6.

Aerzte: Oberarzt Dr. J. M. Ganser, I. Hilfsarzt und Stellvertreter des Oberarztes Dr. G. Ilberg, Hilfsärzte Dr. W. Zerener und Dr. K. Fürer.

Das Irrenbeobachtungshaus, Zweiganstalt des städt. Krankenhauses, nimmt Geisteskranke, Krampfkranke und Deliranten einstweilen auf bis zu ihrer anderweitigen Unterbringung in einer Heil- oder Pflegeanstalt.

Das Siechenhaus dient zur dauernden Versorgung unheilbarer und pflegebedürftiger Kranken u. s. w., sowohl geistig als körperlich Siecher in getrennten Abtheilungen.

Bestand des Irrenbeobachtungshauses:

Bei der Eröffnung . :	36	(19 M.,	17 Fr.)
Abgegangen . . . :	182	(110 „ ,	72 „)
Gestorben . . . . . :	11	(9 „ ,	2 „)
Bestand Ende 1889:	63	(38 „ ,	25 „).

Nach der bisherigen Krankenbewegung wird die Zahl der Verpflegten des Irrenbeobachtungshauses im laufenden Jahre voraussichtlich gegen 600 betragen.

Bestand des Siechenhauses:

Anfang 1889:	349	(165 M.,	184 Fr.)
Abgegangen . „	39	(21 „ ,	18 „)
Gestorben . . „	110	(57 „ ,	53 „)
Bestand Ende „	413	(183 „ ,	230 „).

Das Irrenbeobachtungshaus ist hervorgegangen aus der Irrenabtheilung des Stadtkrankenhauses, das jetzige neue Haus, räumlich und wirthschaftlich mit dem Siechenhause verbunden, ist eröffnet worden am 29. Juli 1889.

Das Siechenhaus, aus der alten Anstalt gleichen Namens hervorgegangen, ist in den neuen wohleingerichteten Gebäuden eröffnet worden am 29. März 1888.

2. W. Schröter's Unterrichts- und Erziehungsanstalt für geistig Zurückgebliebene in Dresden-Neustadt, Oppelstr. 44. Selbständige, unter dem Kgl. Cultusministerium stehende Privatanstalt für leichtere Formen des Schwachsinns. Aufnahmefähig sind Kinder vom 6. Lebensjahre an, deren Zustand Hoffnung auf Besserung gewährt. Bildungsunfähige und epileptische Kinder sind in der Regel von der Aufnahme ausgeschlossen. Begründer und Leiter ist der frühere Lehrer der städtischen Schule für schwachsinnige Kinder in Neustadt-Dresden W. Schröter.

Hausarzt: Dr. med. Michalsky, für besondere Fälle der Oberarzt am städtischen Siechenhause und der Irrenbeobachtungsstation Dr. med. Ganser.

Bestand . Ende	1888:	43 Kinder	(28 Knaben, 15 Mädchen)
Entlassen . . .	1889:	3 „	(1 „ , 2 „)
Gestorben . .	„	— „	(— „ , — „)
Aufgenommen	„	5 „	(3 „ , 2 „)
Bestand . Ende	„	45 „	(30 „ , 15 „).

Eröffnet 3. Dec. 1873 mit 1 Knaben; seitdem sind 156 Zöglinge aufgenommen und 105 entlassen. Von den gegenwärtigen Zöglingen sind 26 aus Deutschland, 11 aus Oesterreich-Ungarn, 1 aus England, 4 aus Russland, 3 aus Nordamerika. — 3 einen 5jährigen Zeitraum umfassende Berichte. Verschied. Aufsätze in d. „Zeitschrift f. d. Behandlg. Schwachsinniger u. Epileptischer“, herausg. von W. Schröter.

Düren (Rheinprovinz).

Rheinische Provinzial-Irren-Heil- und Pflege-Anstalt für Kreise des Rgbz. Aachen und Düsseldorf. Station Düren (Rgbz. Aachen), 10 Min. entfernt.

Aerzte: Direktor San.-Rath Dr. Ludwig Hugo Ripping, 2. Arzt Dr. Schreiber, 1. Arzt Dr. Frank, 2. Arzt Dr. Brümmer.

Bestand 31. März	1889:	489	(238 M., 251 Fr.)
Zugegangen . . .	„	191	(85 „ , 106 „)
Abgegangen . . .	„	153	(82 „ , 71 „)
Gestorben	„	35	(19 „ , 16 „)
Bestand 31. März	1890:	492	(222 „ , 270 „).

Eröffnet 1. Mai 1878 mit Schliessung der Irrenheilanstalt zu Siegburg, von wo 87 Kranke überführt wurden, war sie Anfangs nur zur Aufnahme der Kranken des Rgbz. Aachen bestimmt. Die geographische Lage einzelner Kreise dieses und des benachbarten Regierungsbezirks sowohl, als auch die Verschiedenheit der Grösse der einzelnen Bezirke, hat eine Aenderung in der Weise herbeigeführt, dass ein Kreis mit der Provinzial-Irrenanstalt eingetauscht ist, und ausserdem fünf linksrheinische Kreise des Rgbz. Düsseldorf der Anstalt zu Düren zugewiesen sind. — Anstaltsbericht über die ersten 10 Jahre ihres Bestehens. 1889.

Düsseldorf (Rheinprovinz).

Departemental-Irrenanstalt. Oeffentliche, mit Corporationsrechten begabte Wohlthätigkeitsanstalt, an welcher die sämmtlichen Gemeinden des Rgbz. Düsseldorf das vorzugsweise Benutzungsrecht zur Aufnahme unheilbar erklärter Irren haben. Station Düsseldorf.

Dirigirender Arzt: Dr. H. Neuhaus.

Bestand . . Anfang	1889:	558	(278 M.,	280 Fr.)
Verpflegt	„	631	(331 „,	300 „)
Aufgenommen . . .	„	73	(53 „,	20 „)
Gebessert entlassen	„	4	(4 „,	— „)
Gestorben	„	55	(38 „,	17 „)
Bestand Ende. . . .	„	572	(289 „,	283 „).

Besteht seit 24. Nov. 1826, damals für 40 Irre eingerichtet. Die Anstalt hat in einzelnen Theilen einen Um- resp. Erweiterungsbau in den letzten beiden Jahren erhalten, besteht nunmehr nur aus neuen, den jetzigen Anforderungen entsprechenden Gebäuden und kann jetzt 600 Kranke aufnehmen. Sie wird von einem Curatorium von 5 Mitgliedern (inclus. d. Anstaltsarzt) verwaltet und nach aussen vertreten.

Eberswalde (Prov. Brandenburg).

Provinzial-Irren-Heil- und Pflegeanstalt für die Prov. Brandenburg (mit Ausschluss der Stadt Berlin); selbständig. Station Eberswalde (Berlin-Stettiner Bahn).

Aerzte: Direktor und Chefarzt Geh. Sanitätsrath Dr. C. A. Zinn, Oberarzt Sanitätsrath Dr. Hub. Ulrich, 2. Arzt Dr. A. Cramer, 3. Arzt Dr. Fr. Becker, Assistenzärzte Dr. Giggelberger, Dr. Keller.

Bestand 31. März	1888:	883	(457 M.,	426 Fr.)
Zugegangen .	1888/89:	206	(111 „,	95 „)
Verpflegt. . .	„	1089	(568 „,	521 „)
Abgegangen .	„	275	(136 „,	139 „)
Gestorben . .	„	62	(41 „,	21 „)
Bestand 31. März	1889:	752	(391 „,	361 „).

Besteht seit 30. Oktober 1865 als Neubau. Die Anstalt wurde 1880 durch Neubau eines für 120 Kranke bestimmten

Hauses erweitert für 159 300 M. Kosten im Bau und 21 018 M. in Einrichtungen. 3 in der Nähe der Anstalt gelegene Häuser wurden angekauft und zu Beamtenwohnungen eingerichtet. Endlich wurde auf dem Anstaltsgebiet 1884 ein Wirthschaftsgehöft für 8400 M. Baukosten errichtet, auf welchem ständig 14 Kranke wohnen. Das gesammte Areal der Anstalt beträgt 63 ha 09 a 87 □m; auf einem Theil derselben ist eine Berieselungsanlage. Die Zahl der aufzunehmenden Kranken ist auf 800 festgesetzt. — „Die Provinzial-Irrenanstalt zu Eberswalde" von Martin Gropius, mit XIII Kupfertafeln und XIV in den Text eingedruckten Holzschnitten. Berlin, Verlag von Ernst und Korn, Gropius'sche Kunst- und Buchhandlung, 1869. — „Bericht über die Provinzial-Irrenanstalt zu Eberswalde" von Direktor Dr. Sponholz. Allg. Ztschr. f. Psychiatrie Band XXIV.

Ecksberg (Kreis Oberbayern).

Cretinenanstalt zur Heilung, Pflege und Beschäftigung von Cretinen, Idioten, Blöden und Schwachsinnigen beiderlei Geschlechtes und jeden Alters; zunächst für Oberbayern, aber auch Ausländern offen, katholisch ohne Ausschluss Andersgläubiger. Stiftung. — Station Mühldorf am Inn (München-Simbacher Bahn) $^3/_4$ Stunden entfernt. Vorstand: seit 1884 Geh. Rath Leidl, kgl. geistl. Rath und kathol. Pfarrer von Altmühldorf. — Aerzte: Hausarzt Dr. W. Rott, kgl. Bezirksarzt in Mühldorf.

Bestand Ende 1889: 198 (140 m., 58 w.)
Abgegangen . „ 2
Gestorben . . „ 10.

Besteht seit 17. Okt. 1852, zehnmal durch Neubauten vergrössert, besitzt gegenwärtig auch bedeutende Oekonomie. Der Gründer der Anstalt ist geistl. Rath Joseph Probst († 7. August 1884); sein Nachfolger ist der jetzige Vorsteher (seit August 1863 schon in der Anstalt thätig). Als erster Arzt war thätig 1852 bis August 1879 Dr. Max Medicus, der wegen Altersschwäche zurücktrat. Jährliches Verpflegungsgeld bei vermöglichen Inländern 350 M. Es bestehen mehrere Freistellen, aber nur für Pfleglinge aus Oberbayern.

Eichberg (Prov. Hessen-Nassau).

Provinzial-Irren-Heil- und Pflegeanstalt für den Regierungsbezirk Wiesbaden mit Ausschluss des Stadtkreises Frankfurt a. M.

Gemeinde Erbach im Rheingau, Station Hattenheim, 1 Std. entfernt.

Aerzte: Direktor und 1. Arzt Dr. R. Schröter, Hülfsärzte Dr. Eiselen, Dr. Bastelberger, Volontärarzt M. Toegel.

Bestand . . . 1. April 1889:	235 M.,	240 Fr.,	zus.	475
Zugang bis 31. März 1890:	81 „,	65 „,	„	146
Summe der Verpflegt. „	316 „,	305 „,	„	621
Entlassen . . . . „	39 „,	36 „,	„	75
Gestorben . . . . „	27 „,	18 „,	„	45.

Die Anstalt Eichberg wurde am 18. Oktober 1849 unter Direktor Dr. L. Snell eröffnet und damit die seit 1815 in der benachbarten Abtei Eberbach begründete Nassauische Landesirrenanstalt aufgegeben. Zunächst für 200 bis 220 Kr. eingerichtet, wurde sie in den Jahren 1881—85 durch Neubauten zur Aufnahme von 450 Kranken erweitert. Am 31. Mai 1890 befanden sich 492 Kr. in der Centralanstalt und 8 Frauen auf dem Geisgarten in Familienpflege, ausserdem 16 Männer als Colonisten auf dem Wachholderhof, welcher seit 1. Oktober 1888 angekauft worden ist. In einigen Wochen wird der Neubau daselbst für 50 Männer bezogen. — „Aerztlicher Bericht über die Leistungen der Irrenanstalt zu Eberbach und Eichberg vom J. 1843—1859“ vom Direktor Dr. Gräser in Med. Jahrb. f. d. Herzogth. Nassau 1863, Heft 19 u. 20. — „Aerztliche Jahresberichte“ von 1873—1882 des Direktor Heuser, seit 1883 vom Direktor Dr. Schröter in d. Allgem. Zeitschr. f. Psychr.

Eickelborn (Prov. Westphalen).

Provinzial-Pflege-Anstalt für unheilbare ruhige Geisteskranke zu Eickelborn bei Hovestadt, Kreis Soest.

Direktor und alleiniger Arzt: Dr. Ad. Schröder.

Bestand 1. April 1889:	223	(110 M.,	113 Fr.)
Abgegangen . 1889/90:	2	(1 „,	1 „)
Gestorben . . „	35	(21 „,	14 „)
Bestand 31. März 1890:	357	(184 „,	173 „).

Eröffnet 15. Oktober 1883 dient die Anstalt zur Entlastung der Prov.-Heil-Anstalten. Sie besteht aus 2 Gebäuden mit einem Gesammtraum für 400 Kranke. Die Pflege, auch auf der Männerabtheilung, wird von barmherzigen Schwestern ausgeübt, deren Vorsteherin bis zum 1. Juli 1889 die ganze Leitung der Anstalt besorgte. An diesem Tage wurde eine eigne Verwaltung eingerichtet, ein dirig. Arzt, Rechnungsführer u. s. w. angestellt. Im Laufe der Jahre 1889/90 wurde auch das 2te Gebäude mit Kranken belegt. Beide sind Neubauten. — Jahresberichte.

Eisenach.

Kuranstalt auf dem Hainstein bei der Wartburg von Mai bis Oktober geöffnet unter Dr. Köllner. Elektrische Beleuchtung, Centraldampfheizung. Gegen Nervenkrankheiten, Neuralgien, Kopfdruck, Neurasthenie, Hysterie, Hypochondrie. Eröffnet 1890.

Ellikon a./Thur (Canton Zürich).

Trinkerheilstätte. Hausvater J. Bossharot, Präsident des Mässigkeitsvereins Neumünster.

Aufgenommen. .	1889:	41	(38 M., 3 Fr.)
Entlassen	„	24	(22 „, 2 „)
Bestand 31. Dec.	„	17	(16 „, 1 „).

Begründet durch den Hülfsverein für Geisteskranke des Canton Zürich unter Dr. Forel. Aufnahme des 1ten Patienten 3. Januar 1889.

Emmendingen (Grossh. Baden).

Heil- und Pflegeanstalt, öffentliche Staatsanstalt, 20 Min. von der Stadt und Bahnhofsstation Emmendingen entfernt. Haltestelle der Lokalzüge unmittelbar vor der Anstalt.

Aerzte: Direktor Geh. Hofrath Dr. Rudolf Walther, 1. Assistenzarzt Dr. Wilhelm Radler, 2. Assistenzarzt Dr. Otto Feldbausch.

Aufgenommen bis 31. Dec.	1889:	235	(122 M., 113 Fr.)
Abgegangen	„	1	(1 „, — „)
Gestorben	„	1	(1 „, — „).

Am 19. August 1889 eröffnet hat die Anstalt ein Areal von etwa 200 Morgen, wovon etwa 60 Morgen durch Gebäude in Anspruch genommen werden. Fertig sind bis jetzt das Verwaltungsgebäude, 2 Centralbauten, 2 Pavillons für halbruhige, 2 Pavillons für ruhige, 2 Häuser für epileptische und 2 Baracken für körperlich Kranke, ausserdem Küche, Waschküche, Werkstättgebäude, Sektionshaus, Stallungen für Pferde, Kühe, Schweine und Eiskeller. In den bis jetzt fertig gestellten Gebäuden können 600 Kr. untergebracht werden, es soll bis für 1000 Kr. weitergebaut werden. Zu dem landwirthschaftlichen Betriebe werden die dazu geeigneten Kranken verwendet.

Endenich (Rheinprovinz).

Privat-Heil- und Pflegeanstalt, selbständig; Station Bonn 20 Min. entfernt. Aerzte: Regelmässig konsultirender Arzt: Sanitätsrath Dr. L. Oebeke, dirigirender Arzt Dr. Fr. Heyden, Assistenzarzt Dr. von der Helm.

Bestand Anfang	1889:	45	(22 M.,	23 Fr.)
Aufgenommen .	„	25	(17 „,	8 „)
Behandelt . . .	„	70	(39 „,	31 „)
Entlassen . . .	„	19	(11 „,	8 „)
Gestorben . . .	„	2	(2 „,	— „)
Bestand . Ende	„	51	(28 „,	23 „).

Besteht seit 26. Oktober 1844, gegründet vom Geh. Sanitätsrath Dr. Richarz († 1887), welcher bis 1872 hier als Arzt thätig war. Neben ihm waren längere oder kürzere Zeit als Aerzte thätig: Dr. Dr. Willing, Hertz, Reumont, Peters, Beyer, Paetsch und seit August 1859 Dr. L. Oebeke, seit Oktober 1861 Mitdirigent, seit Oktober 1862 dirigirender Arzt. Neben ihm fungirten Dr. Dr. Goblet und Heyden, letzterer seit Oktober 1889 als dirigirender Arzt. — Das Hauptgebäude und ein kleiner Theil der Nebenbauten bildeten früher eine Meierei, die übrigen Gebäude sind im Laufe der Jahre neu errichtet und theils räumlich mit einander verbunden, theils vereinzelt gelegen. — „Allgem. Ztschr. f. Psych. Bd. XXVII, S. 249". Frühere Jahresberichte an die Kgl. Regierung in Cöln sind mehrmals von dieser im Auszug in dem damaligen Corresp.-Blatt f.

Psych. veröffentlicht. — „Irrenfreund“ 1875, No. 5 u. 6. — „Bericht über die Heilanstalt zu Endenich während der Jahre 1873 bis Ende 1878“ von Dr. Oebeke.

Neu-Erkerode (Herz. Braunschweig).

1. Idiotenanstalt. Der Zweck der Anstalt ist, Schwachsinnige und Blödsinnige aufzunehmen und dieselben durch angemessene körperliche Pflege, sittlich-religiöse Erziehung, Unterricht und geordnete Beschäftigung nach Möglichkeit zu brauchbaren Gliedern der menschlichen Gesellschaft heranzubilden. „In die Anstalt werden Blödsinnige und Schwachsinnige jeden Alters mit besonderer Berücksichtigung bildungsfähiger Kinder aufgenommen“ (Statut). Die Anstalt ist eine private, sie steht unter Aufsicht des Staates, welche von der herz. Kreisdirektion in Braunschweig ausgeübt wird. „Die Anstalt ist zunächst für solche Personen bestimmt, welche, ohne Braunschw. Staatsangehörige zu sein, wenigstens den Unterstützungswohnsitz im Herzogthum haben oder dem Landarmenverband des Herzogthums zur Last fallen. Andere Personen können zwar widerruflich aufgenommen werden, müssen jedoch, sobald und soweit dies erforderlich ist, nur die beantragte und aus sonstigen Gründen nicht zu versagende Aufnahme von Personen der erstbezeichneten Art zu ermöglichen, wieder entlassen werden, es sei denn, dass sie eingekauft oder durch Gründen von Freistellen aufgenommen sind.“ (Statut.) — Station Braunschweig, 2 Std. entfernt.

Vorsteher: Pastor Karl Palmer, Anstaltsarzt: Dr. Kirschberg in Schöppenstedt (besucht die Anstalt 2 mal wöchentlich).

Bestand . . . 1889: 209 (125 M., 84 Fr.)
Entlassen 1886—9: 30
Gestorben „ 36.

Eröffnet 13. September 1868 von Pastor Stutzer, der die Anstalt 1. April 1881 verliess. —

2. Bethanien, Pensionat für schwachsinnige Herren in Neu-Erkerode. Vorsteher: Karl Palmer. Krankenzahl 6.

Erlangen (Mittelfranken).

Irren-Heil- und Pflegeanstalt, selbständig, Kreis-Irrenanstalt für Mittelfranken. Station Erlangen.

Aerzte: Direktor Professor Dr. A. Bumm (seit März 1888), 1. Hülfsarzt Dr. H. Köberlin, 2. Hülfsarzt Dr. Specht, 3. Hülfsarzt Dr. Gessler.

Bestand . . . . am 1. Jan. 1889:	510 (257 M.,	253 Fr.)
Aufgenommen	„	156 (86 „ ,	70 „)
Gesammtbestand	„	666 (343 „ ,	323 „)
Abgegangen	„	98 (56 „ ,	42 „)
Gestorben	„	36 (14 „ ,	22 „)
Bestand am 31. December	„	532 (273 „ ,	259 „)
Durchschnittl. Bestand . .	„	521 (265 „ ,	256 „).

Eröffnung der in Kreuzform nach dem Muster der älteren Glasgower Anstalt erbauten Anstalt am 1. August 1846 unter Dir. Prof. Dr. A. Solbrig († 31. Mai 1872 zu München). Ihm folgte Herbst 1859 Hofrath Prof. Dr. F. W. Hagen († 13. Juni 1888 zu Erlangen). 1866 Eröffnung eines Neubaues für unruhige Kranke beider Geschlechter. 1876—1880 Eröffnung der in unmittelbarer Verbindung mit der älteren sogen. Heilanstalt errichteten Pflegeanstalt (4 einstöckige Pavillons, 1 2 stöckiger Hauptbau). Zahl der Betten in der gesammten Anstalt 572. Gesammtareal 12 Hectar, davon 5 Hectar zur Bewirthschaftung. — Seit 1846 Berichte in den „Generalberichten über die Sanitäts-Verwaltung des Königr. Bayern“, herausgegeb. v. Dr. C. F. Majer. — „Mittheilungen über die Wirksamkeit der Irren-Heil- und Pflegeanstalt Erlangen während der 3 ersten Jahre ihres Bestehens“, von Solbrig, Allgem. Ztschr. f. Psychr. Bd. VIII, p. 34. — „Statistische Untersuchungen über Geisteskrankheiten nach den Ergebnissen der ersten 25 Jahre der Kreisirrenanstalt zu Erlangen, unter Mitwirkung von deren Hülfsärzten, herausgegeben von F. W. Hagen. Erlangen bei Besold 1876.“ — „Bericht über die Kreisirrenanstalt Erlangen in den Jahren 1877 bis 1883 von F. W. Hagen. Erlangen bei Jakob 1884.“

Essen (Rheinprov.)

Erziehungs- und Pflege-Anstalt für katholische idiotische Kinder der Rheinprovinz. Station Essen. Rgbz. Düsseldorf.

Aerztl. Leiter: Sanitätsrath Kreisphysikus Dr. Albers; Pflege durch barmherzige Schwestern.

Bestand 130, Todesfälle 6.

Eröffnet 1880, seitdem langsam entwickelt; bisher in gemischten Räumen. Ausführung einer nach modernen Grundsätzen eingerichteten Anstalt bei Essen in Angriff genommen. Dieselbe wird voraussichtlich 1891 fertig gestellt und eröffnet werden. Dieselbe soll 200—250 Kinder aufnehmen.

Ettelbrück (Grossh. Luxemburg).

Central-Hospiz (hospice centrale) mit 2 Abtheilungen, die wohnlich absolut, baulich zum grössten Theil gesondert sind. Die erstere besteht aus Armenhäuslern und Körperlichkranken, die zweite, bedeutendere, aus Geisteskranken, Idioten und Fallsüchtigen beiderlei Geschlechtes.

Dirigirender Arzt (médecin-directeur): Dr. Adolf Buffet.

Bestand d. 2. Abth. 1. Jan. 1889:	314	(155 M.)	Irre	103
			Idioten	28
			Fallsüchtige	24
		(159 Fr.)	Irre	112
			Idioten	27
			Fallsüchtige	20
Eingetreten „	77	(44 M., 33 Fr.)		
Abgegangen „	41	(25 „, 16 „)		
Gestorben „	37	(14 „, 23 „)	Typhus-epidemie	
Bestand . 31. December „	313	(160 M.)	Irre	106
			Idioten	27
			Fallsüchtige	25
		(153 Fr.)	Irre	107
			Idioten	23
			Fallsüchtige	17

Eröffnet Ende 1855 als Bettlerdepot und überhaupt für Verwahrloste. Nach dem Abbrande des Irrenasyls in Luxemburg 1867 wurden auch die Insassen desselben in Ettelbrück untergebracht, sodass sich dort ein buntes Gemisch von Armenhäuslern, Körperlichkranken, Waisen, Verwahrlosten jeder Gattung und endlich Irren, Idioten und Epileptischen befand. — Seit 7. Juli 1880 spec. Gesetz über Irrenregime nach Muster des neuen Belgischen. Seither haben sich die Zustände etwas gebessert. Erst seit 1884 steht die Anstalt unter ärztlicher Leitung und erst seitdem ist strenge Scheidung der 2 Abtheilungen eingeführt worden; die Waisen sind entfernt, sowie auch andere störende Elemente. Inzwischen hat das Irrenasyl an Bedeutung zu-, das Hospital sehr abgenommen; indessen bleibt noch Vieles abzuändern und zu verbessern. — „Statistique historique du Grand-Duché de Luxembourg. Hospice centrale, Assistance des infirmes indigents. Régime Hospitalier et légal des aliénés 1815—1889 par le Dr. Buffet. 15 novembre 1889."

Eupen (Rgbz. Aachen, Rheinprovinz).

Oeffentliche Irrenbewahranstalt, hauptsächlich für weibliche Irre, Abtheilung des St. Nikolaus-Hospitales. Die Verwaltung geschieht meist unentgeltlich durch die Spitalkommission, deren Präsident der Bürgermeister, z. Z. Reichs- und Landtagsabgeordneter Mooren ist. Station Eupen der Zweigbahn von Herbesthal (Cöln-Lüttich).

Dirig. Arzt: Dr. C. Küpper, Spitalarzt.

Bestand . 1. Jan.	1889:	52	(4 M.,	48 Fr.)
Aufgenommen .	„	18	(1 „,	17 „)
Verpflegt	„	70	(5 „,	65 „)
Entlassen	„	11	(1 „,	10 „)
Gestorben	„	5	(— „,	5 „)
Bestand 31. Dec.	„	59	(4 „,	55 „).

Das Spital wurde 1841 von den 4 geistlichen Herren A. Blanchard (gest. 1. Okt. 1871 zu Aldenhoven bei Jülich). Egid. Breuer, A. Vincken und dem jetzt noch der Spital-Commission angehörenden J. Willems gestiftet, die ein Haus zu diesem Zwecke schenkten. Durch Beiträge verschiedener Wohlthäter wurde es möglich, die Anstalt immer mehr zu erweitern und zu verbessern. 1848 wurde die Irrenanstalt als Annex des Spitals eröffnet. Die ersten Pflegerinnen waren Eupener weltliche fromme Personen; nachher übernahm ein neu dort gegründeter Orden, die Franziskanerinnen, die Krankenpflege.

1876 wurde weltliches Wartepersonal mit der Pflege in beiden Anstalten betraut. Seit 18. Juli 1882 sind die barmherzigen Schwestern vom h. Karl Borromäus, deren Mutterhaus in Trier ist, in der Anstalt thätig. Seit Juli 1873 ist die Irren-Bewahr-Anstalt hauptsächlich nur für weibliche Irre bestimmt. Die Anstalt hat Corporationsrechte. — Berichte an die Kgl. Regierung zu Aachen.

Feldhof vgl. Graz.

Frankenthal (Bayr. Pfalz).

Kreis-Kranken- und Pflegeanstalt der Pfalz, bestehend für 1. Blinde, 2. Taubstumme, 3. Krüppel und Gebrechliche, 4. Kranke verschiedener Art, 5. Blödsinnige und solche Seelengestörte, welche nach den Statuten der Kreis-Irrenanstalt Klingenmünster von dieser ausgeschlossen sind, 6. Epileptische. — Station Frankenthal zwischen Worms und Ludwigshafen.

Aerzte: Dir. Medicinalrath Dr. W. Zoeller, 1. Assistenzarzt Dr. Otto, 2. Assistenzarzt Mündler.

Bestand . . .	1888:	773	(402 M., 371 Fr.)
Zugegangen	„	140	
Abgegangen	„	38	
Gestorben .	„	92	
Bestand . . .	1889:	783	(405 „ , 378 „).

Besteht seit 1. Juli 1811.

Frankfurt a./M. (Prov. Hessen-Nassau).

Städtische Irren-Heil- und Pflegeanstalt für Irre und Epileptische.

Aerzte: Direktor Dr. Emil Sioli, 2. Arzt Dr. Franz Nissl, Assistenzarzt Dr. Alois Alzheimer.

Bestand . . . . . am 1. April	1889:	194	(96 M.,	98 Fr.)
Aufgenommen	1889/90:	208	(117 „ ,	91 „)
Abgegangen {genesen 35, gebessert 49, ungeheilt 51}	„	135	(75 „ ,	60 „)
Gestorben	„	55	(40 „ ,	15 „)
Bestand . . . . am 31. März	1890:	212	(98 „ ,	114 „).

Von den 55 Verstorbenen starben 36 an dem. par., 10 an anderen org. Hirnkrankheiten.

Seit 1775 bestand ein für die Stadt Frankfurt erbautes Hospital für Geisteskranke, das mitten in der Stadt lag. Am 23. Mai 1864 wurde mit Hülfe einer durch Freiherrn von Wiesenhütten gestiftete Summe von 100 000 Fl. die nach den Plänen des Dr. Hoffmann vom Architekt Pichler in gothischem Stil ausserhalb der Stadt auf dem Affensteiner Felde neuerbaute Anstalt eröffnet, anfangs mit 101 Kranken belegt; seit 1880 stieg der Bestand auf über 200. Daher wurden mehrfach Kranke nach ausserhalb in Privatanstalten abgegeben. 1889 wurden von den städtischen Behörden etwa 500 000 Mark zur Wiederherstellung, Umbau und Erweiterung der Anstalt bis auf 300 Köpfe bewilligt. Ausserdem ist die Anlage einer Kolonie zur ländlichen Verpflegung der chronischen Kranken in Aussicht genommen. Jährliche Jahresberichte im „Jahresbericht des Medicinalwesens zu Frankfurt a./M.“ herausgegeben vom ärztlichen Verein.

Freiburg (Grossh. Baden).

Psychiatrische Klinik an der Universität. Neubau. Eisenbahnstation.

Direktor: Prof. Dr. Herm. Emminghaus, 1. Assistent Dr. Ernst Thoma, 2. Assistent Dr. Paul Lehmann.

Bestand am 1. Jan. 1889:	85	(36 M.,	49 Fr.)
Zugang . . . . „	121	(63 „,	58 „)
Abgang . . . . . . „	112	(60 „,	52 „)
Bestand . . . 1. Jan. 1890:	94	(39 „,	55 „)
Gestorben	3 M.		

Eröffnet den 1. April 1887.

Friedrichshafen am Bodensee (Kgr. Württemberg).

Pflege- und Bewahranstalt für erwachsene männl. Epileptische auf der Pfingstweide bei Friedrichshafen am Bodensee, Oberamt Tettnang. Station Friedrichshafen.

Arzt: Hofrath Dr. Faber in Friedrichshafen am Bodensee.

Bestand Anfang	1888:	29
Aufgenommen .	„	3
Entlassen . . .	„	3
Bestand . Ende	„	27.

Die Anstalt ist am 21. Mai 1862 durch einen Verein eröffnet.

Sanatorium **Friedrichsroda** (Herz. Sachsen-Coburg-Gotha).

Pension und Kuranstalt für Neurastheniker und Reconvalescenten (Erholungsbedürftige), Psychisch-Kranke sind ausgeschlossen.

Aerzte: Dr. Kothe, Besitzer und leitender Arzt, Dr. Michael, Assistenzarzt.

Bestand: 20 Personen (Männer und Frauen).

Eröffnet den 1. Juli 1887. Vollständig neu für den Zweck unter Benutzung der neusten Erfahrungen auf dem Gebiete der Gesundheitspflege u. s. w. erbaut.

Gabersee (Oberbayern).

Kreis-Irrenanstalt bei Wasserburg a./Inn für Oberbayern.

Aerzte: Direktor Dr. Melchior Bandorf, Assistenzarzt Dr. P. Putscher.

Bestand am 1. Jan. 1889:	132	(68 M., 64 Fr.)
„ „ 31. Dec. „	139	(70 „, 69 „)
Abgegangen . . . . „	27	(18 „, 9 „)
Gestorben . . . . . . „	12	(7 „, 5 „).

Eröffnet Nov. 1883 mit 125 Plätzen unter Dr. Bandorf, erweitert 1889/90 auf 240 Plätze.

Mitglied des Vereins zum Austausch der Anstaltsberichte.

Gardelegen (Prov. Sachsen).

Irrenanstalt, selbständige Privat-Pflegeanstalt für Idioten, ruhige, harmlose Geisteskranke und Epileptische. Station Gardelegen (Berlin-Lehrter Bahn). — Besitzer und Vorsteher: W. Schulze, Arzt Dr. Lindenberg in Gardelegen (besucht die Anstalt täglich).

Bestand . . 1. Januar 1889:	69	(53 M., 16 Fr.)
Gestorben . . . . . . „	4	(2 „, 2 „)
Bestand 31. December „	71	(54 „, 17 „).

1873 als Idiotenanstalt gegründet, nahm die Anstalt nach und nach auch ruhige Geisteskranke auf und heisst seit 1. Oktober

1883 „Irrenanstalt". Pension beträgt 600—1500 M. — Von der Prov. Sachsen sind der Anstalt aus den beiden Provinzial-Irren-Anstalten Nietleben und Altscherbitz 40 Geisteskranke überwiesen, welche hier in der Gärtnerei und Oekonomie beschäftigt werden.

Geseke (Prov. Westphalen).

Provinzial-Pflegeanstalt für die Prov. Westphalen, zur Pflege unheilbarer Kranken, besonders solcher, die ihrer Umgebung gefährlich werden. Die Verwaltung steht den Organen des Provinzialverbandes von Westphalen zu. Die Anstalt besitzt Corporationsrechte.

Dirigir. Arzt: Sanitätsrath Dr. A. Schupmann; Assistenzarzt: Dr. X. Schupmann.

Bestand an Irren 1. Jan. 1889:		79 (37 M., 42 Fr.)
aufgenommen	„	4 (3 „, 1 „)
verpflegt	„	83 (40 „, 43 „)
gestorben	„	5 (4 „, 1 „)
entlassen	„	2 (1 „, 1 „)
zus. abgegangen	„	7 (5 „, 2 „)
Bestand . . . . . 1. Jan.	„	76 (35 „, 41 „).

Am 1. April 1889 waren darunter epileptisch-blödsinnige 10 M., 7 Fr., einfach seelengestörte 6 M., 8 Fr., imbecille 6 M., 8 Fr., Idioten 11 M., 16 Fr. (darunter Mikroceph. 2 M., 2 Fr., eigentl. Cretins 1 Fr.

Eröffnet am 19. Nov. 1841 mit 10 Pfleglingen. Eingerichtet für 100 M. und 100 Fr. und 20 Kinder. Bis 1. Januar 1890 wurden 1332 Kr. aufgenommen. Bei Gründung der Anstalt in den Räumen eines aufgehobenen Franziskaner-Klosters betrug die bebaute Grundfläche 1539,5 □m, zur Zeit 2820,7 □m.

St. Gilgenberg cf. Bayreuth.

M. Gladbach (Rheinprovinz).

1. **Hephata,** evang. Erziehungs- und Pflegeanstalt für Blödsinnige Rheinlands und Westphalens. — Station M. Gladbach,

Knotenpunkt mehrerer Bahnen. — Direktor C. Barthold; Präses des Verwaltungsrathes Pfr. Rilke in M. Gladbach; Arzt Dr. med. Herm. Wolf, praktischer Arzt in Rheyd, besucht die Anstalt täglich und behandelt die interkurrenten Kranken. Als stimmfähiges Mitglied des Verwaltungs-Ausschusses entscheidet er mit über Aufnahme von Zöglingen und alle die Anstalt betreffenden Fragen.

Bestand 1. Januar 1889:	172	(128 m.,	44 w.)
Abgegangen . . . „	26	(17 „,	9 „)
Gestorben . . . . „	6	(4 „,	2 „)
Bestand 31. Dec. „	176	(131 „,	45 „).

Die Anstalt wurde im Febr. 1859 in einem kleinen Hause in der Stadt eröffnet. 1861 im Herbst siedelte sie in das jetzige eigens dazu erbaute, auf einem Hügel ausserhalb der Stadt gelegene Haus über, das zu verschiedenen Zeiten durch Ausbau der Seitenflügel vergrössert wurde. 1870 wurde ein besonderes Direktionsgebäude erbaut. 1881 wurde ein besonderes grösseres Gebäude für erwachsene beschäftigungsfähige Blödsinnige männl. Geschlechts erbaut, das etwa 60 Pfleglinge fasst (Asyl). Das Hauptgebäude enthält im Mittelbau die Erziehungsabtheilungen der Mädchen, in den Seitenflügeln die der Knaben, sowie die Pflegeabtheilung für Knaben und die besonderen Krankenzimmer. Dasselbe fasst 140—150 Zöglinge. Das Asyl besteht aus einem älteren Gebäude für Pfleglinge III. Klasse, aus den Werkstätten und einem grösseren Neubau für Pensionäre. 1889 wurde eine besondere grosse Turnhalle erbaut. — Jährliche Berichte, bis jetzt 31.

2. Irrenanstalt der Alexianer-Brüder, Privatanstalt für männliche Geisteskranke und Epileptiker.

Vorsteher: Bruder Hugo Tilgen mit 23 Brüdern. — Arzt: Kreisphysikus Dr. Passow.

Bestand Anfang 1889:	199	Kr.
Ende . „	194	„
Abgegangen . . „	7	„
Gestorben . . . „	29	„

Geschichtliches: Eröffnet 1859 mit 4 Brüdern und 8 bis 10 Kranken; jetzt Raum für 250 Kranke.

Schloss **Glött** (Kgr. Bayern).

Cretinen-Anstalt, private, selbständig. Station Dillingen a. d. Donau.

Vorstand: Geistlicher Rath in Dillingen; die Pflege liegt in den Händen von Klosterfrauen aus dem Orden des heil. Franciskus.

Bestand: etwa 80 Zöglinge.

Gegründet 13. September 1869. — Anstaltsberichte.

Schwäb. Gmünd (Kgr. Württemberg).

Privat-Heil- und Pflegeanstalt „St. Vincenz" für männl. und weibl. Geisteskranke aller Formen; zugleich nimmt sie die Geisteskranken des Oberamtsbezirks Gmünd auf, bis über deren Aufnahme in eine Staatsirrenanstalt entschieden ist. Sog. Staatspfleglinge befinden sich seit der Eröffnung der neuen Staatsirrenanstalt in Schussenried (1875) nicht mehr in der Anstalt. — Station Schwäb. Gmünd an der Linie Stuttgart-Nördlingen.

Arzt: Hofrath Dr. Schabel, Oberamtswundarzt in Gmünd.

Bestand 1. Jan.	1889:	102	(40 M., 62 Fr.)
Abgegangen . .	„	23	(7 „, 16 „)
Gestorben . . .	„	15	(10 „, 5 „)
Bestand 31. Dec.	„	105	(37 „, 68 „).

Eröffnet 1. Febr. 1864 mit 7 Kranken. Die Anstalt ist neu erbaut und Eigenthum der Congregation der barmherzigen Schwestern, hat Heisswasserheizung. 1889 wurden an den Umfassungsmauern sich anlehnend 3 Pavillons nach Art der Amerikanischen Baracken erbaut und zur Aufnahme der verblödeten und unreinlichen Kranken bestimmt. Raum für 115 bis 120 Kranke. Bis zum 1. Februar 1889 sind im Ganzen 1004 (413 M., 591 Fr.) aufgenommen. Auf der männl. Abtheilung sind die Schwestern durch 3 Wärter unterstützt. Seit 1874 beträchtliche Erweiterung des Gartens an der Anstalt. — „Die Heilanstalt zu St. Vincenz in Schwäb. Gmünd in ihren ersten 10 Jahren." Rechenschaftsbericht von Dr. Schabel, Ellwangen. 1874.

Godesberg (Rheinprovinz).

Wasserheilanstalt bei Bonn. Station der linksrheinischen Bahn. Im Orte einige Pensionen für dazu geeignete Psychisch-Kranke. Aerztliche Behandlung von Geh. Rath Prof. Dr. Finkelnburg.

Göppingen (Kgr. Württemberg).

Christophsbad Göppingen, Privat-Heil- und Pflegeanstalt für Gemüths- und Geisteskranke, selbständig.

Besitzer: Medicinalrath Landerer Wwe. Aerzte: Dirigirender Arzt: Sanitätsrath Dr. G. Landerer, ordinirende Aerzte: Dr. Lutz (Frauenbau) und Dr. Heinrich Landerer (Männerbau). Oekonomieinspector: R. Landerer. Station Göppingen, 10 Min. entfernt, Stuttgart-Ulmer Linie.

Bestand 1. Jan. 1890: 480 Kr. (260 M., 220 Fr.)
Abgegangen . . „ 190 „ (165 „, 25 „).

Gegründet 1. Mai 1852; bis 1877 unter Dr. H. Landerer († 1877), seit Mai 1877 unter Sanitätsrath Dr. Gustav Landerer. Seit 1853 wird die Anstalt als Hülfsanstalt für die Staatsanstalten derart benutzt, dass eine grössere Zahl von armen Kranken (1. Jan. 1881) theils auf Staats-, theils auf Gemeindekosten in ihr verpflegt werden gegen M. 1,20 täglich. Sie hat in ihrer nächsten Nähe (10 Min. entfernt) und in administrativer Einheit mit der Anstalt eine landwirthschaftliche Colonie „Freihof", auf welcher 90 Hectar bewirthschaftet werden, und namentlich ausgedehnte Viehzucht betrieben wird. Es befinden sich dort 40 männliche Kranke der Arbeiterklasse und eine kleine Anzahl von männl. Kr. höherer Stände. Die Kr. leben dort in völlig freien Verhältnissen und werden, nach Bedürfniss, auf längere oder kürzere Zeit in die geschlossene Anstalt zurückgenommen. Resultate sehr befriedigend. Entweichungen höchst selten. 1881 umfassender Neu- und Umbau der Männerabtheilung, Einführung der Centraldampfheizung, Wasserleitung, Canalisirung etc. — Berichte von Dr. Landerer und Dr. Lutz 1877 und 1882. Stuttgart bei Wetzlar. — Bericht von Sanitätsrath Dr. Landerer 1889. Freiburg bei Mohr.

Görlitz (Prov. Schlesien).

1. **Städtisches Siechenhaus, Irrenabtheilung.** Arzt: Stabsarzt a. D. Dr. Ernst.

Bestand 1. Jan.	1889:	21 (10 M., 11 W.)
Zugegangen	„	17 (10 „, 7 „)
Versetzt in andere Anstalten	„	10 (6 „, 4 „)
Gestorben	„	7 (6 „, 1 „)
Bestand 31. December . . .	„	21 (9 „, 12 „).

Am 31. Juli 1872 wurde die Anstalt nur mit Siechen und Krüppeln belegt; 1876 wurden erst 6 und in den folgenden Jahren bis 1879 noch 9 Tobzellen für Geisteskranke eingerichtet, sodass das Siechenhaus 1890 nun 15 solcher Zellen und noch 5 Isolirzimmer für Geisteskranke besitzt.

Von 1872 bis Mai 1887 war ärztlicher Leiter des Siechenhauses Sanitätsrath Dr. Kleefeld, jetzt Communalarzt, und von 1887 bis jetzt Dr. Ernst.

2. **Offene Kur-Anstalt und Pensionat** für Nervenkranke, Heil- und Pflege-Anstalt für Nerven- und Gemüthskranke und ärztliches Pädagogium für jugendliche Kranke.

Dir. und Besitzer Dr. Ludw. Kahlbaum, 1. Oberarzt Dr. Marcus, 2. Oberarzt Dr. Wertheim, Assist. Reis, Assist. Dr. Kiefer.

Bestand. Anfang	1889:	107 (61 M., 46 Fr.)
Ende .	„	119 (72 „, 47 „)
Abgegangen . . .	„	94 (50 „, 44 „)
Davon gestorben	„	9 (6 „, 3 „).

1855 gegründet und neugebaut von Dr. Herm. Reimer, 1867 von Dr. Ludw. Kahlbaum übernommen und erweitert.

1882 mit dem ärztlichen Pädagogium für jugendliche Nerven- und Gemüthskranke versehen, an welchem 1 Oberlehrer, 1 wissenschaftlicher Lehrer, 1 Elementarlehrer, 1 Bildhauer, 1 Buchbindermeister und ein Turnlehrer regelmässig angestellt sind.

Göttingen (Prov. Hannover).

Provinzial-Irren-Anstalt (Heil- und Pflegeanstalt) für die Provinz Hannover, zugleich psychiatrische Klinik der Universität.

Aerzte: Direktor Geh. Medicinalrath Prof. Dr. Ludwig Meyer, 2. Arzt und Vertreter des Direktors Dr. Backenköhler, 1. Hülfsarzt Dr. Völker, 2. Hülfsarzt cand. med. Drewer, 3. Hülfsarzt cand. med. Mucha.

Bestand 1. April 1889:	374	(214 M., 160 Fr.)
Abgegangen 1889/90:	62	(27 „, 35 „)
Gestorben . „	44	(32 „, 12 „)
Bestand 31. März 1890:	392	(235 „, 157 „).

Als Neubau eröffnet am 3. April 1866. Entsprechend dem erhöhten Zudrang zwei Erweiterungsbauten im Villensystem, von denen das erste für 28 männl. Kranke im September 1884, das zweite für 40 männl. Kranke im November 1888 bezogen wurde. — Regelmässige Jahresberichte.

Asyl **Gorze** (Reichsl. Elsass-Lothringen).

Bezirks-Armenanstalt von Lothringen, dient zur Pflege von Alters- und Geistesschwachen so wie für hülfsbedürftige Personen mit Abtheilung für Geistesschwache. Sie gehört dem Bezirke Lothringen und erhält von diesem die Rastmittel, soweit dieselben nicht aus dem eigenen Vermögen oder aus den von den Gemeinden bez. Familien zu zahlenden kleinen Beiträgen hervorgehen. — Station Novéant auf der Linie Metz-(14 km) Nancy.

Direktor: Johann Baptist Haagen: Arzt: Dr. Bar, Kantonalarzt.

Bestand 1. Januar 1889:	314	(165 M., 149 Fr.)
Aufgenommen . . „	91	(43 „, 48 „)
Entlassen . . . . . „	17	
Gestorben . . . . . „	36.	

Das Vorgebäude war früher ein Schloss des Prinzen Abbé von Gorze und dient heute zu Beamtenwohnungen, Küche, Büreau's und Magazinen. Stammt aus dem 16. Jahrhundert. Die Hintergebäude (Wohnstätte der Armen) wurden dazu 1811 durch Napoleon I. errichtet, später zu einer Kaserne verwendet und seit 1845 wieder zu einem Betteldepot eingerichtet. Seit der deutschen Regierung trägt dasselbe den Namen „Armen- und Pflegeanstalt.

Gotha (Herz. Sachsen-Coburg).

Privat-Heil- und Pflegeanstalt für Geistes- und Gemüthskranke in der 1872 aufgehobenen, von Dr. Ortleb dirigirten öffentlichen Irrenanstalt. — Station Gotha.

Aerzte: Besitzer Dr. Wahrhold Ortleb; Assistenzarzt Dr. Hermann Nagel.

Bestand . . .	1889:	34	(17 M., 17 Fr.)
Abgegangen	„	14	(8 „, 6 „)
Gestorben .	„	2	(1 „, 1 „).

Eröffnet 1874.

Grafenberg (Rheinprovinz).

Rheinische Provinzial-Irren-Anstalt zu Grafenberg bei Düsseldorf für den Rgbz. Düsseldorf, ist vorzugsweise Heilanstalt, doch werden nach Massgabe des vorhandenen Raumes auch Geisteskranke zum Zwecke blosser Pflege darin aufgenommen. Station Grafenberg (Berg.-Märk. Eisenbahn) etwa 2 km entfernt, Station Gerresheim ist über 3 km entfernt.

Aerzte: Direktor Dr. Jehn, 2. Arzt Dr. Huberty, 1. Assistenzarzt Dr. Buddenberg, 2. Assistenzarzt P. Kessler.

Bestand 1. April	1888:	446	(227 M., 219 Fr.)
Entlassen . . .	1888/89:	348	(186 „, 162 „)
Gestorben . . .	„	61	(42 „, 19 „)
Bestand 31. März	1889:	483	(250 „, 233 „).

Grafenberg ist eine der 5 neuen Rhein. Anstalten und wurde am 21. Juni 1876 eröffnet. Sie ist nach dem Pavillonsystem gebaut und besteht aus 18 einzelnen Gebäuden, die zum Theil durch bedeckte Hallen unter einander verbunden sind. Das Gebiet der Anstalt umfasst etwa 32 ha, davon sind 20 ha Ackerland. Ursprünglich zur Aufnahme von 300 Kranken bestimmt ist sie seither durch vielfache Neubauten bedeutend vergrössert worden, sodass sie zur Zeit schon im Stande ist 500 Kranke aufnehmen zu können. Anfang 1878 wurde die Anstalt in Elberfeld aufgelöst und die frischen Fälle von dort baldigst hierher gebracht. — „Die Provinzial-Irren-, Blinden- und Taubstummenanstalten der Rheinprovinz“, Düsseldorf, Voss

u. Comp. 1880. — „Bericht über die Rhein. Prov.-Irrenanstalt Grafenberg in den Jahren 1876—85“, Düsseldorf, Voss u. Comp. 1886.

Graz (Steyermark).

1. **Steyermärkische Landes-Irrenanstalt in Feldhof** bei Graz, öffentliche Heil- und Pflegeanstalt für das Herzogthum Steyermark (mit den Filialen Lankowitz, Kainbach und Hartberg). — Station Puntigam.

Aerzte: Dr. Fridolin Schlangenhausen, Direktor (seit 1882) und Universitäts-Docent; Dr. Hugo Clodi, I. Assistenzarzt; Dr. Wilh. Raab, II. Assistenzarzt; Dr. Adalbert Buchberger, III. Assistenzarzt; Dr. Wilh. R. v. Grindl, IV. Assistenzarzt.

Bestand 1. Januar 1889: 875	Feldhof:	626	(301 M.,	325 Fr.)
	Filialen:	249	(120 „,	129 „)
Aufgenommen in Feldhof		368	(199 „,	169 „)
Abgegang. in Feldhof sammt den Filialen		178	(69 „,	59 „)
Gestorben in Feldhof		112	(70 „,	42 „)
„ in den Filialen.		38	(15 „,	23 „)
Bestand .... 31. December 1889:		927	(451 „,	476 „).

Neubau seit December 1872 bezogen; in den Jahren 1876 wurden auf die ebenerdigen Tobabtheilungen je ein erstes Stock mit 9 Zellen aufgebaut, in den Jahren 1887 und 1888 je eine Tobabtheilung zugebaut, so dass in Gesammtheit 74 Isolirzellen zur Verfügung stehen. Filiale Lankowitz seit 1877 allmählich für 120 weibliche, Kainbach seit 1883 für 100 männliche und Hartberg seit 1887 für 30 männliche und 30 weibliche Pfleglinge eingerichtet. — Gedruckte Jahresberichte seit 1882.

2. **Beobachtungsabtheilung des allgem. Krankenhauses** und k. k. psychiatrische Klinik der Universität Graz, vereinigt mit einer Nervenklinik. — Station: Graz.

Aerzte: Prof. Dr. Julius Ritter Wagner von Jauregg, zugleich Primararzt der Beobachtungsabtheilung; Dr. Anton Nagy und Dr. Theodor Kasparek, Assistenten der Klinik; Dr. Anton Rossa, Secundärarzt.

Bestand . . 1889: 67 {Psych. Klinik: 42 (19 M., 23 Fr.)
Nervenklinik: 25 (16 „, 9 „)
Aufgenommen . . 845 . . . . (485 „, 360 „)
Abgegangen . . . 756 . . . . (464 „, 331 „)
Gestorben . . . . 39 . . . . (19 „, 20 „).

Die Beobachtungsabtheilung nimmt delirende und psychisch-erregte Kranke aller Art aus den anderen Abtheilungen des Krankenhauses auf und dient als Beobachtungsstation für Individuen im Kronland Steyermark, deren Geisteszustand abnorm erscheint, zugleich als Heilanstalt für acute psychische Krankheitszustände, sofern deren Krankheitsdauer 2 Monate nicht übersteigt. Chronisch-psychisch Kranke werden der Landesirrenanstalt zugeführt.

Die Universitätsklinik ist räumlich und in der Person des Leiters mit der Beobachtungsabtheilung vereinigt. Die Verwerthung der Kranken zu Unterrichtszwecken steht dem Professor anheim. Für die klinisch verwertheten Kranken bietet der Unterrichtsfond dem Landesfond als Pflegekostenbeitrag den Pauschalbetrag von 33 Xr. pro Kopf und Tag. Die Errichtung der Klinik erfolgte 1874 auf Antrag Prof. Krafft-Ebing's, da die Irrenanstalt (Feldhof) zu weit von der Universität entfernt war, um dem Unterrichte zu dienen. Doch steht das Material der Irrenanstalt dem Professor der Psychiatrie insofern zur Verfügung, als er das Recht hat, mit seinen Hörern Excursionen zu klinischen Demonstrationszwecken in die Anstalt zu machen oder Kranke vorübergehend von der Anstalt in die Klinik zu nehmen.

Die Nervenklinik wurde, ebenfalls auf Antrag Krafft-Ebing's, 1885 errichtet. 1889 wurde an Stelle des nach Wien berufenen Professors von Krafft-Ebing der bisherige Docent in Wien Wagner von Jauregg zum Professor ernannt. — Angaben über die Entwickelung der Anstalt in: „Der klinische Unterricht in der Psychiatrie“ von R. Freiherrn von Krafft-Ebing. Stuttgart 1890.

3. Sanatorium „Maria Grün“, 25 Min. vom Centrum von Graz, in einem 10 Joch grossen Park. Gegründet von Prof. von Krafft-Ebing. Mit Ausschluss geistig Gestörter für Kranke mit Neurasthenie, Hysterie, Hypochondrie, chronischer Intoxikation, nervöser Erschöpfungs- und Reizzustände, chronische Leiden der Nervencentren etc. Krankenpflege in Händen der barmherzigen Schwestern. 26 grössere und kleinere Zimmer. Aerzte: Dr. H. Gugl und Dr. A. Stichl.

Greifswald (Prov. Pommern).

Königliche psychiatrische Klinik. — Direktor Prof. Dr. Rud. Arndt, Assistenzarzt Dr. Haeusser.

Bestand	1. April 1889:	55 (27 M., 28 Fr.)
„	31. März 1890:	59 (29 „, 30 „)
Entlassen . . .	1889/90:	69
Gestorben . . .	„	13.

Eröffnet am 2. Juli 1834 als Communalständische Irren-Heil-Anstalt für Neuvorpommern und Rügen (Stifter: Geheimer Medicinalrath Prof. Dr. Berndt).

Uebergegangen am 1. Jan. 1877 als Provinzial-Irren-Anstalt an den Provinzialverband von Pommern. Am 1. April 1889 von der Königlichen Staatsregierung, an welche sie an demselben Tage übergegangen, zur psychiatrischen Klinik bestimmt.

Grosshennersdorf (Kgr. Sachsen).

Königliche Landesanstalt für schwachsinnige Knaben; Station Herrnhut, 5 km entfernt.

Arzt: Dr. Dittrich.

Bestand . . . am 1. Mai 1889:	127	Knaben
Dazu am 27. September „	49	epileptische Knaben
Abgegangen . . . . „	8	
Gestorben . . . . „	18	(darunter 9 Epileptische)
Beurlaubt . . . . „	16	
Bestand am Schlusse des Jahres:	207.	

Am 1. Mai 1889 wurde die bisherige Landesanstalt (Erziehungs- und Besserungsanstalt für Knaben) in eine Landesanstalt für schwachsinnige Knaben umgewandelt, welche letztere, ebenso wie die im September dazugekommenen Epileptischen, bisher in der Landesanstalt zu Hubertusburg untergebracht waren.

Alljährlich ist ein ärztlicher Jahresbericht über die Anstalt an das königl. Ministerium des Innern einzureichen.

Gross-Lichterfelde (Prov. Brandenburg).

Sanatorium für Nervenkranke zu Gross-Lichterfelde bei Berlin, Jungfernstieg 14, zur Behandlung aller funktionellen und organischen Erkrankungen des Nervensystems, insbesondere auch des chronischen Morphinismus, Cokainismus und Alkoholismus. Ausgeschlossen sind Geisteskranke.

Station Gross-Lichterfelde der Berlin-Anhalter Bahn. Besitzer und Aerzte: Dr. Goldstein und Dr. Lilienfeld.

Eröffnet im Juni 1889. Das Anstaltsgebäude liegt in einem $6^1/_2$ Morgen grossen alten Park. Pensionspreis 300—500 M. mon.

Haina (Prov. Hessen-Nassau).

Landeshospital, öffentliche Pflegeanstalt für unheilbare männliche Geisteskranke, Epileptische, hülflose Blinde und Gelähmte des Reg.-Bez. Cassel.

Station Kirchhain (Main-Weser Bahn). — Hospitalarzt: Dr. O. Scheel.

Bestand Anfang 1889: 532 (483 Geisteskranke, 49 Sieche)
Abgegangen . . „ 4
Gestorben . . . „ 32
Bestand . . Ende „ 560 (515 Geisteskranke, 45 Sieche).

Seit 1535 auf Grund des Stiftungsbriefes vom 30. Aug. 1533 des Landgrafen Philipp von Hessen „für arme Wahnsinnige und Presshafte“ bestimmt, befindet sich das Hospital zum Theil noch in dem 1858 restaurirten Gebäude eines 1524 säkularisirten Cisterzienserklosters, dessen 3schiffige,. Anfang d. 13. Jahrh. im frühgothischem Stile erbaute grosse Hallenkirche besonders bemerkenswerth ist. Die Anstalt existirt meist aus eigenem Vermögen, welches aus Capitalien, mehreren Landgütern von 580 ha von Land und Wiesen und aus 6730 ha. Wald besteht. — Justi, „das Hospital Haina“, Marburg 1803.

Hall (Kronland Tirol).

Oeffentliche Landes-Irren-Heil- und Pflegeanstalt, für die gefürstete Grafschaft Tirol.

Aerzte: Direktor k. k. Sanitätsrath Dr. Anton Nagy; Hülfsarzt Dr. Josef Offer; Assistent Dr. Mathias Wassermann.

Bestand Anfang	1889:	271	(136 M.,	135 Fr.)
Verpflegt . . .	„	401	(205 „,	196 „)
Aufgenommen .	„	130	(69 „,	61 „)
Abgegangen . .	„	93	(49 „,	44 „)
Gestorben . . .	„	17	(10 „,	7 „)
Bestand . . Ende	„	291	(146 „,	145 „).

Besteht seit 1. Sept. 1830. Früher ein Klarissinnenkloster, 1783 aufgehoben, während 1820—30 zu einer Provinzialanstalt für 80 Geisteskranke umgestaltet, 1845 mit einem Bau für 20 Tobende versehen, bis 1865 Staatsanstalt, von da ab Provinzialanstalt als: Tirolische Landes-Irrenanstalt. Ein Neubau 1868 aufgeführt, für die Frauen bestimmt, daher 250 Kranke (125 M., 125 Fr.). Dennoch zu klein. Deshalb beschloss der Landtag am 12. Oktober 1874, eine zweite Landes-Irrenanstalt zu errichten. Dieselbe ist in Pergine (bei Trient) gebaut. Vom 1. Jan. 1881 besorgen die barmherzigen Schwestern die Ausspeisung und die Wartung der weiblichen Kranken. 1885 ist der Umbau des Tobhauses für Männer vollendet und bezogen, und die Anstalt endlich mit gutem Trinkwasser aus der neuen eisernen städtischen Wasserleitung versehen. 1888 wurde der Neubau des Mitteltraktes mit Kapelle und Anstaltskirche nebst dem Leichenhause fertig gestellt. 16 000 Quadratklafter Terrain. — „Bemerkungen über die tirolische Landes-Irrenanstalt in Hall von Dr. Josef Stolz, Direktor derselben. Innsbruck, 1869.“

Halle a./S. (Prov. Sachsen).

1. **Provinzial-Irren-Heil- und Pflegeanstalt** zu Nietleben bei Halle a./S. Station Halle a./S. $^3/_4$ Std. entfernt.

Aerzte: Direktor und 1. Arzt Dr. Siegm. Fries, Oberarzt, und 2. Arzt Dr. Rank, 3. Arzt Dr. Buchholz, 1. Assistenzarzt

Dr. Mieth, 2. Assistenzarzt Dr. Grossmann, Volontärarzt Dr. Brandis.

Bestand 31. März 1889:	637	(341 M., 296 Fr.)
Aufgenommen 1889/90:	172	(101 „ , 71 „)
Abgegangen . „	79	(34 „ , 45 „)
Gestorben . . „	61	(42 „ , 19 „)
Bestand 31. März 1890:	669	(366 „ , 303 „).

Nach den Plänen des ersten Direktors, Geheimrath Prof. Damerow als „rel. verbundene Heil- und Pflege-Anstalt" erbaut, wurde die Anstalt eröffnet am 1. November 1844 nach Fertigstellung eines Theiles der Gebäude mit 34 M. und 31 Fr. Dieselben waren aus dem „Kgl. provisorischen Irrenheil-Institut in Halle a./S.", dessen Direktor Damerow seit 1836 gewesen, übernommen worden. Allmählich weiter ausgebaut (1857 im Wesentl. beendigt). Unter Damerow's († 1866 an der Cholera) Nachfolger, Prof. Koeppe, namentlich aber unter dem am 1. April 1879 diesem gefolgten Prof. Hitzig durch Um- und Neubauten erweitert; unter letzterem erhielt die Anstalt 1880—82 ein Kies- und Sandfilter an einem Arm der Saale, Canalisation, Rieselfelder, Central-Dampf-Wasser-Heizung mit zugehöriger Dampfkessel-Anlage, eine verbesserte Gas-Anlage, Umbau der Koch- und Waschstube mit neuer Einrichtung, je ein Lazareth auf der Männer- und Frauenseite, ein neues Leichenhaus mit Leichenkapelle, einen neuen Festsaal und andere Neuerungen.

Am 1. April 1885 schied mit Prof. Hitzig die von ihm geleitete psychiatrische Universitäts-Klinik aus ihrer bisherigen Verbindung mit der Anstalt, um in Halle für sich ihre weitere Entwicklung zu nehmen. Direktor der Anstalt wurde der bisherige 2. Arzt Dr. Fries (seit 1. Jan. defin.). — Zur Abhülfe gegen immer wieder drohende Ueberfüllung, welche durch Verträge mit 2 Privatanstalten, die Kranke aus den Provinzial-Anstalten verpflegen, nicht beseitigt werden konnten, wurde 1887 nach vorbereitenden Berathungen, welche den Bau einer dritten Anstalt für die Provinz in's Auge fassten, von den entscheidenden Instanzen zunächst eine Erweiterung der bestehenden Anstalten beschlossen, welche die in Nietleben zur Aufnahme von 900 Kr. (525 M. und 375 Fr.) befähigen soll, während die Maximalbelegung vorher auf 630 (330 M. u. 300 Fr.) festgesetzt war. Im Verfolg dieser Beschlussfassung wurde neben den erforderlichen anderweitigen Einrichtungen in Koch- und Waschküche, Gasanlage u. s. w. der Bau von 5 Villen für je 40 Männer und von 2 solcher für je 40 Frauen, ferner — ohne Vermehrung der Kopfzahl — der Bau je einer Aufnahmestation (zugleich Wachabtheilung) auf der Männer- und Frauenseite (je 28 Betten) und der Bau eines Wohnhauses für einen weiteren Arzt (mit Familienwohnung) projektirt; z. Z. sind bis auf 3 im Bau begriffene Männer-Villen diese Erweiterungsbauten beendigt und theils bezogen, theils demnächst zu beziehen. — Weiterhin wird je ein Gebäude für ansteckende Kr. auf der Männer- und Frauenseite und eine Desinfektionsanlage geplant.

„Die Prov.-Irren-Anst. zu Halle, mitgeth. v. Baumeister G. Spott in Ztschr. f. pr. Bauk., herausgeg. von J. A. Romberg. Jahrg. 1875, p. 153—7." — Damerow „Zur Geschichte des Neubaues der ständischen Irrenheil- und Pflege-Anstalt für die preussische Provinz Sachsen bei Halle a./S." in Allg. Ztschr. f. Psych. Bd. XII, p. 97—112, und weitere Nachrichten über die Anstalt in ders. Ztschr. — Krankenhaus-Lexikon für das Kgr. Preussen, hersg. v. Kgl. statist. Bureau, bearb. v. Guttstadt, Th. I (1885), p. 618ff. — Bericht über die Allg. deutsche Ausstellung auf dem Gebiete der Hygiene und des Rettungswesens (Berlin 1882—83) ed. Börner, Bd. II (1885), p. 198f. —

2. Kgl. Psychiatrische und Nervenklinik der Universität. Direktor: Geh. Medicinalrath Professor Dr. Hitzig, 1. Assistenzarzt Dr. Alt, 2. Assistenzarzt Dr. Giese, 3. Assistenzarzt Dr. Pagenstecher (für die Poliklinik).

Bestand 31. März 1889:	35	(17 M.,	18 Fr.)	
Aufgenommen 1889/90:	331	(198 „,	133 „)	
Abgegangen . „	302	(184 „,	118 „)	
Gestorben. . . „	26	(13 „,	13 „)	
Bestand 31. März 1890:	38	(18 „,	20 „).	

Eröffnet 1. April 1885 in 2 gegenwärtig noch in Benutzung stehenden angemietheten Privathäusern mit 40 Betten. Der begonnene Neubau des Instituts wird voraussichtlich am 1. April

1891 bezogen werden. — Bericht über die Wirksamkeit der Universitäts psychiatrischen und Nervenklinik zu Halle a./S. für die Jahre 1885/86 und 1886/87. — Betreffend den Neubau: Klinisches Jahrbuch Bd. II und (auszüglich hieraus) die dem X. internationalen Congress zu überreichende Festschrift.

Hamb bei Sonsbeck (Rheinprovinz).

Idioten- und Irrenanstalt „St. Bernardin" zu Hamb, Poststation Capellen bei Geldern. Bahnstation Geldern, 7 km entf., Kreis Moers, Regbz. Düsseldorf. Eigenthümer: Graf von Hönsbruck. Pflegerinnen: Franziskanerinnen aus Heythuisen in Holland.

Arzt: Kreisphysikus, Sanitätsrath Dr. Brand zu Geldern.

Bestand 1. Jan. 1889:		121
Abgegangen . .	„	9
Gestorben . . .	„	6
Bestand 31. Dec.	„	124 (darunter 45 Idioten unter 21 Jahren).

Errichtet 1882 von Christs Franken, Oberin der Franziskanerinnen in M. Gladbach und 1. März 1883 eröffnet für 150 Kranke.

Hamburg (freie Stadt Hamburg).

1. Selbständige öffentliche Irren-Heil- und Pflegeanstalt „Friedrichsberg" des Hamburger Staates für alle Krankheitsformen. Station Hamburg (Wandsbeck).

Aerzte: Dirig. Oberarzt Dr. W. Reye, 2. Arzt Dr. Neuberger, Assistenzärzte Dr. Flach, Dr. Hoche, Kaes.

Bestand Anfang 1889:		1263	(613 M., 650 Fr.)
Abgegangen .	„	392	(215 „ , 177 „)
Gestorben . .	„	156	(76 „ , 80 „)
Bestand . Ende	„	1246	(605 „ , 641 „).

Am 17. November 1864 wurden die ersten Kranken aufgenommen, 1878 wurde die hinzugebaute Irren-Siechenanstalt bezogen und letztere 1885 erweitert; die Irrenstation im Allgemeinen Krankenhause ist aufgehoben. — „Erinnerungsschrift zur Feier des 25jährigen Bestehens der Irrenanstalt Friedrichsberg. Hamb. 1889."

2. Alsterdorfer Anstalten: 1. St. Nikolaistift (Bewahranstalt für geistig und leiblich gesunde Kinder), 2. Kinderheim (für geistig Gesunde, die körperlich gebrechlich sind), 3. Asyl für Schwach- und Blödsinnige (Erziehungs-, Pflege- und Beschäftigungsanstalt für Imbecille, Idioten, Epileptiker), 4. Pensionat für geistig Abnorme aus den besseren Ständen. Station Hamburg.

Direktor: Pastor Dr. H. Sengelmann, Arzt: Dr. Keller.

Bestand 1. Juni 1890: 430 Zöglinge u. Pens. (253 M., 177 Fr.)
Gestorben . . 1889: 19 „ „ „ (13 „, 6 „).

Der bisherige Direktor gründete als erste Anstalt das St. Nikolaistift 1850 als Pastor zu Moorfleth. 1863 Uebersiedlung nach Alsterdorf und Gründung des „Asyls“. Anfangs hatte die Anstalt 4 Zöglinge, jetzt umfasst die Colonie 500 Seelen mit eigner, 1889 erbauten Kirche. Sie wird vom Hamburger Staate nur moralisch subventionirt durch Ueberweisung seiner Imbecillen und Idioten. Die Erhaltungskosten werden durch Kostgelder, Liebesgaben, Erträge der Landwirthschaft (73 ha Land) u. s. w. bestritten. Neben hauptsächlich Evangelischen sind auch Katholiken und Israeliten vertreten. — Die Jahresberichte werden gedruckt; ausserdem erscheinen sporadisch Mittheilungen.

Hannover (Prov. Hannover).

Stadthannoverisches Krankenhaus III. Abtheilung für Geisteskranke. Station Hannover.

Aerzte: Dr. med. B. Lüttich, Krankenhausarzt; Dr. med. Tuch, Hausarzt.

Bestand 1. April 1889:	12	(6 Männer,	6 Frauen)
Abgegangen . 1889/90:	186	(123 „	63 „)
Gestorben . . „	22	(17 „	5 „)
Bestand 31. März 1890:	21	(12 „	9 „).

Es wurden bisher verpflegt vom 1. April 1886 bis 1890: 842 Geisteskranke (578 M., 264 Fr.). Eröffnet als gesonderte Abtheilung am 1. April 1886, war bis dahin mit dem Krankenhaus in Linden, und zwar mit der chirurgischen Abtheilung verbunden. Ausser der Geisteskrankenabtheilung besteht im Krankenhaus III noch eine Abtheilung für weibliche Geschlechtskranke. Auf derselben wurden im Jahre 1889/90 361 Kranke verpflegt. Eine daneben noch vorhandene Abtheilung für Blatternkranke und an andern Infectionskrankheiten (Cholera etc.) Leidende kam nicht zur Benutzung im vergangenen Jahre.

Hasserode (Prov. Sachsen).

Erziehungsanstalt für schwach- und blödsinnige Mädchen „zum guten Hirten“ für die Provinz Sachsen. Oeffentliche, selbständige Anstalt. Station Wernigerode 40 Min. entfernt (Linie Herdeber-Ilsenburg). Hausmutter: Frl. Louise Görke. Hausarzt: pr. Arzt Dr. Erler in Wernigerode.

Bestand Anfang	1889:	29	Pfl.
„ Ende .	„	28	„
Gestorben . . .	„	0	„
Abgegangen . .	„	1	„

Eröffnet 9. Juni 1861. Am Ende des ersten Jahres 10, des zweiten 16 Pfleglinge. 1866 wurde ein grösseres Haus erworben und 1867 bezogen. Aufgenommen bis 1890: 126 Kinder. Nach dem 25jähr. Jubelberichte 1886 wurden von 111 Kindern 51 gebessert entlassen. — Jährliche Berichte seit 1878.

Hausen bei Remscheid (Rheinprovinz).

Irren-Heil- und Pflegeanstalt „St. Josephshaus“ für Männer. Station Neuwied.

Arzt: Dr. Freudenhammer.

Bestand Anfang	1889:	97	M.
Aufgenommen .	„	13	„
Entlassen . . .	„	14	„
Gestorben . . .	„	6	„
Bestand . Ende	„	90	„

Die Anstalt wurde am 17. Dec. 1873 vom Rector Lorenz Kröll, genannt Bruder Joseph, im St. Josephshaus eröffnet. Die Anzahl der möglichen Plätze beläuft sich auf 107.

Heidelberg (Grossh. Baden).

Grossherz. bad. **Universitäts-Irrenklinik.** — Station Heidelberg.

Aerzte: Direktor Hofrath Prof. Dr. Fürstner; Hülfsarzt Dr. Schönthal; Assistenzärzte Dr. Knoblauch, Dr. Hoche.

Bestand . . . . . Anfang 1889: 98
Aufgenommen . . . . . . „ 152
Entlassen und gestorben „ 166
(davon 25 an die neu eröffnete Anstalt Emmendingen abgegeben)
Bestand . . . . Ende 1889: 84.

Eröffnet 15. Oktober 1878. — Ueber Irrenkliniken an der Hand eines Berichtes über die 5 ersten Jahre des Betriebes von Prof. Fürstner.

Heppenheim (Grossh. Hessen).

Grossh. Hessische Landes-Irrenanstalt. Heil- und Pflege-Anstalt. Station Heppenheim a. d. Bergstrasse (Main-Neckar Bahn).

Aerzte: Geh. Medicinalrath Dr. G. Ludwig (seit Eröffnung der Anstalt), I. Arzt und Direktor; Medicinalrath Dr. Wittich, II. Arzt und ordinirender Arzt der Frauenabtheilung (seit 1873); Dr. Stühlinger (seit 1885), III. Arzt, ordinirender Arzt der Männerabtheilung; Dr. Schäffer (seit 1889), Assistenzarzt; Dr. Fuld (seit 1890), Volontärarzt; augenblicklich eine Assistentenstelle und eine Volontärarztstelle vacant.

Bestand am 1. April 1888: 443 (222 M., 221 Fr.)
Abgegangen . . . 1888/89: 65
Gestorben . . . . „ 37
Bestand am 1. April 1889: 468 (238 „ , 230 „).

Eröffnung am 2. Januar 1866. In 1876, 1877, 1881, 1888 und 1890 bauliche Erweiterungen. Eröffnung einer besonderen Station für ununterbrochene Ueberwachung am 24. August 1870. Neubau eines für diesen Zweck bestimmten Stockwerks 1877. Die Anstalt ist im hohen Grade überfüllt. 1874: Gründung der Unterstützungskasse der Hessischen Landes-Irrenanstalten (für bedürftige, insbesondere entlassene Pfleglinge und deren

Angehörige). In 1888/89 wurden 99 entlassene Pfleglinge unterstützt mit zusammen: 10 941 M. 8 Pf. —

„Allg. Zeitschrift für Psych. Band 29, S. 522; Bd. 28, S. 54. Bd. 41, S. 612." „Hofheim u. Heppenheim. Darmstadt 1880." „Die Ueberfüllung der Landesirrenanstalten Hofheim u. Heppenheim. Heppenheim, 1886.

Herrenalp (Kgr. Württemberg).

Wasserheilanstalt und Sanatorium für Nervenkranke, im Württ. Schwarzwalde. Nächste Eisenbahnstation Ettingen. Dirig. Arzt: Dr. E. Mermagen.

Herthen (Grossh. Baden).

St. Josephsanstalt mit Unterrichts- und Erziehungsanstalt für bildungsfähige, schwachsinnige Pfleglinge beiderlei Geschlechts, mit einem Asyle für Blödsinnige und einer Pflegeabtheilung für Epileptische. Station Lörrach.

Arzt: Dr. Heribert Ritter, Grossh. Bezirksarzt in Lörrach.

Bestand Anfang	1888:	267	(132 M.,	135 Fr.)
Entlassen . . .	„	25	(16 „,	9 „)
Gestorben . . .	„	24	(13 „,	11 „)
Bestand . Ende	„	305	(154 „,	151 „).

Die Anstalt ist am 30. Juni 1879 eröffnet, vom Pfarrer Rolfus in Herthen und Stadtpfarrer Danner in Säkkingen, die auch die Direction haben, gegründet. Die Obsorge haben 22 barmherzige Schwestern von der Genossenschaft vom hl. Kreuz, deren Mutterhaus in Ingenbohl ist. Bis jetzt dienen 5 Häuser dem Zwecke, von eigenem Terrain am Ende des Ortes umgeben. — Jahresbericht 1889.

Hildburghausen (Herzogth. Sachsen-Meiningen).

Herzogliche Irren-Heil- und Pflegeanstalt. Staatsanstalt. Ausser den Inländern finden laut erneuertem Staatsvertrag vom 12. Februar 1889 noch 100 Kranke aus dem Herzogthum Coburg-Gotha und 45 Kranke aus dem Fürstenthum Schwarzburg-Rudolstadt Aufnahme. Ausserdem werden noch geisteskranke Militairpersonen vom 11. Armeekorps nach einer mit der Intendantur getroffenen Vereinbarung aufgenommen. Station Hildburghausen der Werra-Bahn.

Aerzte: Direktor Dr. P. Mayser, 2. Arzt Dr. W. Busch, 1. Hülfsarzt B. Popper, 2. Hülfsarzt Dr. J. Dinter.

Bestand am 1. Jan.	1888:	392	(209 M., 183 Fr.)
„ „ 31. Dec.	„	406	(217 „, 191 „)
Abgegangen	1889:	84	(46 „, 38 „)
Gestorben	„	39	(23 „, 16 „).

Eröffnet 1. August 1866 mit 54 Kr.; 1870 bauliche Vollendung der Centralanstalt, 1873 der Oekonomiegebäude mit 10 m. Kranken; am 16. August 1880 Eröffnung des Oekonomiehofes „Carolinenburg“ mit 19 m. Kr., 2 Wärtern, 1 Assistenzarzt, Viehzucht, Landwirthschaft, am 12. November 1883 und 17. Januar 1884 des Frauenhofes mit zusammen 30 weibl. Kr. und 3 Wärterinnen, am 16. Jan. 1884 des 3stöck. Neubaues auf der Carolinenburg mit 32 m. Kr. und 3 Wärtern, am 26. Juni 1889 des „Belvedere“ mit Scheune, Stall, Schneiderwerkstätte für 38 m. Kranke und 3 Wärter, am 30. August 1889 der Herrenvilla mit 24 m. Kr. und 3 Wärter, am 7. Oktober 1889 des Richter'shauses mit 5 weibl. Kr. ohne Wärterin. — Frauenhaus, Herrenvilla, Carolinenburg und Richter's Haus: open-door. Von 1888—1890 Reorganisation der Centralanstalt. Z. Z. Umbau der Abtheilungen für Unruhige. Das ursprüngliche Areal von 36 preuss. Morgen ist auf 250 succ. erweitert. Park und Gebäude umfassen 53 preuss. Morgen. — Regelmässige Jahresberichte der Anstalt im Regierungsblatt für das Herzogthum Sachsen-Meiningen. —

Hildesheim (Prov. Hannover).

Provinzial-Heil- und Pflegeanstalt.

Aerzte: Direktor Geh. Sanitätsrath Dr. Ludw. Snell, 2. Arzt Dr. Gerstenberg, 1. Hülfsarzt Dr. Tannen, 2. Hüfsarzt Dr. Bartels, 1. Assistenzarzt Dr. Willerding, 2. Assistenzarzt Dr. Kriche.

Bestand	1. April 1889:	760 Kr.	(423 M., 337 Fr.)
Aufgenommen v.	1. April 1889/90:	223 „	(120 „, 103 „)

Entlassen	123 Kr.	(60 M.,	63 Fr.)
Gestorben	78 „	(49 „ ,	29 „)
Bestand 1. April 1890:	782 „	(434 „ ,	348 „).

Geschichtliches: Die Anstalt besteht seit 30. Mai 1827. Dieselbe hat 4 Abtheilungen: 1. die Heilanstalt (230 Kr.), 2. die Pflegeanstalt für Männer (220 Kr.), 3. die Pflegeanstalt für Frauen (260 Kr.), 4. die Ackerbaucolonie in Einum (80 Kr.). — Anstaltsberichte.

Hochweitschen (Kgr. Sachsen).

Kgl. Irren-Anstalt, öffentlich, selbständig, seit 1889 nur noch für Epileptische. Die Nicht-Epileptischen werden nach und nach in andere Anstalten versetzt. Station Klosterbuch bei Leipzig $^1/_2$ Std. entfernt (Leipzig-Döbeln-Dresdener Bahn). Anstaltsverwalter: Inspektor von Germar; Leiter des Pflegehauses Anstaltsgeistlicher P. Böttcher.

Aerzte: Oberarzt und Anstaltsbezirksarzt Dr. Boehme, Hülfsarzt Dr. Ackermann.

Bestand Anfang 1889:		413	(358 M.,	55 Fr.)
Abgegangen . .	„	41	(19 „ ,	22 „)
Gestorben . . .	„	61	(55 „ ,	6 „)
Bestand . Ende	„	386	(331 „ ,	55 „).

Eröffnet als Neubau 15. December 1874 für sieche Irren aller Krankheitsformen. Im Jahre 1889 ist mit den Vergrösserungsbauten begonnen worden. Bis zum Herbst 1890 sollen die Meierei und 8 Wohngebäude zur Aufnahme der Epileptisch-Kranken fertig gestellt werden.

Hofheim (Grossh. Hessen).

Grossh. Hessisches Landeshospital, öffentliche Irren-Heil- und Pflegeanstalt für das Grossh. Hessen. Post- und Bahnstation Goddelau-Erfelden der hessischen Ludwigsbahn (Riedbahn).

Aerzte: Direktor und 1. Arzt Medicinalrath Dr. Werle 2. Arzt Dr. Bieberbach, Assistenzarzt Dr. Mayer.

Bestand 1. April 1888:	411	(214 M., 197 Fr.)
Aufgenommen 1888/89:	66	(28 „, 38 „)
Abgegangen . „	13	(11 „, 2 „)
Gestorben . . „	27	(14 „, 13 „)
Bestand 1. April 1889:	437	(217 „, 220 „).

Die Anstalt wurde 1533 von dem Landgrafen zu Hessen, Grafen zu Katzenellenbogen etc., Philipp dem Grossmüthigen, für die Grafschaft Katzenellenbogen gegründet und war zugleich Siechenhaus. Seit 1865 ist sie Heil- und Pflegeanstalt für Geisteskranke beiderlei Geschlechts und seit 1877 in erster Linie Irren-Pflegeanstalt. Seit 1880 ist in dem nahen Crumstedt eine Kranken-Colonie gegründet, welche von den Anstaltsärzten überwacht wird. — „Hofheim und Heppenheim, die Irrenanstalten des Grossh. Hessen, Berichte über Organisation, Verwaltung und Leitung derselben in den Jahren 1866—77, mit 2 Plänen“, herausgegeben von dem Gr. hess. Minist. d. Innern u. d. Justiz, Darmstadt 1880.

Holnstein (Kgr. Bayern).

Anstalt für schwachsinnige Mädchen, bei Berching.
Arzt: Dr. Neumeyer, prakt. Arzt in Berching.

Bestand Anfang 1889:	60	M.
Entlassen . . . „	5	„
Gestorben . . . „	2	„
Bestand . Ende „	60	„

Die Anstalt wurde am 26. April 1881 mit staatlicher und kirchlicher Genehmigung eröffnet, wobei 10 Zöglinge präsent waren, und wird von Ordensschwestern der Franziskanerinnen zu Dillingen geleitet. Die Zahl der Zöglinge vermehrte sich so rasch, dass sie schon am Ende des Jahres auf 22 stieg. 1883 wurde ein Anbau aufgeführt, sodass für ca. 80 Pfleglinge Raum geboten ist.

Holzkamp (Grossh. Oldenburg).

Privat-Pflegeanstalt für Irre. Station Delmenhorst bei Bremen.

Arzt: Dr. v. Harbou.

Bestand 1889: 18
Aufgenommen 1
Gestorben . . 1.

Seit 1819 wurden einzelne Kranke in der Familie aufgenommen, dies später auf einige Jahre unterlassen, bis zu Anfang der 30er Jahre schon 6—7 Kranke dauernd verpflegt wurden.

Hornheim (Prov. Schleswig-Holstein).

Privat-Heil- und Pflegeanstalt mit 20 Morgen Areal auf einem Plateau mit Aussicht auf den Kieler Hafen. Station Kiel $^1/_2$ Std. entfernt.

Besitzer und Direktor: Dr. W. Jessen, Med.-Rath. Neubau, am 1. Okt. 1845 für 60 Kr. eröffnet vom Prof. Dr. Ph. Jessen, bis dahin Dir. der Irrenanstalt zu Schleswig.

Hottingen (Canton Zürich).

Anstalt für schwachsinnige Mädchen in Hottingen bei Zürich. Station Zürich.

Vorsteherin: Frl. Louise Weinmann, Anstaltsarzt Dr. A. von Schulten-Rechberg.

Bestand 17 Mädchen (im Hause) v. 6—17 J. und 6—8 externen M.

Eröffnet 1849 von Frl. Keller (Vorsteh. bis 1862), 1852 mit Hülfe eines Unterstützungsvereins, der sich zu diesem Zweck bildete, für 17 M. erweitert. 1862—1887 war Vorsteherin Frl. Brunner, der Frl. Weinmann folgte. Die 17 Kinder bilden 2 Classen. Kostgeld pro Jahr 400 Fr. im Max., 200 Fr. im Min. — Jahresberichte als Manuskripte. — „Verhdlg. d. I. Schweizer. Conferenz f. d. Idiotenwesen“, Zürich 1889, S. Höhr, p. 118ff.

Schloss Hoym (Hzgth. Anhalt).

Landes-Siechenanstalt. Station Frose i. Anhalt, $^1/_2$ Meile entfernt. Arzt: Dr. Cammerhoff. Bestand der Kranken durchschnittlich 250. Abgang durch Todesfälle 25 pro Jahr.

Die Anstalt wurde 1878 mit ca. 120 Kranken eröffnet in einem durch Neubauten erweiterten Schloss mit schönem Park, für körperlich Sieche auf dem einen, für Idioten und Irrensieche auf dem andern Flügel bestimmt.

Hub (Grossh. Baden).

Kreis-Pflege-Anstalt der Kreise Baden und Karlsruhe, selbständig. Station Ottersweier und Bühl. Direktor: Dr. Borell.

Bestand am 1. Jan.	1889:	531	(315 M., 216 W.)
„ „ „	1890:	571	(329 „, 242 „)
Abgegangen....	1889:	17	(15 „, 2 „)
Gestorben.....	„	71	(36 „, 35 „).

Eröffnet im Nov. 1874. Durch Umbau des durch seine Therme bekannten „Hubbades“ zur Kreispflegeanstalt anfänglich nur für 300 Pfleglinge eingerichtet, erhielt die Anstalt Sept. 1879 durch einen Neubau eine Aufnahmefähigkeit von 500 und durch spätere Umbauten von 600 Kranken. Landwirthschaftlicher Betrieb seit 1884. Jetziger Besitz umfasst 50 Morgen Acker mit Wiesen, 5 Morgen Weinberge, 30 Stück Milchkühe u. s. w. — Gedruckte Jahresberichte.

Hubertusburg (Kgr. Sachsen).

Vereinigte Kgl. Landesanstalten zu Hubertusburg, Pflegeanstalten für weibliche Irre des Kgr. Sachsen. Sie zerfallen in ein Irren-Versorgungshaus A und Irren-Versorgungshaus B, deren jedes einem ärztlichen Vorstande unterstellt ist. — Station Dahlen (Leipzig-Riesa-Dresden).

Direktor der Anstalten ist ein Verwaltungsbeamter.

Aerzte des Irren-Versorgungshauses A: Vorstand: Medicinalrath Dr. Felgner, Oberarzt Dr. Lommatsch, Hülfsarzt Dr. Steinitz; des Irren-Versorgungshauses B: Vorstand: Oberarzt Dr. Krell, Anstaltsärzte Dr. Näcke, Dr. Hösel, Dr. Brackmann, Hülfsarzt Dr. Jähkel.

	Irren-Versorgungshaus A:	Irren-Versorgungshaus B:
Bestand Anfang 1889:	439 Fr.	1097 Fr.
Zugegangen.. „	44 „	169 „

		Irren-Versorgungshaus A:	Irren-Versorgungshaus B:
Abgegangen . .	1889:	18 Fr.	83 Fr.
Gestorben . . .	„	21 „	80 „
Bestand . Ende	„	444 „	1103 „

Besteht seit 1851. Nachdem nämlich in das mit den Strafanstalten zu Hubertusburg vereinigte Landkrankenhaus schon vorher einige Male Kranke aus der überfüllten Anstalt Colditz versetzt worden waren, darunter unheilbare weibliche Irre, erfolgte 1851 die Ueberführung aller in Colditz befindlichen weiblichen Pfleglinge nach Hubertusburg, das inzwischen grosse Neubauten erhalten hatte. Die Irrenpflegeanstalt Hubertusburg wurde am 1. Juni 1888 in die beiden Irren-Versorgungshäuser getheilt, A vorwiegend für die Kranken I. und II. Klasse und für solche der III. Klasse aus 3 bestimmten Amtshauptmannschaften, B für alle übrigen weiblichen Irren, die nicht Sonnenstein zu einem Heilversuche zugewiesen werden. Die Oberärzte dieser Versorgungshäuser unterstehen dienstlich dem Direktor, einem Verwaltungsbeamten. Die Colonie Reckwitz ist dem Versorgungshause A, eine neue Aussenabtheilung für 50 Kranke in dem 1 Stunde entfernten Liptitz dem Versorgungshause B zugewiesen worden. — Die 1845 gegründete Erziehungsanstalt für bildungsfähige blödsinnige Kinder wurde am 1. Juni 1889 aufgehoben, und an ihre Stelle traten unter Hinzunahme der sogenannten Kinderstation des Landeskrankenhauses 2 neue Anstalten für schwachsinnige Kinder, für Knaben in Grosshennersdorf, für Mädchen in Nossen. Ferner findet zur Zeit die Ueberführung der bisher in Hubertusburg untergebrachten epileptischen Irren nach der neuerbauten Anstalt für Epileptiker zu Hochweitschen statt. — Periodische Berichte in den Jahrbüchern des Landes-Medicinal-Collegiums des Königreichs Sachsen. —

Idstein (Prov. Hessen-Nassau).

Privat-Idioten-Anstalt zu Idstein im Taunus: 1) für geistig Zurückgebliebene, 2) Schwachsinnige, 3) Epileptisch-Schwachsinnige, 4) Taubstumme. — Station Idstein der Bahn Frankfurt a./M.-Höchst-Limburg. Den Vorstand der Anstalt bildet ein Comité von 12 Herren, deren Vorsitzender Consistorialrath Pfarrer D. Ehlers in Frankfurt a./M. ist. Direktor der Anstalt Ilchwenk, Hausarzt Dr. Ferd. Grimmel.

Bestand . . Anfang und Ende 1889: 25 Zögl. (13 m., 12 w.)

Abgegangen 1889 {wegen Bildungs-unfähigkeit}: 2 „ (1 „, 1 „)

Zugekommen „ . . . . : 2 „ (1 „, 1 „).

Eröffnet 7. Oktober 1888. Ein den Bedürfnissen der Neuzeit entsprechender Neubau für 60 Zöglinge ist in Angriff genommen und soll Juni 1891 eingeweiht werden (Kosten 100 000 M.). Seit 18. September 1889 hat die Anstalt die Rechte einer juristischen Person. — „Zeitschrift für die Behandlung Schwachsinniger und Epileptischer, Jahrg. 1888 und 1889.“ — „Die Privat-Anstalten Deutschlands u. s. w., Berlin, Verlag von A. Goldschmidt, 1889, p. 42 u. 43.“

Illenau (Grossh. Baden).

Heil- und Pflegeanstalt, von Station Achern 20 Min. entfernt. Staatsanstalt für das Grossh. Baden.

Aerzte: Direktor: Geh. Hofrath Dr. H. Schüle, die Hülfsärzte Dr. N. Landerer, Dr. K. Dietz, Dr. L. Oster, Dr. F. Seldner, Dr. M. Fischer.

Bestand Anfang 1889: 511 (247 M., 264 Fr.)
„ Ende „ 479 (227 „, 252 „)
Abgegangen . . „ 219 (85 „, 134 „)
Gestorben . . . „ 31 (17 „, 14 „).

Der grosse Unterschied des Bestandes am Anfang und Ende 1889 erklärt sich durch die Versetzungen aus Illenau in die neu eröffnete Heil- und Pflegeanstalt bei Emmendingen.

Eröffnet im Sommer 1842. — „Allg. Ztschr. f. Psych. Band I, p. 214.“ — „Illenau“, Heidelberg, Winter 1852. — „Illenau“ mit Ansichten und Plänen. Karlsruhe 1865. — „Illenauer Wochenblatt, Jahrgang 1867—1890.“

Ilmenau (Grossh. Sachsen-Weimar).

Sanatorium für Nerven- und Gemüthskranke. Station Ilmenau der Thüringer Bahn. Besitzer und Dir. Dr. Hassenstein.

Eröffnet 1. Juli 1888 als Neubau.

Ilten (Prov. Hannover).

Privat-Irren-Heil- und Pflegeanstalt für Kranke beiderlei Geschlechts. Station Lehrte, Landdrostei Stade.

Aerzte: Geh. Sanitätsrath Dr. Ferd. Wahrendorff, Direktor; Dr. Herm. Hesse, II. Arzt; Dr. Ad. Schmidt, Assistenzarzt.

Bestand 1. Jan. 1889:	371	im Pensionat . . :	71	(37 M., 34 Fr.)
		im Pflegehaus u. der Colonie :	194	(174 „ , 20 „)
		in Familienpflege:	106	(106 „ , — „)
Aufgenommen „	61	Pensionat . . . :	38	(22 „ , 16 „)
		Pflegehaus . . . :	23	(23 „ , — „)
Abgegangen . . „	34	Pensionat		(14 „ , 20 „)
Gestorben . . . „	28	Pensionat . . . :	4	(1 „ , 3 „)
		Pflegeabtheilung:	24	(23 „ , 1 „)
Bestand 31. Dec. „	370	Pensionat . . . :	71	(44 „ , 27 „)
		Pflegeabtheilung incl. Familienpflege :	299	(280 „ , 19 „)

Die Anstalt ist am 1. August 1862 eröffnet. 1878 und 1888 umfängliche Erweiterung und Umgestaltung der ursprünglichen Anstalt durch Um- und Neubau, durch Terrainerwerbungen etc. Seit 1878 2 Abtheilungen.

a. Erste Abtheilung bildet das Pensionat, bestimmt für psychisch Kranke, auch Nervenkranke leichteren und schwereren Grades aus den wohlhabenden Ständen. Dasselbe enthält seit dem Neubau 1887/88 80 Plätze resp. Einzelwohnungen in dem eigentlichen Anstaltsgebäude, dem neuerbauten Parkhause, dem ehemaligen Amtshause (für Reconvalescenten) und 4 andern kleineren durch zwischenliegende Gärten getrennten Baulichkeiten.

b. Die eigentliche Pflegeabtheilung, gebildet durch einzelne direkte Aufnahmen chronischer Irren, insbesondere aber durch vertragsmässige Uebernahme männlicher Geisteskranker der Normalklasse aus den ständischen Anstalten der Provinz Hannover. Sie setzt sich zusammen aus dem Irren-Pflegehause als Centrum, der Irrencolonie (Anstaltsgut Köthenwald) und der Familien-Irrenpflege, welche letztere seit dem 23. Aug. 1880 mit sehr befriedigendem Erfolge innerhalb des Kirchspiels Ilten ins Leben gerufen ist. — „Jubiläums-Bericht des Asyles Ilten vom Jahre 1888."

Inzersdorf vgl. Wien.

Jena (Grossh. Sachsen-Weimar).

Grossh. S. Landes-Irren-Heilanstalt. Dieselbe ist sowohl Landes-Anstalt für das Grossherzogthum Weimar, als auch auf Grund des Staatsvertrages vom März 1858 und Erneuerung desselben vom Oktober 1879 für das Fürstenthum Schwarzburg-Sondershausen. Station Jena der Saalthalbahn.

Aerzte: Direktor Professor Dr. O. Binswanger, Hausarzt Doc. Dr. Th. Ziehen, Hülfsarzt Dr. Grosch.

Bestand 1. Jan. 1889:	152	(79 M.,	73 Fr.)
Aufgenommen.	„	263	(148 „,	115 „)
Abgegangen . .	„	247	(136 „,	111 „)
Gestorben . . .	„	20	(12 „,	8 „)
Bestand 1. Jan. 1890:		168	(91 „,	77 „).

Die Irren-Heil- und Pflegeanstalt zu Jena wurde 1804 gegründet und war bis 1822 mit dem Landeskrankenhause verbunden. Von da ab war sie selbständig. An der Stelle der alten, unzweckmässigen Irren-Heil- und Pflegeanstalt ist seit dem 1. Nov. 1879 die neue Irrenheilanstalt getreten. Mit diesem Tage hörte die Irren-Colonie Kapellenhof (Filiale der alten Anstalt) auf, wurde durch die landwirthschaftliche Anlage zu Blankenhain (Karl-Friedrichs-Hospital) ersetzt. Die neue Anstalt, von Gropius und Schmieden (Berlin) erbaut, liegt am Südabhange des Landgrafenberges und besteht bei 130 m Länge aus 3 Hauptgebäuden, die im Sousterrain und Erdgeschoss durch Zwischenbauten verbunden sind. Der Mittelbau dient der Verwaltung, auch wohnen hier in 2 Etagen die meistzahlenden, ruhigen Kranken (Tarif I). Die beiden Seitengebäude enthalten die Kranken II. und III. Tarifs und zwar das östliche die Männer, das westliche die Frauen. Die Anstalt verfügt über Felder und umfängliche Gärten (zusammen etwa 900 Ar). Mitten hinter dem Verwaltungsgebäude ist in 33 m Entfernung ein kleineres Gebäude errichtet mit 2 Versammlungszimmern und einem auch zum Gottesdienst benutztem Festsaal. Noch weiter zurück liegen die Wirthschaftsgebäude, die auch die Wohnräume für 6—8 ruhige, meist rekonvalescirende Pfleglinge (Feldarbeiter) enthalten. Nach Osten zu steht das Wohngebäude des Direktors. Neuerdings ist für die Anstalt ein weiteres Grundstück mit Wohnhaus im Süden derselben erworben worden, wo nun 12 bis 15 leichtere Kranke untergebracht werden können. Ebenso wurde ein 7 Minuten entfernter Weinberg und Garten gekauft. — Die Aufnahme-Bedingungen sind, soweit es der Raum gestattet (150—180 Betten) auch für sogenannte Ausländer (nicht Staatsangehörige des Grossh. oder des Fürstenth. Schwarzburg-Sondershausen) sehr erleichtert. Die Vergütungssätze betragen täglich 1—7 M.

Johannisberg im Rheingau (Prov. Hessen-Nassau).

Kuranstalt für Nervenleidende. Besonders bestimmt für Neurastheniker, Hysteriker, Alcoholiker, Morphiniker und Reconvalescenten von Psychosen, und zwar finden nur solche Patienten Aufnahme, die 1. vollständiges Krankheitsbewusstsein und Krankheitseinsicht besitzen, 2. völlig freiwillig, mit dem Wunsche, sich ärztlich behandeln zu lassen, die Anstalt aufsuchen, 3. Herr ihrer Handlungen auch im Stande sind, den ärztlichen Rathschlägen Folge zu leisten, 4. keiner besonderen Aufsicht und Ueberwachung bedürfen, 5. ihrer Umgebung in keiner Weise durch ihre Krankheit unangenehm auffällig oder lästig werden. — Eisenbahn- und Dampfschiffstation Geisenheim, für Schnellzüge Rüdesheim.

Besitzer und Direktor Dr. Ewald Hecker (früher Direktor der Provinzialirrenanstalt zu Plagwitz i./Schl.).

Die jährliche Aufnahmeziffer (die Begleiter mit einbegriffen) schwankte zwischen 60—80, mit Ausnahme der beiden letzten

Jahre, in denen des Baues wegen der Betrieb ein beschränkter bleiben musste. Die durchschnittliche Aufenthaltsdauer eines Kranken in der Anstalt betrug 100 Tage.

Die Anstalt wurde im Mai 1881 eröffnet, 1888 durch einen (erst jetzt fertig gestellten) Neubau erweitert, sowie vorher durch Ankauf eines geraden, auf einer Höhe gelegenen, Gartengrundstücks mit kleinerem Landhause vergrössert, so dass jetzt reichlich Raum für ca. 50 Patienten vorhanden ist.

Kaiserswerth (Rheinprovinz).

Heilanstalt Johannisberg für weibliche Gemüthskranke und Nervenleidende ev. Confession, Eigenthum des Rhein-Westfälischen Diakonissenvereins. — Station Calcum, für Schnellzüge Düsseldorf.

Vorsteher: Pastor G. Fliedner. Dirigirender Arzt bis Juli 1890: Dr. K. Elsperger, vom Juli 1890 an: Dr. J. Bartels.

Bestand am 1. Jan. 1889:		51	Fr.
Zugang	„	46	„
Abgang	„	43	„
Gestorben	„	2	„
Bestand am 31. Dec.	„	52	„

Die Anstalt wurde Mai 1852 durch Pastor Th. Fliedner in einer von König Friedrich Wilhelm IV. geschenkten, durch Um- und Neubauten aptirten Invaliden-Kaserne eröffnet; 1881 verlegt nach Johannisberg, einer frei liegenden Anhöhe vor der Stadt; neu aufgeführte Gebäude; das Haupthaus und das Nebengebäude für Unruhige von mehreren geschlossenen Gärten, ausserdem von weiter Parkanlage umgeben. Kalte und warme Bäder, Turnhalle. — „Die Heilanstalt Johannisberg bei Kaiserswerth" 1883. Verlag der Diakonissen-Anstalt. — Jährliche Berichte über die Diakonissenanstalt und ihre Filiale. —

Karlsfeld (Prov. Sachsen).

„Asyl Karlsfeld", Privat-Irren-Heil- und Pflegeanstalt für Irre und Epileptische bei Station Brehna der Berlin-Anhalter Bahn, 1 Std. von Halle a./S. entfernt.

Dirigirender Arzt und Besitzer: Dr. Benno; Assistenzarzt Dr. Aug. Oebbecke.

Bestand . . 1. Januar 1889:	24	(14 M.,	10 Fr.)
Abgegangen . . . . . „	16	(9 „,	7 „)
Gestorben . . . . . . „	3	(3 „,	— „)
Bestand 31. December „	31	(17 „,	14 „).

Gegründet 1. Juni 1862 von Dr. H. Niemeyer. Bei dessen Todė (Nov. 1862) war die Anstalt noch unvollendet und trat erst 1863 in vollkommene Thätigkeit unter Dr. Böttger, der 1865 die Anstalt kaufte, und unter dessen Leitung sie sich entwickelte. Nach dessen Tode (17. Aug. 1879) führte seine Wittwe die Anstalt weiter fort unter der ärztlichen Leitung des Dr. Benno, bis letzterer sie 1882 käuflich erwarb. In den letzten Jahren wurde die Anstalt vergrössert.

St. Katharinenthal (Canton Thurgau).

Kranken- und Greisenasyl, zunächst für den Canton Thurgau, öffentliche Pflegeanstalt für Greise, unheilbare Körperlich-Kranke, unheilbare Irre und Epileptische beiderlei Geschlechts. Die Irrenabtheilung ist unter der gleichen Direktion und Verwaltung. Direktor: Dr. Christinget.

Bestand der Irrenabtheilung Anfang 1889:	232	(97 M.,	135 W.)
Eingetreten . . . . „	24	(11 „,	13 „)
Ausgetreten . . . . „	4	(2 „,	2 „)
Gestorben . . . . „	21	(10 „,	11 „)
Bestand . . . . Ende „	231	(96 „,	135 „).

Gegründet Mai 1871 in einem früheren Nonnenkloster. — Rechnungsberichte des Thurgauischen Regierungsrathes. —

Katzenelnbogen (Prov. Hessen-Nassau).

Privat-Heil- und Pflege-Anstalt für Nervenkranke.

Aerzte: Dirigirender Arzt Dr. Pratorius, Assistenzarzt Dr. Diehl.

Bestand Ende 1889:	20	(9 M., 11 Fr.)
Abgegangen . „	3	
Gestorben . . „	1.	

1872 als Pension für leicht erkrankte Damen besserer Stände eröffnet, hat sie sich nach und nach zu einer staatlich concessionirten Anstalt erhoben. Concession 1885.

Kaufbeuren (Kgr. Bayern).

Heil- und Pflegeanstalten für Geisteskranke bei Kaufbeuren für Kreis Schwaben und Neuburg. Die Hauptanstalt zu Kaufbeuren dient vorzugsweise den Heil-, die Nebenanstalt zu Irsee (4 km von ersterer entfernt) dem Pflege-Zwecke; beide stehen unter einer Direktion und Verwaltung, deren Sitz in der Anstalt zu Kaufbeuren sich befindet. Station Kaufbeuren.

Aerzte: Direktor, kgl. Hofrath Dr. M. Kiderle, a) in Kaufbeuren kgl. Oberarzt Dr. Fr. Zierl, Assistenzarzt Dr. O. Dees; b) in Irsee kgl. Oberarzt Dr. F. C. Julius, Assistenzarzt Dr. H. Köhler.

a) Kaufbeuren:

Bestand . 1. Jan.	1889:	290	(139 M.,	151 Fr.)
Aufgenommen. .	„	197	(104 „,	93 „)
Gesammtbestand	„	487	(243 „,	244 „)
Abgegangen . . .	„	164	(72 „,	92 „)
Gestorben	„	28	(17 „,	11 „)
Bestand. . Ende	„	295	(154 „,	141 „).

b) Irsee:

Bestand . 1. Jan.	1889:	264	(139 M.,	125 Fr.)
Aufgenommen .	„	35	(14 „,	21 „)
Gesammtbestand	„	299	(153 „,	146 „)
Abgegangen . . .	„	16	(9 „,	7 „)
Gestorben	„	27	(15 „,	12 „)
Bestand . . Ende	„	256	(129 „,	127 „).

Die Anstalt zu Irsee wurde 1. Sept. 1849 unter Direktor Hagen eröffnet. Die Ueberfüllung drängte zum Neubau einer 2. Anstalt bei Kaufbeuren. Letztere, mit einem Areal von ca. 27 ha, wurde 1876 bezogen, in welchem Jahre auch eine Reorganisation des Irrenwesens stattgefunden hat. 1876 zerstörte ein Brand den Dachstuhl zweier Abtheilungen in Kaufbeuren, wonach die Anstalt durch Aufsetzen von einem Stockwerke auf der Frauen- und Männer-Seite erweitert wurde. — In Irsee wurde 1880, 81 und 82 die Anstalt umgebaut und ein Haus für unruhige Frauen neugebaut. — Anstaltsberichte in den „Generalberichten über die Sanitätsverwaltung im Königreiche Bayern“.

Kennenburg (Kgr. Württemberg).

Privat-Irren-Heil- und Pflegeanstalt, vorzugsweise Heilanstalt, für Kranke weiblichen Geschlechts für alle Kategorien von Seelenstörungen mit Ausnahme epileptischer. Station Esslingen a. N.

Aerzte: Direktor und Besitzer Dr. Paul Landerer; Hülfsarzt Dr. Emanuel Manz.

Bestand Anfang	1889:	29	(9 M., 20 Fr.)
Entlassen . . .	„	11	(5 „ , 6 „)
Gestorben . . .	„	6	(3 „ , 3 „)
Bestand . Ende	„	30	(10 „ , 20 „).

Die Anstalt wurde im Oktober 1845 durch Hofrath Dr. Friedr. Stimmel eröffnet; seit 1875 ist sie im Besitz und unter der Direktion des Dr. Paul Landerer, von diesem durchgreifend den Anforderungen der Zeit entsprechend umgestaltet und eingerichtet. Die Anstalt bisher für beide Geschlechter bestimmt, nimmt von 1890 an nur weibliche Kranke auf. — Bericht von Dr. Stimmel 1854. — Bericht von Dr. Stark 1869.

Kessenich (Rheinprovinz).

Privat-Heil- und Pflegeanstalt für Gemüths- und Nervenkranke. Station Bonn, 25 Min. entfernt.

Besitzerin: Frau Dr. Peters. Dirigirender Arzt: Sanitätsrath Dr. Massen.

Bestand . Ende	1889:	18	(8 M., 10 Fr.)
Verpflegt . . .	„	23	(11 „ , 12 „)
Aufgenommen	„	3	(1 „ , 2 „)
Entlassen . . .	„	4	(2 „ , 2 „).

Die Anstalt wurde 1862 von Dr. Eberhard Peters eröffnet, besteht aus einer grossen Villa für ruhige Kranke und einem Seitenbau im Park für unruhige Kranke.

Kiderich (Prov. Hessen-Nassau).

St. Valentinshaus zu Kiderich (Kiedrich), Anstalt für weibliche Epileptische, hauptsächlich katholischer Confession. An 20 Min. von Eichberg entfernt. An der Spitze steht ein Curatorium. Station Hattenheim. Arzt: Dr. H. Schaaf.

Bestand 1. April 1889: 57
„ 31. März 1890: 67
Abgegangen . . . „ 21
Gestorben . . . . „ 8.

Im Juli 1886 eröffnet, erhielt die Anstalt am 15. September 1889 Corporationsrechte. Es ist ein 3stöckiger Bau, der nach SO. am Nordostrande des Dorfes, von Gärten umgeben, liegt, für 60—80 Kranke; Pflege von katholischen Schwestern. Andere Confessionen sind von der Aufnahme nicht ausgeschlossen. Die Anstalt hat eigne Milchwirthschaft.

Kiel (Prov. Schleswig-Holstein).

Idioten-Anstalt, private Anstalt zur Besserung und Pflege, zunächst für Holstein, selbständig. Station Kiel. Vorsteher: Joh. Meyer. Aerzte: Kreisphysikus Sanitätsrath Dr. Joens, Stellvertreter Dr. A. Bockendahl.

Bestand Anfang 1889: 62 (34 m., 28 w.)
Abgegangen . . „ 4 (3 „, 1 „)
Gestorben . . . „ 1 (— „, 1 „)
Bestand . Ende „ 62 (32 „, 30 „).

Am 1. Juli 1862 eröffnet und gegründet von dem jetzigen Vorsteher J. Meyer, erhält die Privatanstalt eine jährliche Subvention von 7000 M. aus der ständischen Provinzialkasse. Bis 1890 sind 244 Zöglinge (130 m. u. 114 w.) aufgenommen und 93 (9 m. u. 84 w.) entlassen worden, unter letzteren befinden sich 28 Gestorbene. — Seit 1862 sind 18 Berichte vom Vorsteher herausgegeben.

Kilchberg (Canton Zürich).

Krankenasyl Kilchberg bei Zürich. Bahn- und Schiffsstation. Direktor D. J. Hedinger. Arzt: Dr. Lüning, Bezirksarzt.

Bestand 31. Dec. 1889:		85 (45 M., 40 Fr.)
Entlassen	„	27
Gestorben	„	4
Bestand . 1. Juni	„	113 (61 „ , 52 „).

Eröffnet 1868. Die Anstalt ist durch einen grossen Neubau bedeutend erweitert mit Warmwasserheizung, Bäder und Douchen. — Mindestpreis pro Tag beträgt 3 Frs.

Klagenfurt (Kronland Kärnthen).

Kärnthnerische Landes-Irrenanstalt. Oeffentliche Heil- und Pflegeanstalt für alle Formen psychischer Krankheiten für Angehörige des Landes Kärnthen mit Ausnahme unheilbarer ungefährlicher Siechen. — Station Klagenfurt.

Aerzte: Dr. Carl Birnbacher, k. k. Landes-Sanitätsrath, Direktor; Dr. Carl Werner, Hülfsarzt.

Bestand Anfang 1889:		242 (130 M., 112 Fr.)
Verpflegt . . .	„	352 (193 „ . 159 „)
Aufgenommen .	„	110 (63 „ , 47 „)
Entlassen . . .	„	72 (41 „ , 31 „)
Gestorben . . .	„	33 (19 „ , 14 „)
Bestand . Ende	„	247 (133 „ , 114 „).

Eröffnet den 13. Nov. 1877, Neubau. 1889 wurde die Tobtracte vergrössert um 34 Isolirräume (17 für M., 17 für Fr.). —

Klingenmünster in der Rheinpfalz (Kgr. Bayern).

Kreis-Irren-Anstalt der Pfalz, Heil- und Pflege-Anstalt, mit Ausschluss von Idioten und Epileptischen, selbständig.

Hauptstation Landau, etwas näher gelegene Stationen Rohrbach und Bergzabern.

Aerzte: Direktor Dr. Ferd. Karrer, 2. Arzt Oberarzt Dr. Joh. Feldkirchner, 1. Hülfsarzt Dr. Eckhard, 2. Hülfsarzt Dr. Schlereth.

Bestand Anfang 1889:		461 (237 M., 224 Fr.)
Verpflegt . . .	„	569 (299 „ , 270 „)
Aufgenommen	„	108 (62 „ , 46 „)
Abgegangen . .	„	66 (35 „ , 31 „)
Gestorben . . .	„	30 (16 „ , 14 „).

Eröffnet 31. December 1857. Die erste Anregung zur Entstehung gab der ärztliche Verein der Pfalz. Der Bau begann 1853. — 1873 bis 75 Erweiterung der Anstalt durch ein Nebengebäude für männl. und weibl. Unheilbare. 1878 und 1879 wurden 2 Epidemiehäuser errichtet. Die für etwa 450 Kr. Raum bietende Anstalt wurde mehr und mehr überfüllt. Zur Entlastung wurde die Kreis-Kranken-Pflegeanstalt Frankenthal erweitert, und im Oktober 1887 von dem damaligen Bestande von 601 Kr. (305 M., 296 Fr.), 150 (je 75 M. u. Fr.) dorthin überführt. — Tabellen von 1876 bis 1882. — Eine kurze Geschichte der Entwicklung der Anstalt von Karrer befindet sich in Festschrift zum Jubiläum des Vereins Pfalzscher Aerzte.

Klosterneuburg bei Wien (Niederösterreich).

Niederösterreichische Landes-Irren-Anstalt zur Aufnahme heilbarer und unheilbarer gemeingefährlicher Geisteskranker, selbständige öffentliche Landesanstalt, mit Abtheilung für Idioten (separates Haus). — Station Klosterneuburg (Franz-Josephs-Eisenbahn).

Aerzte: Dirigirender Primararzt Dr. Adalb. Tilkowsky, Sekundärärzte Dr. S. Weiss, Dr. Th. Bogdan.

Bestand 31. Dec.	1888:	349	(162 M.,	187 Fr.)
Verpflegt	1889:	440	(207 „,	233 „)
Aufgenommen .	„	91	(45 „,	46 „)
Entlassen	„	93	(49 „,	44 „)
Gestorben	„	56	(27 „,	29 „)
Bestand 31. Dec.	„	347	(158 „,	189 „).

Besteht seit 15. Juli 1870, anfangs als Landes-Irrensiechen-Anstalt für 250 Kranke. 1880 wurde die Anstalt durch einen Erweiterungsbau auf 317 Kranke vergrössert. Vom 1. Januar 1882 an führt sie durch Landtagsbeschluss den jetzigen Titel. Am 1. Nov. 1887 wurde sie durch eine zweckmässige Ausnutzung der vorhandenen Räumlichkeiten auf den jetzigen Bettbestand für 350 Kr. (160 M., 190 Fr.) gebracht. Es besteht ein separates Gebäude, derzeit für 22 Idiotenknaben, welche in der obigen Zahl mit inbegriffen sind. — Verpflegungsgebühr: 96 Kreuzer per Kopf und Tag.

Königsberg (Prov. Ostpreussen).

Städtische Krankenanstalt mit Abtheilung für Geisteskranke und einem besonderen Gebäude für Tobsüchtige. Station Königsberg in Ostpr.

Aerzte: Direktor der gesammten Krankenanstalt und dirigirender Arzt der inneren und Irren-Abtheilung Professor Dr. Franz Meschede (zugleich Privatdocent für Psychiatrie bei der Universität), Assistenzarzt Dr. Stockmann.

Bestand 1. April 1888: Geisteskr. 29 (10 M., 19 Fr.)
Aufgenommen 1888/89: „ 177 (87 „, 90 „)
Behandelt . . . . : „ 206 (97 „, 109 „).

Davon heilbare 92 (39 M., 53 Fr.), unheilbare 112 (57 M., 55 Fr.).

Entlassen von den Heilbaren

als geheilt . . . . :	41	(21 M.,	20 Fr.)
gebessert. . . . . :	10	(5 „,	5 „)
in and. Anstalt. evakuirt:	17	(7 „,	10 „)
ungeheilt. . . . . :	4	(2 „,	2 „)
gestorben. . . . . :	4	(0 „,	4 „)
Bestand . . 1. April 1889:	16	(4 „,	12 „).

Entlassen von den Unheilbaren

als gebessert resp. v. d. temp. Anfall geheilt :	19	(11 M.,	8 Fr.)
evak. nach Pflegeanstalt:	44	(21 „,	23 „)
in Privatpflege . . . . . :	21	(11 „,	8 „)
gestorben. . . . . :	19	(11 „,	8 „)
Bestand . . 1. April 1889:	9	(3 „,	6 „).

Ausserdem sind 1888/89 69 Delirium tremens-Kranke aufgenommen (68 M., 1 Fr.), davon 57 (56 M., 1 Fr.) geheilt, 10 M. gestorben und 2 M. noch in Behandlung.

Am 31. August 1797 wurde die Anstalt in den ersten Anfängen (Einrichtung von 4 Krankenstuben mit Wärterwohnung) mit 10 Kr. eröffnet. Seitdem hat sie sich allmählich vergrössert, 1806—7 war sie Militärlazareth. 1811 konnten 60 Kr. placirt werden. Neubauten fanden statt 1862 (für contagiöse Kr.), 1858

(Oekonomiegebäude), 1879 und 1881. 1879 ist ein Haus für Tobsüchtige erbaut mit 6 Isolirzellen und sind ausserdem noch 2 besondere Stationen mit je 3 Zimmern sowie mehrere Einzelzimmer für Geisteskranke eingerichtet, sodass man erst von dieser Zeit an von einer Abtheilung für Geisteskranke sprechen kann. Seit 1876 dient diese Abtheilung auch Unterrichtszwecken, insofern in derselben psychiatrische Vorlesungen resp. psychiatrische Klinik vom Direktor, Prof. Dr. Meschede abgehalten werden. — Eine Beschreibung des Neubaues des Hauses für Tobsüchtige befindet sich in dem Jahresberichte des Direktors der Anstalt, Dr. Meschede für das Verwaltungsjahr 1879/80. — Gedruckte Jahresberichte seit 1880.

Bad **Königsbrunn** (Kgr. Sachsen).

Dr. Putzar's Wasser-Heil- und Kuranstalt Königsbrunn. Spec. Pension für Nervenleidende mit 89 grösseren und kleineren Zimmern; auch für Morphiumkranke, wenn sie dem Fortgebrauch von Morphium entsagen. Station Königstein $1/2$ Std. entfernt.

Aerzte: Direktor Dr. Putzar, Assistenzarzt Dr. Wittgenstein.

Verpflegt 300 Personen. Ein Todesfall.

Eröffnet 1846/47. Seit 20 Jahren ist mehr als das Doppelte der früheren Terrainverhältnisse zu Anstaltszwecken erworben. Die Baderäumlichkeiten sind seit 1886 wesentlich umgestaltet und neu eingerichtet; mit Canalisation und Dampfheizung. Kurmittel; Elektro-, Hydrotherapie. Massage, Heilgymnastik, Pneumatotherapie. — „Königsbrunn u. s. w." Berlin 1885, Apolant.

Königsfelden (Canton Aargau).

Oeffentliche Heil- und Pflegeanstalt des Cantons Aargau, selbständig. Station Brugg, 7 Min. entfernt.

Direktor: Dr. Ed. Schaufelbuel, Oberarzt, Secundararzt Dr. A. Weibel, Assistenzarzt Dr. A. Seiler.

Bestand . . . Anfang 1889:	513	(216 M.,	297 Fr.)
Ende . „	534	(221 „,	313 „)
Zahl der Verpflegten . „	694	(314 „,	380 „)

Zuwachs . . . . 1889: 181 (98 M., 83 Fr.)
Entlassen . . . . . . „ 160 (93 „, 67 „)
Gestorben . . . . . . „ 50 (32 „, 18 „).

Das zum Andenken an den erschlagenen König Albrecht gestiftete Kloster Königsfelden wurde Mai 1529 säcularisirt und ein Theil als Armen- und Krankenhaus eingerichtet. Neubau der Irrenanstalt ausserhalb des Klosters 1866 beschlossen und 1868 — 1872 durchgeführt. Gesammtkosten incl. Mobiliar 2 221 992 Frcs. für 300 Kranke, verbunden mit einer Landwirthschaft von 25 ha zur Beschäftigung für die Kranken. 1887 Verwendung eines Theiles der alten Krankenanstalt in Königsfelden für Unterbringung unheilbarer Geisteskranken. — „Königsfelden, Heil- und Pflegeanstalt des Canton Aargau (Schweiz) mit einem Situationsplan, 3 Grundrissen und 6 Holzschnitten. Zürich, Orelli 1876, 19 S.“ Gedruckte Jahresberichte.

Gut Königshof (Prov. Hannover).

Privat-Heil- und Pflegeanstalt bei Hann. Münden, selbständig. Station Hann. Münden ist 25 Min. entfernt.

Besitzer und Direktor Sanitätsrath Dr. Ad. Seebohm.

Bestand . Anfang 1890: 35 (22 M., 13 Fr.)
Verpflegt . . . . 1889: 41 (24 „, 17 „)
Aufgenommen . „ 5 (2 „, 3 „)
Entlassen . . . . „ 6 (2 „, 4 „)
Gestorben . . . . „ 0
Höchster Bestand „ 37.

Gegründet 1. Mai 1868 von Dr. Ad. Seebohm; ein Gut von 250 Morgen Grösse; früher eine Kaltwasserheilanstalt des San.-Rath Dr. Bonhoff und aus dessen Concurse käuflich erworben. Königshof liegt ganz isolirt am Saume des Kauffunger-Waldes, etwa 300 Fuss über der Stadt Münden und 800 Fuss über dem Meeresspiegel. — Die eigentliche Anstalt hat Raum für 30 Pensionäre; die damit verbundene und seit 1869 bestehende kleine Irren-Colonie enthält zur Zeit (Juni 1890) 8 Männer und 3 Frauen.

Königslutter (Herz. Braunschweig).

Herzoglich Braunschweigische Heil- und Pflegeanstalt für das Herzogthum Braunschweig. Station Königslutter zwischen Magdeburg und Braunschweig.

Aerzte: Direktor Medicinalrath Dr. Hasse, 2. Arzt Dr. Gerlach, Assistenzärzte Dr. Buchholtz und Dr. Kawka.

Bestand 1. Jan. 1889: 390 (175 M., 215 Fr.)
Verpflegt . . . „ 464
Aufgenommen „ 74
Entlassen . . . „ 42
Gestorben . . . „ 42
Bestand 1. Jan. 1890: 380 (173 M., 207 Fr.).

Eröffnet am 1. December 1865, später durch umfangreiche Neubauten in Pavillonform erweitert. — Von Zeit zu Zeit werden besondere Anstaltsberichte veröffentlicht und versandt.

Konstanz (Grossh. Baden).

Heilanstalt für Nervenkranke im „Constanzer Hof". Von der Aufnahme ausgeschlossen sind Geistes- und Gemüthskranke. Epileptische und Personen, welche an ansteckenden und Ekel erregenden Krankheiten leiden. — Station Konstanz.

Besitzerin: Actiengesellschaft Inselhôtel; Verwalter: Hptm. a. D. B. Flintsch; ärztl. Vorstand: Dr. Gg. Fischer. Platz für 100 Kranke.

In den 70er Jahren mit einem Kostenaufwand von 2 Mill. Frcs. als Gasthof erbaut, wurde der Konstanzer Hof 1882 Eigenthum der Actiengesellschaft Inselhôtel und von dieser nach Plänen des Dr. Fischer und des Architekten Fr. Haible in Konstanz im Winter 1889/90 zu einer Heilanstalt umgebaut.

Kortau vgl. **Allenstein.**

Kosmanos (Kgr. Böhmen).

Irren-Pflegeanstaltsfiliale von Prag, Landesanstalt bei Jungbunzlau. Leiter der Filiale Dr. Karl Ullrich, Dr. Jareslaus Mourek, Secundärarzt. Station Josefsthal-Kosmanos der Turnau-Kralup-Prager Eisenbahn.

Bestand Anfang 1889:	385	(270 M.,	115 Fr.)
Aufgenommen „	73	(44 „ ,	29 „)
Entlassen „	27	(14 „ ,	13 „)
Gestorben „	59	(38 „ ,	21 „)
Bestand Anfang 1890:	372	(262 „ ,	110 „).

Eröffnet 27. April 1869 in der adaptirten früheren Kosmanos- und Cattunfabrik. Hat eine Colonie.

Kowanówko (Prov. Posen).

Privat-Anstalt für Geistes- und Nervenkranke; seit Oktbr. 1887 von der früheren Verpflichtung, 8 Kranke der Provinz aufzunehmen, durch Amortisation des zur Gründung hergegebenen Darlehns entbunden. Besitzer und dirigirender Arzt: Dr. von Karczewski, 2. Arzt Dr. Winklewski. Station Obornick 2 Kil. entfernt.

Bestand . . Anfang 1889:	19	(13 M.,	6 Fr.)
Verpflegt . . . . . . „	29	(21 „ ,	8 „)
Aufgenommen . . . „	10	(8 „ ,	2 „)
Entlassen . . . . . . „	10	(9 „ ,	1 „)
Darunter gestorben „	2 M.		
Bestand . . Anfang 1890:	19	(12 „ ,	7 „).

Durch den Geh. San.-Rath Dr. Zelasko 1855—57 erbaut, am 1. Oktbr. 1857 eröffnet, ist die Anstalt bis Jan. 1863 durch ihn allein, seitdem unter Assistenz, später in Gemeinschaft mit Dr. von Karczewski geleitet worden. Der letzte, vom 1. Juli 1883 bis 1. Okt. 1887 Direktor der Provinzial-Irrenanstalt in Owinsk, acquirirte nach dem Tode Dr. Z.'s die Anstalt als Eigenthum, welches an der Welna gelegen mitten in einem 60 Morgen enthaltenden Parke liegt. 1869 Bau eines Isolirhauses, 1871 eines Hauses für Reconvalescenten und Nervenkranke.

Kraschnitz bei Militsch (Prov. Schlesien).

Deutsches Samariter-Ordens-Stift, Heil- und Pflegeanstalt für Schwach- und Blödsinnige, Epileptiker und Kranke (im Krankenhaus Bethesda) und Sieche. Diakonissen-Mutterhaus, seit 1881 auch schlesische Diakonen-Anstalt. Station Kraschnitz (Oels-Gnesener Bahn).

Oberin: Selma Gräfin von der Recke-Volmerstein, Pastor: Johannes Jäckel.

Anstaltsarzt vacat seit 1. Okt. 1889; interimistisch fungiren als Aerzte: General-Arzt a. D. Dr. Krause, Oberstabsarzt Dr. Schulz.

Bestand der Pflegebefohlenen	31. Dec. 1888:	392	(209 M.,	182 Fr.)
Zugegangen	1889:	65	(42 „ ,	23 „)
Abgegangen	„	19	(13 „ ,	6 „)
Gestorben	„	28	(14 „ ,	14 „)
Bestand	1. Jan. 1890:	410	(224 „ ,	186 „).
Kranke von Auswärts	1. Jan. 1889:	19	(11 „ ,	8 Fr.)
Zugegangen	„	183	(150 „ ,	33 „)
Abgegangen	„	88	(68 „ ,	20 „)
Gestorben	„	19	(14 „ ,	5 „)
Bestand	1. Jan. 1890:	26	(18 „ ,	8 „).

Das Diakonissen-Mutterhaus wurde am 24. Mai 1862, die Anstalt für Schwach- und Blödsinnige am 5. Juni 1862 eröffnet. Gegründet von weiland Graf Adalbert von der Recke-Volmerstein auf Kraschnitz, geb. 28. Mai 1797, gest. 10. Nov. 1878. Das Krankenhaus ward 1878—79 erbaut; das Siechenhaus Salem für kleine und alte Blödsinnige und für solche in Tobsuchtsanfällen, 1884—1885 erbaut, brannte Februar 1890 ab und wurde danach neu und um 1 Stockwerk erhöht aufgebaut. 1884—85 wurde die Schlesische Diakonen-Anstalt, zugleich für 80 männliche erwachsene Schwachsinnige gebaut und bezogen. Jetzt soll der Bau eines Hauses für 90 männliche Epileptiker begonnen werden. An 1500 Aufnahmegesuche, meist mit der Bitte um unentgeltliche Pflege, konnten wegen Raummangel noch nicht erfüllt werden. — Das Haus erlangte 18. Januar 1868 die Rechte der juridischen Person durch die Allerhöchste Cabinetsordre, welche das Statut bestätigte. Der Sohn des Stifters, Graf L. von der Recke-Volmerstein auf Kraschnitz steht an der Spitze des Verwaltungsrathes, der die Geschäfte der Anstalt im

Auftrage des Curatoriums leitet. — Jahresberichte. — Diverse Aufsätze als Beilagen zu Zeitungen und kirchlichen Blättern (Schlesische Zeitung, Reichsbote, kirchl. Wochenblatt für Schlesien u. d. Lausitz, Posener Sonntagsblatt, Familienbote etc.).

Bad **Kreischa** bei Dresden (Kgr. Sachsen).

Wasserheilanstalt, Sanatorium für Nervenkranke und Reconvalescenten; für 40—50 Patienten. Bahnstation Nieder-Sedlitz, $^3/_4$ Std. entfernt (3mal tgl. Postomnibus); Dresden mit Fuhrwerk in $1^1/_2$ Std. zu erreichen.

Dirigirender Arzt: Dr. Eckebrecht.

Kreischa ist seit Anfang dieses Jahrhunderts Sommerfrische und Wasserheilanstalt. Dieselbe wird seit 1881 von einem ständig anwesenden Arzte geleitet und ist das ganze Jahr geöffnet. Am 1. Januar 1890 übernahm Dr. Eckebrecht die Leitung. — Zur Aufnahme eignen sich alle Störungen des peripheren und centralen Nervensystems — Geisteskranke sind ausgeschlossen —, Schwächezustände in Folge erschöpfender Krankheiten, Ueberanstrengung und frischer und veralteter Lues.

Kreuzburg (Prov. Schlesien).

Provinzial-Irren-Anstalt. Heil- und Pflege-Anstalt für die Prov. Schlesien. Station Kreuzburg (Rechte Oder-Ufer-Bahn, Bahn Kreuzburg-Posen und Kreuzburg-Tarnowitz).

Aerzte: Direktor Sanitätsrath Dr. Arth. Brückner, 2. Arzt Dr. Hans Kurella, 3. Arzt Dr. Friedr. Strauscheid.

Bestand am 1. April 1889:		303	(167 M., 136 Fr.)
Aufgenommen . . .	„	107	(71 „ , 36 „)
Entlassen	„	37	
Gestorben	„	28	
Bestand am 1. April 1890:		345	(201 „ , 144 „).

Die Anstalt ist im Oktober 1876, in dem 1779 von Friedrich dem Grossen für die Prov. Schlesien erbauten grossen Landarmenhause errichtet, welches 1874—76 unter Hinzufügung zweier Häuser für unruhige Kranke, eines Beamtenwohnhauses, eines Leichenhauses, einer Kapelle, sowie zahlreicher Gärten und Arbeitsplätze zu einer Irrenanstalt umgebaut wurde, als Prov.-

Irren-Heil- und Pflegeanstalt mit einer etatsmässigen Krankenzahl von 280 (147 M., 133 Fr.) eröffnet. Seit 1887 ist die etatsmässige Krankenzahl 300 (160 M., 140 Fr.), seit 1889 350 (210 M., 140 Fr.). 1888 wurden 2 dicht an der geschlossenen Anstalt gelegene kleine Landgüter zusammen in der Grösse von 44 ha 34 a 70 □m zum Gesammtpreise von 83 200 M. angekauft und daselbst der Bau einer Colonie mit landwirthschaftlichem Betriebe für 111 M. und 50 Fr. begonnen. Die erste Belegung der Colonie fand Neujahr 1890 mit 50 männl. Kranken statt. Die Fertigstellung der gesammten Colonie erfolgte im Spätsommer 1890, sodass der nächste Etat für die Zahl von 460 Kranken (270 M., 190 Fr.) berechnet wird. Die gesammten Erwerbs-, Bau- und Einrichtungskosten betrugen die Summe von 811 707 M., darunter 200 144 M. für Uebernahme der alten, im Besitz der Prov. Schlesien befindlichen Landarmenanstalt, welche letztere Summe als eine thatsächlich nicht verausgabte in Abzug zu bringen ist, sodass die wirklichen Bau- und Einrichtungskosten nur 611 563 M. betragen, bei einer Zahl von 280 Kranken mithin pro Kopf 2184 M.

Kückenmühle (Prov. Pommern).

Kückenmühler Anstalten vor Stettin. Dieselben bestehen aus I. Kückenmühle, Erziehungs-, Pflege- und Beschäftigungsanstalt für Blöd- und Schwachsinnige, II. Tabor, Heil- und Pflegeanstalt für Epileptische, III. Diakonissenhaus. Station Stettin.

Dirigent: Direktor Pastor Bernhard. Vorsteherin ist seine Frau Elise, geb. Schliep. Anstaltsarzt: Dr. Siemerling.

I.	Bestand . . . . 1. Januar	1889:	239	(119 m., 120 w.)
	Gestorben.	„	5	
	Bestand . . 31. December	„	253	(131 „, 122 „).
II.	Bestand . . . . 1. Januar	1889:	119	(58 m., 61 w.)
	Abgegangen	„	13	
	Gestorben.	„	7	
	Bestand . . 31. December	„	121	(58 „, 63 „).
	Im Juni 1890 waren in I u. II:		395	Pfleglinge.
III.	Bestand des Diakonissenhauses:		38	Schwestern.

Die Kückenmühle ist 14. Oktober 1863, Tabor 31. Oktober 1882, das Diakonissenhaus 3. Juli 1883 eröffnet. Die Anstalten sind Privat-Wohlthätigkeitsanstalten, welche Korporationsrechte und eigne Parochialrechte besitzen und unter der Oberaufsicht der Kgl. Regierung stehen. Sie werden von einem Curatorium verwaltet, dessen Vorsitzender z. Z. der Geh. Reg.- und Prov.-Schulrath Dr. Wehrmann ist. — Die Anstalten besitzen ein sie rings umgebendes Areal von 407 Morgen (104 ha), auf dem sie ihre Pfleglinge mit Feld- und Gartenarbeiten beschäftigen. Zu diesem Zwecke ist mit der Kückenmühle eine 50 Mrg. grosse Baumschule verbunden. — Es werden Pfleglinge jeden Alters vom 5. Lebensjahre ab aufgenommen; es bestehen 2 resp. 3 Verpflegungsklassen. — Regelmässige Jahresberichte. —

Laichingen (Kgr. Württemberg).

Privat-Heil- und Pflegeanstalt für Kranke höherer Stände, selbständig. Aufnahme finden alle Formen von Gehirnkrankheiten mit Ausschluss der Epilepsie. Station Blaubeuren an der oberen Donaubahn (Ulm-Sigmaringen) 2 Std. entfernt. Station Geislingen und Urach 4½ Std. entfernt.

Direktor und Besitzer: Dr. Emil Majer, Distriktsarzt.

Bestand: Ende 1889: 10 (4 M., 6 Fr.)
Gestorben . . . „ 0
Abgegangen . . „ 7
Bestand Anfang 1890: 10 (4 „, 6 „).

Besteht seit 1842. Oktober 1877 von Dr. Majer erworben, ganz umgebaut, vergrössert und neu eingerichtet.

Langendiebach (Prov. Hessen-Nassau).

Privat-Irren-Heil- und Pflegeanstalt für 8 Kranke beiderlei Geschlechts, besonders weibliche.

Besitzer und Arzt: Dr. Calaminus.

Bestand 1889: 7 (3 M., 4 Fr.).

Besteht seit 20 Jahren als Pensionat und ist seit 1½ Jahren concessionirte Privatanstalt.

Langenhagen (Prov. Hannover).

Erziehungs- und Pflegeanstalt für schwachsinnige Kinder zu Langenhagen bei Hannover, Post- und Eisenbahnstation Langenhagen. Privatanstalt unter Aufsicht und Mitverwaltung der Provinz, für alle Formen der Geistesschwäche (Schwachsinn, Blödsinn, Epilepsie) ohne Unterschied der Confession, zunächst für die Provinz Hannover bestimmt; doch finden auch stets Auswärtige Aufnahme. 3 Verpflegungsklassen: I. Classe 600 bis 2000 M. (für Auswärtige 750—2000 M.), II. Classe 450 M. (resp. 550), III. Classe 360 M. (resp. 450) p. a. ev. Ermässigung auf 240 M. p. a. Aufnahmefähiges Alter: 5—15 Jahre, ältere und jüngere Kinder unter gewissen Bedingungen.

Aerzte: Direktor und 1. Arzt: Dr. H. F. Wulff, Stellvertreter Dr. Hartmann.

Bestand Anfang 1889:	435	(252 M.,	185 Fr.)		
Aufgenommen. „	73	(43 „,	30 „)		
Verpflegt . . . „	508	(295 „,	213 „)		
Entlassen . . . „	28	(15 „,	13 „)		
Gestorben . . . „	21	(8 „,	13 „)	4,13 %	
Bestand . Ende „	459	(272 „,	187 „)		
Darunter sind Epileptiker	70	(36 „,	34 „).		

Am Schulunterrichte (2 Lehrer und 5 Lehrerinnen) betheiligten sich in 10 Schulklassen 234 (148 m., 88 w.). Ausserdem Beschäftigung im Garten, Landwirthschaft (200 Morgen) und Handwerksbetrieben. Die Anstalt wurde begründet durch „das Comité zur Errichtung von Idioten-Anstalten in Hannover" und am 2. Jan. 1862 eröffnet mit 37 Zöglingen im 1. Jahre. Sie beherbergte nach 5 Jahren 150, nach 10 Jahren 200, nach 15 Jahren 240, nach 20 Jahren 310, nach 25 Jahren 364 Zöglinge, jetzt, nach 28½ Jahren, 464. Der starken Zunahme entsprachen fortdauernde Neu- und Ergänzungsbauten, sodass die Anstalt jetzt 10 Wohnhäuser und 12 andere Gebäude besitzt und neben eignem Grundbesitze mit Gärten und Parkanlagen noch vom Staate einen grösseren Ländereicomplex mit Wald und Spazierwegen gepachtet hat. — Alljährliche Berichte; ein grösserer Bericht für die 25 Jahre 1862—86.

Lauenburg (Prov. Pommern).

Provinzial-Irren-Anstalt, Heil- und Pflegeanstalt für die Prov. Pommern. Station Lauenburg der Hinterpommerschen Eisenbahn (Stettin-Danzig).

Aerzte: Direktor und 1. Arzt: Medicinalrath Dr. Fr. Siemens, 2. Arzt Dr. Rabbas, 3. Arzt Dr. Baron Blomberg.

Bestand . . . . 1. April 1890:	233	(115 M.,	118 Fr.)
Aufgenommen . . . v. 5. Juni 1889 bis 31. März 1890:	262	(129 „,	133 „)
Entlassen als genesen resp. gebessert	17	(7 „,	10 „)
„ „ ungeheilt	3	(— „,	3 „)
Gestorben	9	(7 „,	2 „).

Eröffnet 1. Juni 1889. Die Anstalt ist 1887—89 nach dem Programm des Med.-Rath Dr. Siemens und den Plänen des Landbauraths Drews erbaut; alle Centraleinrichtungen sind für 600 Kranke berechnet, während bis jetzt erst für 300 Kr. Plätze in den Krankenhäusern (Pavillons) hergestellt sind. 1891 sollen 6 Krankenhäuser (für weitere 300 Kr.) nachgebaut werden. Bisher sind gebaut: 2 Pavillons für Pensionäre, 2 Beobachtungs- und Wachabtheilungen, je 2 Pavillons für Unruhige und Ruhige, Verwaltungs-, Maschinen- und Oekonomiegebäude; ein Oekonomiehof für den landwirthschaftlichen Betrieb (dort Wohnungen für eine Anzahl frei beschäftigter Kranker). Quellwasserleitung mit Hochreservoir, Canalisation, Wasser-Closets mit selbstthätigem Patenthahn. Rieselfelder. Areal 220 Morgen (55 ha). Centraldampfheizung, elektrische Beleuchtung der ganzen Anstalt. Bisherige Kosten 1 500 000 M. (Areal kostenfrei).

Leipe (Prov. Schlesien).

Schlesisches Trinker-Asyl zu Leipe. Station Jauer.

Vorsteher: Pastor J. Hahn. Arzt (nur für etwaige Erkrankungen): Dr. Peiper in Bolkenhain i. Schl.

Bestand Anfang 1889:	8	(7 M.,	1 Fr.)
Abgegangen . . „	11	(11 „,	— „)
Gestorben . . . „	0		
Bestand Ende . „	12	(12 „,	— „).

Eröffnet im Februar 1886 durch den evangelischen Verein zur Errichtung schlesischer Trinker-Asyle, durch dessen Mittel (sowie freie Beiträge der Mitglieder) die Anstalt eingerichtet wurde und erhalten wird. Dieselbe hat Platz für 12. — 5 gedruckte Jahresberichte über die Thätigkeit obigen Vereins und des von ihm geleiteten Asyls.

Leipzig (Kgr. Sachsen).

1. Psychiatrische und Nerven-Klinik der Universität Leipzig. (Heil-)Anstalt für alle Krankheitsformen „welche für den klinischen Unterricht in der Psychiatrie in Betracht kommen", einschliesslich der wichtigsten „gewöhnlichen" Gehirnkrankheiten und Neurosen, für das ganze Kgr. Sachsen. Station Leipzig, Bayrischer Bahnhof (4 Min.).

Aerzte: Direktor Professer Dr. P. Flechsig, 1. psychiatrischer Assistent Dr. H. Schütz, 2. psychiatrischer Assistent Dr. A. Keller, Assistenzarzt der Nervenklinik Dr. E. Hüfler.

Bestand Anfang	1889:	138 (71 M., 67 Fr.)
Abgegangen . .	„	278
Gestorben . . .	„	38
Bestand Ende .	„	145 (75 „ , 70 „).

Am 2. Mai 1882 als „Irrenklinik" eröffnet, durch Ministerialerlass v. 19. April 1888 mit dem jetzigen Namen belegt. — „Die Irrenklinik der Universität Leipzig u. s. w. in den Jahren 1882—1886" von Prof. P. Flechsig, Leipzig, Veit u. Comp. 1886.

2. Georgenhaus, Irrenstation für Kranke der Stadt Leipzig.

Anstalts- und Hausarzt: Dr. Brückner, stellv. Arzt Dr. Kollmann jun. Polizeiarzt.

Bestand. .	am 1. Jan. 1889	104 (50 M., 54 Fr.)
	am 1. Jan. 1890	117 (52 „ , 65 „)
Bewegung .	im Jahre 1889	142 (69 „ , 73 „)
Abgegangen	im Jahre „	19 (11 „ , 8 „)
Todesfälle	„	16 (6 „ , 10 „).

Im Georgenhospital, 1212 gegründet und nach mehrmaliger Zerstörung 1668 neu gebaut, wurden untergebracht: Waisen,

Findlinge, verwahrloste Kinder, Pfründtner, Unsinnige, d. h. Geisteskranke, erkrankte Gefangene, Polizeisträflinge, Zuchthäusler, Obdachslose. 1700 am Ostende des „Brühl" errichtet, siedelten die Insassen 1871 in einen Theil des St. Jacobskrankenhauses in Rosenthal über. Darin blieben 1. die Versorgten (Körper- und Geistessieche), 2. die Geisteskranken bis zur Feststellung, wohin sie kommen. Unheilbare aus Leipzig bleiben, 3. Arrestanten, 4. Obdachlose. Am „Brühl" lehrte noch Prof. Heinroth von 1871 an. Vom 1. April 1882 an übernahm die neuerbaute Staats-Irrenklinik in Leipzig die fernere Pflege für die Irren Leipzigs. Im Georgenhause blieben bis auf Weiteres nur solche geistesgestörte Personen als Verpflegte oder fanden Aufnahme, welche als harmlos und nicht gemeingefährlich zu erachten, weder in der Irrenklinik noch in Landesanstalten unterzubringen sind.

„Dr. J. Radius, Geschichtliche Skizze des Georgenhospitales als Heilanstalt, Lpz. 1854." „Dr. C. Thiersch, Altes und Neues über die drei grossen Hospitäler Leipzigs, Rektoratsrede, Lpz. 1876." „R. Schiller, Die städtische Versorgungs- u. Straf-Anstalt zum Georgenhaus in Leipzig, Lpz. 1876."

3. H. Witzel'sche Erziehungs- und Unterrichtsanstalt für geistig zurückgebliebene Kinder in Leipzig-Anger. — Station Leipzig. —

Die Anstalt hat den Zweck, geistig zurückgebliebene, schwachsinnige Kinder beiderlei Geschlechts durch individualisirende pädagogische Behandlung zu nützlichen Mitgliedern der menschlichen Gesellschaft heranzubilden. Mit dem Institut ist eine unter fachmännischer Leitung stehende Kunst- und Handelsgärtnerei verbunden, in welcher den älteren Knaben Gelegenheit zur Erlernung eines praktischen Berufes geboten wird. Es finden nur Bildungsfähige Aufnahme.

Inhaber und Direktor der Anstalt: Huldreich Witzel, Anstaltsarzt: Dr. F. Gröber.

Bestand . . Ende 1889:	25
Aufgenommen . „	5
Entlassen . . . . „	5.

Am 6. Oktober 1877 wurde die Anstalt mit 3 Zöglingen eröffnet, die Zahl der letzteren steigerte sich bis 1887 auf 25. Diese Zahl ist absichtlich nicht überschritten worden. Früher war die Anstalt in Reudnitz bei Leipzig-Anger, einverleibter Vorort Leipzigs, dessen Centrum in 15 Min. zu erreichen. — Jahresberichte. Aerztl. Centralanz., Beilage zu No. 13, 26. März 1888.

Lemgo (Fürstenth. Lippe-Detmold).

Blödenanstalt Eben-Ezer, private Anstalt der inneren Mission unter allgemeiner staatlicher Aufsicht, zur Pflege Blödsinniger (vorzugsweise unter 14 Jahren) aus den Fürstenthümern Lippe und Schaumburg-Lippe, nur ausnahmsweise solcher aus andern Gebieten. Station Detmold.

Vorsteher: Lehrer Topehlen, Arzt: Dr. Overbeck; Chirurg Bloch, beide in Lemgo.

Bestand Anfang	1889:	70 (28 m., 42 w.)
Abgegangen . .	„	0
Gestorben . . .	„	3
Bestand Ende .	„	73.

Eröffnet für die weiblichen Blöden 1870, für die männlichen 1887. Beiden Anstalten ging ein Privatunternehmen des Lehrers Topehlen von je 5 Jahren voraus. Die Vereinigung beider erfolgte 1887, nachdem unter dem 30. Sept. 1886 das Statut höchstlandesherrlich genehmigt war. Die Anstalt hat die Rechte einer juristischen Person und steht unter einem engeren Vorstand von 11 und einem weiteren von mindestens 20 Mitgliedern. Die Aerzte gehören dem Vorstande nicht an, können aber zu den Sitzungen desselben eingeladen werden. Pension für die Pfleglinge, welche aus Armenmitteln unterhalten werden, beträgt 180 M., in andern Fällen ist ein besonderes Uebereinkommen nothwendig.

Lengerich (Prov. Westphalen).

Provinzial-Irren-Heil- und Pflegeanstalt „Bethesda" für evang. (u. jüdische) Kranke der Prov. Westphalen.

Station Lengerich zw. Osnabrück und Münster, Kreis Teklenburg.

Aerzte: Direktor Dr. Fr. Schaefer, 2. Arzt Dr. Wagemann, Assistenzarzt Dr. O. Westphal.

Bestand . .	1. April 1889:	464	(247 M.,	217 Fr.)
	31. März 1890:	447	(237 „ ,	210 „)
Aufgenommen	„	189	(104 „ ,	85 „)
Abgegangen	„	170	(91 „ ,	79 „)
Gestorben	„	36	(23 „ ,	13 „).

Durch die provinzialständische Commission unter dem Vorsitz des Ministers von Bodelschwingh zur Entlastung der Anstalt Marsberg in's Leben gerufen, nach den Angaben von Dr. Heinrich Laehr von Baumeister Nohl entworfen und vom Baumeister Dittmar ausgeführt. Am 31. Oktbr. 1864 eröffnet, 1874 Colonat für männl. Kr. erbaut. 1. Juni 1876 landw. Colonie mit 30—36 Kr. eröffnet (Raum für eine grössere Zahl). Das Areal beträgt 76 Hektar. — Jahresbericht für 1887/88.

Leschnitz (Prov. Schlesien).

Erziehungs- und Unterrichtsanstalt für schwachsinnige, aber bildungsfähige Kinder, selbständig für Ober-Schlesien. Station Leschnitz in Oberschlesien.

Anstaltsarzt: Dr. Haegele.

Bestand Anfang	1889:	32	Knab. u. Mädch. im Alt. v. 8—16 J.
Ende .	„	43	„ „ „ „ „ „
Entlassen . . .	„	7	„ „ „ „ „ „
Gestorben . . .	„	1	(an Lungenschwindsucht).

Die Anstalt wurde am 9. Oktober 1871 mit 6 Schülern eröffnet. Die Zahl derselben stieg stetig. — Jahresberichte.

Leubus (Prov. Schlesien).

Provinzial-Irren-Anstalt, enthält in einem ehemaligen Cisterzienser-Kloster 2 getrennte Abtheilungen: 1) im ehemaligen Conventsgebäude die Prov.-Irren-Heil-Anstalt (öffentliche Anstalt) nur für Schlesier, 2) im ehemaligen Prälaturgebäude die Pensions-Anstalt, Heil- und Pflegeanstalt für Geisteskranke besserer Stände, auch für Nicht-Schlesier. — Station Maltsch a. O. (Breslau-Liegnitz) und Wohlau. Telegraph und Post am Orte.

Aerzte: Direktor und 1. Arzt Dr. W. Alter, 2. Arzt Dr. Clemens Neisser, 3. Arzt Dr. Klinke, 1. Volontärarzt Dr. Schubert, 2. Volontärarzt Dr. Siekgraeve.

1) Oeffentl. Anst.:	Bestand 1. April 1889:	182 (68 M., 114 Fr.)
	Abgegangen 1889/90:	178 (73 „ , 105 „)
	Gestorben „	28 (14 „ , 14 „)
	Bestand 31. März 1890:	184 (66 „ , 118 „)
2) Pensions-Anst.:	Bestand 1. April 1889:	40 (23 „ , 17 „)
	Abgegangen 1889/90:	7 (2 „ , 5 „)
	Gestorben „	0
	Bestand 31. März 1890:	45 (23 „ , 22 „).

Eröffnet 1830 in dem seit 1824 staatlicherseits dazu überwiesenen ehemaligen Cisterzienser Kloster Leubus a. O.; zuerst für 100 Kranke bestimmt, allmählich in den 60er Jahren durch Ankauf der ehemaligen Klosterbrauerei und Ausbau derselben zum Beamten-Wohnhause erweitert. — Allgem. Ztschr. f. Psychiat. Band IX p. 162; XII p. 647; IXX p. 327; XXII p. 311; XXV p. 856; XXXI p. 295; XXXVIII p. 355. — Seit 1885 regelmässige Drucklegung und Versendung der Jahresberichte.

Liebenburg a. Harz (Prov. Hannover).

1. Privat-Heil- und Pflegeanstalt für Nerven- und Gemüthskranke beiderlei Geschlechtes. — Station Börssum 1 Std., Salzgitter (Braunschweig-Kreiensen) 3/4 Std., Othfresen (Hildesheim-Binnenburg) 1/2 Std., Schladen (Börssum-Vienenburg) 3/4 Std. Fahrzeit entfernt.

Aerzte: Besitzer und Dirigirender Arzt Dr. H. Fontheim, Abtheilungsärzte Dr. Alex. Schmidt und W. Ahmann.

Bestand der I. Abthlg. (Pensionat) 1889:		45 (27 M., 18 Fr.)
	Entlassen . . „	18 (11 „ , 7 „)
	(Davon geheilt 17)	
	Gestorben . . 1889:	1 (1 „ , — „).

Bestand der II. Abthlg. (Pflegeanstalt) 1. Jan. 1889:		283 Fr.
Zugegangen	„	53 „
Entlassen	„	1 „
Gestorben	„	20 „
Bestand 31. December	„	295 „

Eröffnet 1877 als Pensionat für Kranke beiderlei Geschlechtes aus den höheren Ständen. Laut Vertrag mit dem Landesdirektorium der Prov. Hannover gründete der Besitzer die Pflegeanstalt für weibliche Geisteskranke aus den provinzialständischen Anstalten (zunächst 100, dann auf unbeschränkte Zahl erweitert; bezogen 1882). 1884 Vertrag mit dem Landesdirektorium der Prov. Sachsen auf Uebernahme einer Normalzahl von 100 weibl. Geisteskranken. — Jahresberichte.

Liegnitz (Prov. Schlesien).

Städtisches Krankenhaus, Irren-Abtheilung.

Aerzte: Dr. Striper, I. Arzt und Dirigent; Dr. Wiggert, II. Arzt.

Bestand Anfang	1889/90	4 (3 m. 1 w.)	Geisteskranke
Aufgenommen	„	24 (13 m. 11 w.)	„
Entlassen u. gestorben	„	26 (15 m. 11 w.)	„
Bestand Ende	„	2 (1 m. 1 w.)	„

Das Krankenhaus ist vor dem 14. Jahrhundert unter dem Namen „Hospital ad St. Stanislaum et St. Annam“ gestiftet, seit 1819 durch den Magistrat als städtisches Krankenhaus übernommen, im Jahre 1869 neugebaut.

Liestal (Canton Baselland).

Cantonale Irrenpflege-Anstalt, öffentliche Anstalt für den Canton Baselland. Station Liestal.

Aerzte: Spitalarzt Dr. J. Kunz, Assistenzarzt Dr. Strähl.

Bestand 1. Jan. 1889:		121	(66 M.	55 Fr.)
Eingetreten	„	35	(17 „	18 „)
Ausgetreten	„	21	(10 „	11 „)
Gestorben	„	17	(11 „	6 „)
Bestand 31. Dec.	„	114	(51 „	63 „).

Eröffnet 1833. Neubau 1854. Erweiterung durch Anbau 1889. — Summarischer Verwaltungsbericht.

Lindenburg cf. Coeln.

Lindenhof (Kgr. Sachsen).

Privat-Heil- und Pflegeanstalt Lindenhof für alle Krankheitsformen im Bereiche des Nervensystems. Station Coswig (Leipzig-Dresdner, Dresden-Meissener und Dresden-Röderau-Berliner Eisenbahn) ist 20 Min. entfernt.

Aerzte: Dirigirender Arzt und Besitzer Dr. F. Jaeckel, Stellvertreter und ständiger Anstaltsarzt Dr. W. v. Sadowski.

Bestand	1. Jan. 1889:	23	(14 M., 9 Fr.)
Zugegangen	„	45	(25 „, 20 „)
Abgegangen	„	41	(22 „, 19 „)
Gestorben	„	5	(4 „, 1 „)
Bestand . 31. Decemb.	„	22	(13 „, 9 „).

In den Sommermonaten gewöhnl. 30, z. Z. 29 Kranke.

Gegründet 1845 von Dr. Bräunlich und, als dieser wegen politischer Verhältnisse mit Familie nach Amerika auswanderte, von 1850 ab durch Dr. Mathiä fortgeführt, ging die Anstalt 1867 in Folge Conkurses des Besitzers ein und wurde Septemb. 1874 von Dr. O. J. B. Wolff wieder eröffnet. Dieser hat durch Zukauf angrenzender Ländereien und Niederlegung eines Bauerngehöftes das Anstaltsterrain bedeutend vergrössert und auf demselben einen über $5^1/_2$ ha. grossen Park und Wald geschaffen. Der jetzige Besitzer — seit 1884 — hat durch 2 grössere Neubauten die Leistungsfähigkeit der Anstalt wesentlich erhöht. 1889 von Dr. Reg. Pierson in Pirna angekauft, wird dieser die dortige Anstalt 1890 hierher verlegen, nachdem Neubauten durchgeführt sein werden.

Lintorf (Rheinprovinz).

a. **Männer-Asyl** für Männer, die durch Trunk oder sonst verkommen sind. b. **Kuranstalt Siloah.** Station Lintorf d. Rhein. Bahn (Strecke Düsseldorf-Speldorf). — Beide Anstalten stehen unter der Direktion der Diakonen-Anstalt zu Duisburg.

Vorsteher: Pastor Hirsch. Anstaltsarzt: Dr. Clarenbach in Ratingen.

a. Bestand Anfang . 1889	ad a:	14 M.
„ Ende . .	„ „	16 „
Entlassen	„ „	14 „
b. Bestand Anfang . 1889	ad b:	17 M.
„ Ende . .	„ „	16 „
Entlassen	„ „	27 „

1851 wurde das Männer-Asyl in einem alten Hause gegründet für Männer, welche, wenn sie 1—2 Jahre dort gewesen sind, wieder in der Welt ihr Brot verdienen können. Das passendste Alter 24—40, höchstens 45 J. 1856 Neubau für 20 Pfleglinge, 1866 Seitenflügel, 1877 wurde ein neues Haus für Trunkfällige gebaut, worin die Pension für I. Cl. zu 150 M., für II. Cl. zu 100 M. monatlich festgestellt wurde. Aufnahme für 20 Pfleglinge. — „Jährliche Berichte."

Linz a./Rhein (Rheinprovinz).

Privat-Heil- und Pflegeanstalt für Geisteskranke und freiwillige Pensionäre weiblichen Geschlechtes. Franziskanerinnen Kloster Linz a./Rhein. — Station Linz a./Rh. Rgbz. Coblenz.

Oberin: Schwester Maria Laurentia geb. Serries.

Arzt: Dr. Vossschulte.

Bestand am Anfange 1889:	30 Fr.
Abgegangen . . . . . „	2 „
Gestorben . . . . . . „	2 „
Bestand am Ende . . 1889:	36 „

Eröffnung der Anstalt im Mai 1862. Durch Vergrösserungsbau im Jahre 1888—1889 ist die Anstalt jetzt in der Lage, mindestens 55 Personen Aufnahme gewähren zu können.

Lübeck (freie Stadt Lübeck).

Irren-Heil- und Pflegeanstalt, Staatsanstalt.

Arzt: Dr. F. Reuter. Die Anstellung eines Assistenzarztes ist von der Vorsteherschaft vor kurzem beschlossen.

Bestand Anfang	. 1888:	126	(66 M., 60 Fr.)
Abgegangen . . .	„	39	(22 „ , 17 „)
Davon gestorben	„	12	(10 „ , 2 „)
Bestand Ende . .	1888:	129	(69 „ , 60 „).

Die Anstalt ist 1787 erbaut, 1857 zeitgemäss eingerichtet und mehrere Male erweitert. 1870 ward ein in der Nähe gelegenes Landhaus — Ruhleben — erworben, um dort eine Männer-Colonie d. h. ein Asyl für ruhige und zuverlässige Unheilbare zu errichten. 1882 wurden zwei Pavillons für demente Kranke zu je 20 Betten neuerbaut, 1887 u. 88 10 000 □m Land für die Landwirthschaft angekauft und 1889 ein Landhaus mit grossem Garten, welches demnächst als Pensionat für weibliche Kranke hergerichtet werden wird. Die Frage eines grösseren Neubaues beschäftigt zur Zeit die zuständigen Behörden. — 1844 ist von Dr. Eschenburg, der am 6. Febr. 1886 nach 48jährigem verdienstvollem Wirken an der Anstalt verstorben ist, eine Geschichte der Lübecker Irrenanstalt geschrieben und darin ein Bild gegeben worden, wie das 17. Jahrhundert seine Irren zu betrachten und zu behandeln pflegte. — Ein Verwaltungsbericht erscheint alljährlich, ein ärztlicher Bericht alle 5 Jahre.

Mammern am Bodensee (Canton Thurgau).

Wasserheilanstalt und Sanatorium für Nervenkranke mit Abth. für Morphiumsüchtige. Eisenbahn- und Dampfschiffstation. Aerzte: Dr. E. Maienfisch und Dr. O. Ullmann.

Marburg (Prov. Hessen).

Landesirrenheilanstalt, communalständische Anstalt für die heilbaren Geisteskranken des Reg.-Bez. Cassel (das frühere Kurhessen), 15 Plätze für Heilbare aus dem Fürstenthum Waldeck. Ausgeschlossen sind irre Verbrecher. Station Marburg der Main-Weser Bahn.

Aerzte: Direktor: ord. Prof. Dr. H. Cramer, 2. Arzt und stellvertretender Direktor: Privat-Docent Dr. F. Tuczek, kgl. Medicinalassessor, Assistenzarzt: Dr. H. Schedler. Volontairärzte: C. Knorr und Dr. C. Zinn.

Bestand . . . 1. Jan. 1889:	241	(122 M.,	119 Fr.)
Aufgenommen . . . „	194	(87 „ ,	107 „)
Verpflegt . . . . . . „	435	(209 „ ,	226 „)
Bestand . . 31. Dec. 1889:	237	(119 „ ,	118 „)
Abgang . . . . „	198	(90 „ ,	108 „)
genesen . . . . . . „	48	(14 „ ,	34 „)
gebessert . . . . . „	29	(13 „ ,	16 „)
ungeheilt . . . . . „	99	(50 „ ,	49 „)
gestorben . . . . . „	21	(12 „ ,	9 „)
nicht geisteskrank „	1	(1 „ ,	— „).

Die Anstalt wurde 1872—75 nach dem Programm des Prof. Meyer in Göttingen (Arch. f. Psych. VII, 224) durch den ständischen Baumeister Brüning zu Marburg erbaut und am 7. Juni 1876 bezogen. Sie besteht aus je 5 einzelnen Krankenabtheilungen nebst den nöthigen Administrationsgebäuden. Die Krankenhäuser liegen frei in ihren Gärten; Gitter und Mauern sind gespart. Die Anstalt hat grösseren Oekonomiebetrieb, ist kanalisirt, hat Rieselfelder, Quellwasserleitung aus dem nahen Walde und einen Brunnen mit Dampfpumpwerk. Der Direktor ist zugleich Professor und hält klinische Vorlesungen in der Anstalt, zu welchen die Zuhörer mittelst Omnibus von Marburg hinbefördert werden. Die Entfernung von den Thoren der Stadt beträgt 2 Kilometer. — L. Meyer „Das ärztliche System der Marburger Irrenanstalt“ im Arch. f. Psych. VII, 224. — P. Wellenbergh „De zorg voor de krankzinnigen verpleging in Hessen“. (Psychiatrische Bladen Deel V, afl. 3, 1887. — Buffet: „A travers asiles. Notes et souvenirs d'un étudiant psychiatrie“ 1889. Louxenbourg, Schoele.

Mariaberg (Kgr. Württemberg).

Heilanstalt, Privat-Bewahr-, Erziehungs- und Pflegeanstalt für Schwachsinnige beiderlei Geschlechtes im Oberamt Reutlingen. Die Aufnahme ist betreffs Nationalität und relig. Bekenntniss unbeschränkt. Station Reutlingen, Sigmaringen (Ebingen).

Direktor: Krafft Rall, Inspektor. Anstaltsarzt: Dr. Stehle in Trochtelfingen.

Bestand 1. Juli 1889:	119	Zöglinge	(74 m., 45 w.)
Ausgetreten . .	„ 5	„	
Gestorben . . .	„ 3	„	
Bestand Ende .	„ 111	„	(70 „, 41 „).

Eröffnet 1. Mai 1847 mit 10 Zöglingen der 1837 vom Stadtpfarrer Haldenwang gegründeten und mit Einrichtung der Anstalt Mariaberg sich auflösenden Anstalt zu Wildberg (O.-A. Nagold), deren Vermögen ebenfalls auf die neue Anstalt überging. Gründer und 1ster Vorstand der Anstalt war Oberamtsarzt Dr. Rösch in Urach († 1864 in St. Louis, Amer.) in Verbindung mit Andern; er war Vorstand der Anstalt bis Oktober 1850. Ihm folgten 1850 bis Dec. 1858 Prof. Autenrieth in Tübingen, 1859 Prof. Griesinger, 1859—73 Dekan Beck in Reutlingen, 1873—81 Reg.-Dir. von Schwandener. Jetziger Vorstand ist Reg.-Rath Mayer in Reutlingen. Die Leitung übernimmt ein von der Jahresvers. aus den Mitgl. des Vereins gewählter Ausschuss von 13 Mitgl., von denen wieder der Vorstand und zwei weitere Ausschussmitgl. für den Verwaltungsrath der Anstalt gewählt werden. Der Anstaltsarzt besucht die Anstalt zwei Mal in der Woche, bei Krankheitsfällen täglich, ist Mitglied des Ausschusses, begutachtet die Aufnahmegesuche und überwacht Ernährung und Lebensweise der Zöglinge. — Die Anstalt, ein früheres Benediktinerkloster, liegt mit ihrem östl. Klosterflügel am rechten Lauchertufer sehr malerisch auf einem senkrecht aufsteigenden Felsen 706 m üb. d. M. und ungefähr 50 m über der Thalsohle. Sie besteht aus dem 3flügeligen, massiven Klostergebäude (Erziehungsanstalt) nebst der Klosterkirche, aus der 1876 gebauten Pflegeanstalt für weibl. Zöglinge, aus der gegenwärtig im Bau begriffenen Pflegeanstalt für männl. Zöglinge und aus der Oekonomie-Wohnung, welche ältere arbeitsfähige Schwachsinnige beherbergt, nebst Stallungen und Scheunen. Das Ganze bildet eine Württemb. Staatsdomäne mit eigner Markung, hat 94 ha. Aecker, Wiesen, Gärten und Weidflächen, die seit 1875 im Betriebe der Anstalt sind. Die Gesammtanstalt hat gute Wasserleitung und einen eignen Gottesacker. Der jährl. Staatsbeitrag beträgt 4500 M. — „Beobachtungen über den Cretinismus — mit besonderer Rücksicht auf die Anstalt

Mariaberg — vom Jahre 1847—1852", von Oberamtsarzt Dr. Rösch, 3 Hefte. — „Zur Idiotenpflege" v. Regierungspräsident von Schwandener, Reutlingen. — Jährliche Berichte (am 1. Juli 1889 erschien der 42ste).

Marien-Bad (Prov. Sachsen).

Kuranstalt für Nervenleidende. Station Goslar. Dirig. Arzt: Sanitätsrath Dr. Fr. Servaes.

Bestand . 1. Jan. 1889: 24 (12 M., 12 Fr.)
„ . 31. Dec. „ 25 (12 „ , 13 „).

Besteht seit Mai 1887, hat einen 12 Morgen grossen Garten und 4 Gebäude für 40 Kranke.

Marienhaus (Rheinprovinz).

Privat-Kranken- und Irrenanstalt bei Waldbreitbach, Kreis Neuwied, zur Pflege von Geistes- und anderen Kranken. — Station Neuwied.

Eigenthümerin: Elisabeth Simons, gen. Schwester M. Agatha; Vorsteherin: Schwester M. Agatha; Arzt: Dr. Freudenhammer.

Bestand Anfang 1889: 60 Fr.
Abgegangen . . „ 6 „
Gestorben . . . „ 1 „
Bestand . Ende „ 53 „ .

Gegründet 1863 von Margarethe Flesch, gen. Schwester M. Rosa, doch datirt die Concession für Irren- und Krankenanstalt von 1874. Die Pflege haben Schwestern (Franziskaner, Tertiarierinnen von Waldbreitbach). Pensionssatz 30—120 M. monatlich. Die Anzahl der möglichen und auch eingerichteten Plätze beträgt 83.

Marsberg (Prov. Westphalen).

1. **St. Johannis-Hospital, Provinzial-Irren-Heil- und Pflegeanstalt** für Geisteskranke katholischer Confession der Provinz Westphalen. — Station Marsberg.

Aerzte: Dr. med. Ferdinand Rubarth, Direktor, Dr. med. Franz Haase, 2. Arzt, Wilhelm Arens, Assistenzarzt.

Bestand . . am 1. April 1889:	466	(263 M.,	203 Fr.)
Abgegangen	„	145	(69 „,	76 „)
Gestorben	„	35	(22 „,	13 „)
Bestand . am 31. März	„	436	(246 „,	190 „).

Eröffnet am 28. Januar 1813.

„Geschichte und Statistik der Anstalt von 1814—1865 vom Sanitätsrath Dr. Koster und Dr. Tigges, Supplementband der Allgemeinen Zeitschrift für Psychiatrie, XXIV.“ Berichte über die Anstalt werden für jeden Provinzial-Landtag in Druck gegeben.

2. Idioten-Anstalt des St. Johannes-Vereins zu Marsberg. Anstaltsarzt ist der Kreiswundarzt Dr. Bauge, welchem nur die ärztliche Behandlung der erkrankten Zöglinge obliegt.

Behörde: Vorstand des St. Johannes-Vereins vertreten durch dessen Vorsitzenden Direktor Dr. Rubarth und den Schriftführer Röhling. Hausvorsteher ist der Anstaltsgeistliche Kaplan Bremer.

Bestand . . am 1. Januar 1889:		125	(79 Knaben,	46 Mädchen)
Abgegangen im Jahre .	„	10	(8 „	2 „)
Gestorben	„	6	(3 „	3 „)
Bestand am 31. December	„	150	(88 „	62 „).

Eröffnet am 26. Februar 1881. — Jährlich ein gedruckter Bericht.

Marsens (Canton Freiburg).

Hospice d'aliénés de Marsens, öffentl. selbst. Heil- und Pflege-Anstalt für die Geisteskranken des Cantons. Station Bulle.

Aerzte: Direktor Dr. P. Repond, Hilfsarzt Dr. Fr. Remy.

Bestand am Anfang 1889:		145	(77 M.,	68 Fr.)
Entlassen	„	44	(25 „,	29 „)
Gestorben	„	5	(2 „,	3 „)
Bestand . . . Ende	„	153	(80 „,	73 „).

Eröffnet 22. Nov. 1875 mit 125 Betten unter Dr. Girard de Cailleux. Seine Nachfolger waren Dr. Lemenant Descheneis, Dr. Martin und seit Nov. 1884 Dr. Repond.

Merxhausen (Prov. Hessen-Nassau).

Landeshospital, Pflegeanstalt für weibliche Geisteskranke aus dem Regierungsbezirk Cassel, sowie für Sieche und Gepresste weibl. Geschlechtes. Station Fritzlar der Strecke Wabern-Wildungen (Main-Weserbahn).

Aerzte: Dr. med. F. Kortum, zugleich Leiter der Anstalt.

Bestand	1. Jan. 1889:	496	Frauen	darunter 481 geisteskrank, 15 siech und nicht geisteskrank
Zugang (einschliessl. 8 Beurlaubter)	„	51	„	
Abgang	„	32	„	
davon durch Tod . .	„	27	„	
durch Beurlaubung.	„	5	„	davon 1 geheilt, die andern gebessert
Bestand . am 31. Juli	„	515	„	von denen 499 geisteskrank, 16 nicht geisteskrank und siech waren.

Im Jahre 1533 durch Landgraf Friedrich den Grossmüthigen zur Verpflegung für Geisteskranke und Gebrechliche weibl. Geschlechtes bestimmt, hat das frühere 1527 von dem genannten Landgrafen aufgehobene Augustinerkloster bis zum heutigen Tage den gleichen Zwecken gedient. Eine Erweiterung erfuhr die Anstalt zuerst im Jahre 1801 durch den Neubau eines Hauses für Kranke 1. Cl., eine weitere im Jahre 1867 durch den Neubau eines Hauses für erregte Geisteskranke. Ersteres fasste ca. 50, letzteres 112 Betten. Im Jahre 1883 wurde wiederum eine Vergrösserung der Anstalt nöthig. Es wurden 2, sämmtlichen modernen hygienischen Anforderungen genügende, Neubauten für 250 Betten aufgeführt. Ausserdem erhielt die Anstalt bessere Wasch- und Heizanlagen, sowie eine Wasserleitung.

Merzig (Rheinprovinz).

Provinzial-Irren-Heil- und Pflegeanstalt für den Rgbz. Trier, bei Merzig a./Saar. Station Merzig der Bahn Trier-Saarbrücken 30 Min. entfernt.

Aerzte: Direktor Dr. Franz Eickholt, 2. Arzt Dr. Gottlob, Assistenzärzte: Dr. Kühlwetter, Dr. Kerris.

Bestand 1. Januar	1889:	501	(253 M., 248 Fr.)
Entlassen	„	202	(148 „, 54 „)
Gestorben	„	42	(26 „, 16 „)
Bestand 31. Dcbr.	1890:	407	(166 „, 241 „).

Grundsteinlegung 28. April 1872, Eröffnung 30. Juli 1876. Die Anstalt bildet ein kompaktes Ganze und liegt $2^1/_4$ km vor der Stadt an der von Saarbrücken nach Trier führenden Provinzialstrasse. Das Grundeigenthum beträgt 51,5 ha. Ursprünglich für 200 Kranke bestimmt, wurde sie bei der wachsenden Krankenzahl 1881 durch Erweiterungsbauten vergrössert. 1887 wurde der „Wiesenhof“, ein Hofgut 10 Min. von der Anstalt entfernt, erworben und daselbst koloniale Verpflegung für 25 Kranke eingerichtet. — „Die Provinzial-Irren-, Blinden- und Taubstummenanstalten der Rheinprovinz u. s. w. Düsseldorf, J. Voss u. Comp. 1880.“ — „Bericht über die Rheinische Prov. Irren-Anstalt Merzig in den Jahren 1880—1888. Köln, F. Golden. 1889.“

La Métairie (Canton Waadt).

Privat-Heil- und Pflegeanstalt, selbständig, für Patienten aus den höheren Ständen eingerichtet. Stat. Nyon. Eisenbahn- u. Dampfschiffstation.

Aerzte: Direktor und leitender Arzt Dr. F. Fetscherin, Assistenzarzt J. Galland.

Bestand 1. Jan. .	1889:	33
verpflegt	„	49
Aufgenommen . .	„	16
Entlassen	„	15
Gestorben	„	3.

Das Bedürfniss einer gut eingerichteten Privat-Irrenanstalt seit langem fühlend wurde die Métairie von Dr. Coindet in Genf mit Hülfe einer Pariser Actiengesellschaft gegründet und am 1. Januar 1862 eröffnet. Von 1862—75 stand die Anstalt unter Leitung von Dr. A. Güder, von 1875 unter Dr. Rist;

früherem Director der waadtländischen Anstalt Boi-de-Cery. Seit Nov. 1889 ist die Anstalt unter Leitung von Dr. F. Fetscherin, seit 1875 Director der Luzernischen öffentl. Heil- und Pflegeanstalt St. Urban. 1889 wurde die auf 30 Kranke eingerichtete Anstalt durch den Neubau eines chalet erweitert auf 2—3 Kranke. Die Anstalt steht unter der Aufsicht eines Verwaltungsrathes von 5 Mitgliedern unter direkter staatlicher Oberaufsicht der waadtländischen Sanitätsbehörden. — Ausserhalb des Verwaltungsrathes und der Generalversammlung sind keine Berichte veröffentlicht worden.

Metz (Reichsl. Elsass-Lothringen).

Hospiz St. Nicolás, städtische Pflegeanstalt zur Pflege von Greisen, Armen, Hilfsbedürftigen aller Art. Neben den provisorisch zur Beobachtung verwahrten Irren sind da Schwachsinnige, Epileptische, Gelähmte. Listen über die letzteren Kategorien werden nicht aufgestellt, sind auch nicht streng von den übrigen gesondert. Die Pflege haben die barmherzigen Schwestern. Station Metz.

Aerzte: Spitalärzte Dr. Haas u. Dr. Schrick, Hülfsarzt Dr. Maret abwechselnd mit den Spitalärzten Dr. Peutz und Dr. Braun und dem Hülfsarzte Dr. Popp.

Bestand am 31. März 1889:	283 (156 M., 127 Fr.)	Greise u. Sieche
	97 Kinder (53 Kn., 44 M.)	
Aufgenommen . . . „	68 (40 M., 28 Fr.)	
Entlassen . . . . . . „	38 (26 „ , 12 „)	
Gestorben . . . . . . „	48 (29 „ , 19 „)	
Bestand am 31. März 1890:	265 (141 „ , 124 „)	Greise u. Sieche
	129 Kinder (49 Kn., 80 M.).	

Geisteskranke wurden vorübergehend gepflegt:	60 (43 M., 17 Fr.)
Entlassen	14 (11 „ , 3 „)
Gestorben	6 (6 „ , — „).

Das Krankenhaus besteht seit 1100, ist durch den Schöffenmeister und die Bürgerschaft von Metz gegründet. — Jahresberichte, die bis 1868 veröffentlicht wurden.

Michelstadt (Grossh. Hessen).

Wasserheilanstalt im Odenwald, mit 75 Zimmern für chronisch Kranke, namentlich Nervenleidende.

Station der Odenwaldbahn. Besitzer u. Arzt: Dr. Scharfenberg. Gegründet 1842.

Mitau (Kurland).

Mitau'sches Krankenhaus des Kurländischen Colegii allgemeiner Fürsorge, in ihm eine Irrenabtheilung. Arzt derselben Dr. E. Jensen. Station Mitau, 1 Werft entfernt.

Bestand Anfang	1889:	89	(51 M., 38 Fr.)
Aufgenommen	„	71	(47 „ , 24 „)
Entlassen . . .	„	46	(33 „ , 13 „)
Gestorben . . .	„	15	(12 „ , 3 „)
Bestand Anfang	1890:	99	(53 „ , 46 „).

Zahl der Krankenbetten 100, Zahl der Irren in Kurland 600, daher Vielen die Aufnahme versagt werden muss. Mehrere Plätze müssen überdies für Arrestanten oder andere gerichtlich zu beobachtende und zu begutachtende Personen offen gehalten werden. Die Zahl der zu Begutachtenden beträgt jährlich 20 bis 30. Die motivirten Gutachten werden in russischer, die Krankenbogen in lateinischer Sprache geschrieben.

Seit 1869 besteht die Irrenabtheilung. Früher wurden nur hin und wieder einzelne Irre im allgemeinen Krankenhause verpflegt.

Möckern (Kgr. Sachsen).

Dr. Kern'sche Anstalt, Privatanstalt, selbständig, zur Pflege von Idioten und ruhigen Geisteskranken. Station Leipzig.

Direktor und Besitzer: Dr. med. H. Kern.

Bestand 1. Jan. .	1889:	42	(34 m., 8 w.)
Zugegangen . . .	„	2	(1 „ , 1 „)
Abgegangen . . .	„	1	(1 „ , — „)
Gestorben	„	1	(1 „ , — „)
Bestand 31. Dec.	„	42	(33 „ , 9 „).

Eröffnet 1839 in Eisenach; 1847 Uebersiedelung nach Leipzig, 1854 nach Gohlis bei Leipzig, 1859 nach Möckern. Hier entwickelte sich die Anstalt mehr und mehr, sodass neben jugendlichen Idioten auch erwachsenen Idioten und ruhigen Geisteskranken eine Heimstätte und engeres Familienleben neben Beschäftigung im Garten und Landwirthschaft geboten werden konnte. 1862 besuchte König Johann von Sachsen die Anstalt. 1868 starb Dr. Ferd. Kern, Gründer und Besitzer der Anstalt. Seine Wittwe Frau Dr. Caroline Kern führte die Anstalt in seinem Sinne fort bis zu ihrem Tode (6. Decemb. 1886). Am 1. April 1887 übernahm ihr Sohn, Dr. H. Kern die Leitung (seit 1. Juli 1875 schon Arzt der Anstalt). — Berichte veröffentl. in d. Allg. Ztschr. f. Psych.

Mosbach (Grossh. Baden).

Anstalt für schwachsinnige Kinder. Station Mosbach (Odenwalder Bahn, zw. Heidelberg und Würzburg).

Vorstand: Pfarrer Geiger. Anstaltsarzt: Bezirksarzt Medicinalrath Dr. Wolf.

Bestand 1. Juni	1889:	85	Kinder	(61 bildungsfähig, 24 blöde)
Gestorben .	1889/90:	4	„	
Ausgetreten .	„	13	„	
Eingetreten .	„	30	„	
Bestand 1. Juni	1890:	98	„	(69 bildungsfähig, 29 blöde).

Eröffnet 1. Juli 1880 mit 14 Zöglingen. Die Anstalt besteht aus zwei Häusern, 1 für die bildungsfähigen, 1 für die blöden Zöglinge, und einem Oekonomiegebäude; sie hat eigene Wasserleitung.

München (Kr. Oberbayern).

Kreis-Irrenanstalt für den Kreis Oberbayern, Heil- und Pflegeanstalt. Station München-Ostbahnhof.

Aerzte: Direktor und 1. Oberarzt, o. Prof. an d. Universität Dr. H. Grashey, 2. Oberarzt Dr. E. Rehm, 1. Assistenzarzt Dr. O. Snell, 2. Assistenzarzt Dr. H. Heinzelmann, 3. Assistenzart Dr. Cl. Gudden, 4. Assistenzarzt Dr. Fr. Vocke, Assistenzarzt extra statum Dr. K. Ranke.

Bestand 1. Jan. .	1889:	669	(338 M., 331 Fr.)
Abgegangen i. J.	„	219	(112 „, 107 „)

Gestorben i. J. 1889: 84 (60 M., 24 Fr.)
Bestand 31. Dec. „ 680 (338 „ , 342 „).

Die 1859 eröffnete Anstalt wurde 1874—77 erweitert und umgebaut mit einem Gesammtkostenaufwand von 1 634 525 M. Von der früher projektirten Einrichtung einer eignen psychiatrischen Klinik in der Nähe der übrigen klinischen Anstalten wurde Umgang genommen, da die Pferdebahn eine bequeme Verbindung zwischen dem städtischen Krankenhause und der Irren-Anstaltt bildet und leichter als früher die Abhaltung der Klinik in der Anstalt selbst ermöglicht. Eine zweite Kreis-Irrenanstalt mit landwirthschaftlichem Betrieb und möglichst freien Verpflegungsformen wurde 1883 in Gabersee eröffnet. — Allg. Zeitschr. f. Psych. Bd. XII. u. IXX. — Münchener ärztl. Intelligenzblatt Jahrg. 16 u. 18. — Jahresberichte im Generalbericht über die Sanitätsverwaltung in Bayern.

Münchenbuchsee (Canton Bern).

Private Krankenanstalt Straub in Münchenbuchsee, Heil- und Pflegeanstalt zur Aufnahme von Geisteskranken aller Art, sowie von Krankheiten des Nervensystems. — Station Münchenbuchsee, 10 Min. entfernt. Besitzerin: Frau Wittwe Wyss.
Anstaltsarzt: Dr. G. Glaser.

Bestand 1. Januar 1889:	112	(52 M.,	60 Fr.)
Zugegangen . . . . „	53	(29 „ ,	24 „)
Abgegangen . . . „	54	(32 „ ,	22 „)
Davon gestorben . „	8	(— „ ,	— „)
Bestand 31. Decb. „	111	(49 „ ,	62 „).

Gegründet 1847 von Dr. Straub, war die Anstalt anfangs für 10 Patienten bestimmt und wurde allmählich den Bedürfnissen entsprechend erweitert. Wegen Raummangel in der öffentlichen cantonalen Irrenanstalt werden seit einer Reihe von Jahren auch Kranke von Gemeinden und Staat der Anstalt übergeben. Dieselbe ist gegenwärtig im Stande, Geistes- und Nervenkranke jeder Art und jeden Standes zu besorgen. Sie besitzt eine eigne ausgedehnte Landwirthschaft; die Pfleglinge werden daher besonders mit Garten und Landarbeit beschäftigt.

Münster (Prov. Westfalen).

Provinzialanstalt Marienthal, selbständige Irren-Heil- und Pflegeanstalt der Prov. Westfalen für alle Formen der Geisteskrankheit mit der Befugniss, Kranke der verschiedenen Confessionen, sowie auch aus andern Provinzen aufzunehmen. Station Münster.

Aerzte: Direktor und I. Arzt Dr. H. Gerlach, II. Arzt Dr. Farwick, Assistenzarzt Dr. Braun.

Bestand am 31. März	1889:	308	(149 M., 159 Fr.)
Aufgenommen	„	169	(94 „, 75 „)
Entlassen	„	135	(61 „, 74 „)
Davon gestorben . . .	„	19	(10 „, 9 „)
Bestand . . 31. März	„	436	(246 „, 190 „).

Die Anstalt Marienthal wurde am 19. August 1878 mit 46 männl. Kranken aus der Prov.-Anstalt St. Johannes-Hospital zu Marsberg eröffnet, denen sodann bis zum 1. April 1879 von Marsberg aus nochmals 21 m. und 45 w. Kranke, von der Provinzial-Anstalt Bethesda zu Lengerich aber 25 m. und 12 w. Kranke folgten. Im November 1880 wurde ein neues Isolirgebäude fertig gestellt. Im Mai 1881 wurde im Anschluss an das freiliegende Oekonomiegebäude eine kleine Colonie für Kranke eröffnet. Im Mai 1884 traten die für die Provinzialanstalten zu Marsberg und Lengerich bestehenden Aufnahme-Bedingungen auch für die Anstalt Marienthal in Geltung. Am 9. Mai 1888 wurde ein grösseres neu errichtetes Gebäude für halbruhige Frauen, am 11. December 1888 ein weiteres neues Gebäude für halbruhige Männer bezogen und am 15. Januar 1889 ein neues Badehaus in Benutzung genommen. Sämmtliche Neubauten sind mit Warm-Wasserheizung versehen. Die Eröffnung eines neuen Wirthschaftsgebäudes steht bevor und wird gleichzeitig auch die gesammte Anstalt elektrische Beleuchtung erhalten. — Nähere Mittheilungen in den einzelnen Jahresberichten.

Münsterlingen (Canton Thurgau).

Cantonal-Irrenanstalt, öffentl. Irren-Heilanstalt. Station Münsterlingen bei Constanz. Dirig. Arzt: Dr. Walter.

Bestand am 31. Dec.	1888:	159	(71 M., 88 Fr.)
Aufgenommen	1889:	93	(48 „, 45 „)
Abgegangen	„	86	(48 „, 38 „)
Gestorben	„	11	(9 „, 2 „)
Bestand am 31. Dec.	„	155	(62 „, 93 „).

Eröffnet 1839 in den Räumen eines alten Nonnenklosters, 1871 durch Gründung der Pflegeanstalt St. Katharinenthal in etwas von Ueberfüllung befreit. Neuerdings Erweiterung der Anstalt in Aussicht. Die Männerabtheilung liegt auf einer Halbinsel des Bodensees, die Frauenabtheilung getrennt ist unter gleichem Dach mit der cantonalen Krankenanstalt, nur in einem Flügel derselben. Mit der Anstalt ist ein Gutsbetrieb verbunden, 100 Juchert. Die Kranken werden vorwiegend mit landwirthschaftlicher Arbeit beschäftigt.

Alljährlicher Bericht in dem Bericht des Regierungsrathes an den grossen Rath.

Nassau a. d. Lahn (Prov. Hessen-Nassau).

Wasserheilanstalt. Station der Wetzlarer Bahn. Insbesondere gegen Nerven- und Rückenmarkskrankheiten: Hysterie, Hypochondrie, Neurasthenie, Tabes, Epilepsie. Nicht aufgenommen Geisteskranke, wie überhaupt solche, welche eine stete Ueberwachung nöthig haben, trunksüchtig sind, Selbstmordideen haben oder nicht freiwillig in der Behandlung bleiben wollen. Dirig. Arzt: Dr. Poensgen.

Eröffnet April 1882.

Neinstedt a./Harz (Prov. Sachsen).

Neinstedter Anstalten „Elisabethstift" für Blöde und Epileptische. Sie bestehen aus 1) dem in Neinstedt belegenen Erziehungshause für schwachsinnige Knaben (dem eigentlichen Elisabethstift) und dem damit verbundenen Asyl für schwach- und blödsinnige Männer „Gottessorge", 2) dem Asyl „Kreuzhülfe" in Detzel bei Neuhaldensleben, 3) dem Ayl „Kreuzhülfe" in Thale (2. u. 3. für weibliche Schwachsinnige und Epileptiker jeden Alters in Erziehungsanstalt und Asyl abgetheilt), 4) „Gnadenthal“ bei Thale ausschliesslich für epileptische Knaben und Männer. Eisenbahnstation für Neinstedt und die Thale'schen Anstalten: Neinstedt; für Detzel: Neuhaldensleben.

Anstaltsdirektor: Pastor Kobelt in Neinstedt. Vorstand: Landesökonomierath von Nathusius in Halle, Präsident von Scheele in Neinstedt, Stadtrath Brinkmann in Quedlinburg.

Anstaltsärzte: 1) Dr. Schrader in Quedlinburg (Asyl „Gottessorge“ und Elisabethstift zu Neinstedt), 2) Dr. Zernial in Neuhaldensleben (Asyl „Kreuzhülfe“ auf Schloss Detzel), 3) Dr. Bode in Thale (Asyl „Kreuzhülfe“ zu Thale und „Gnadenthal“ bei Thale).

1. Elisabethstift mit Asyl „Gottessorge“ bei Neinstedt:

Bestand 1. Jan. 1889:		150 Pfleglinge
Entlassen . . .	„	3
Gestorben . . .	„	13
Aufgenommen .	„	14
Bestand 1. Jan. 1890:		148.

2. „Gnadenthal“ bei Thale:

Bestand 1. Jan. 1889:		97
Entlassen . . .	„	4
Gestorben . . .	„	8
Aufgenommen .	„	13
Bestand 1. Jan. 1890:		98.

3. „Kreuzhülfe“ zu Thale:

Bestand 1. Jan. 1889:		166
Entlassen . . .	„	6
Gestorben . . .	„	28
Aufgenommen .	„	34
Bestand 1. Jan. 1890:		166

4. „Kreuzhülfe“ auf Schloss Detzel:

Bestand 1. Jan. 1889:		72
Entlassen . . .	„	2
Gestorben . . .	„	7
Aufgenommen .	„	7
Bestand 1. Jan. 1890:		70.

3. Jan. 1861 Eröffnung des Elisabethstiftes durch Johanna Nathusius (geb. 18. Nov. 1828) und August von Nathusius (geb. 22. Sept. 1817); 26. Jan. 1864 des Asyls „Kreuzhülfe" auf Schloss Detzel bei Neuhaldensleben, erste Zweiganstalt des Elisabethstiftes. 1866 Missionssuperintendent D. Hardeland übernimmt die Leitung der Anstalten. 8. Sept. 1869 Eröffnung des Asyls „Gottessorge" in Neinstedt, zweite Filialanstalt des Elisabethstiftes. 1875 Pastor Kobelt übernimmt die Leitung der Anstalten. 3. Jan. 1877 Eröffnung des Asyls „Kreuzhülfe" in Thale, dritte Filialanstalt. 20. Okt. 1882 Einweihung der Hauskapelle zu Kreuzhülfe-Thale. 9. Juli 1884 Eröffnung des Hauses „Gnadenthal", vierte Filiale. 4. August 1886 25jähriges Jubiläum des Elisabethstiftes. 1. Septbr. 1886 Erhebung der Neinstedter Anstalten zu einer Parochie. — Daneben besteht eine Diakonen-Bildungsanstalt, der Lindenhof, welcher mit einem Rettungshause verbunden ist. — Jährlich 3—4 Nummern der „Blätter vom Lindenhofe", herausgeg. von Pastor Kobelt (zu bez. durch d. Post [No. 274a] oder durch d. Herausgeber).

Neuendettelsau (Kreis Mittelfranken).

1. Privat-Pflege-Anstalt für weibliche Blöde und Epileptische. Eigenthum der Diakonissenanstalt. Station Heilsbronn (zwischen Nürnberg und Crailsheim).

Vorsteher: Fr. Meyer, Rektor der Diakonissenanstalt. Arzt: Dr. Hermann Dietlen.

Bestand Anfang	1889:	172
Entlassen . . .	„	9
Gestorben . . .	„	9
Bestand . Ende	„	178.

Die Anstalt ist 1854 von dem Gründer des hiesigen Diakonissenhauses, dem Pfarrer Löhe in's Leben gerufen worden und hat sich aus kleinen Anfängen entwickelt. Seit 1864 besitzt sie ein eigenes Haus, das seitdem zwei Mal durch Anbauten vergrössert wurde. Sie ist im beständigen Wachsen begriffen, da sie für Protestanten die einzige in Bayern ist.

2. Polsingen. Anstalt für männliche Blöde und Epileptische. Filiale von Neuendettelsau. Station Oettingen (Pleinfeld-Lindau).

Vorsteher: Fr. Meyer, Rektor der Diakonissenanstalt Neuendettelsau, Arzt: Dr. Besold in Oettingen.

Bestand Anfang	1889:	115
Entlassen . . .	„	6
Gestorben . . .	„	5
Bestand . Ende	„	115.

Die Anstalt besteht seit 1866, in welchem die Mutteranstalt die männlichen Blöden von der Anstalt trennte und in einem ehemaligen Schlosse in dem Dorfe Polsingen, 8 Std. von Neuendettelsau, unterbrachte. Auch sie ist aus demselben Grunde fortwährend im Zunehmen begriffen. In dem Jahresbericht der Diakonissenanstalt Neuendettelsau wird auch über diese beiden Anstalten Bericht erstattet.

Neusandhorst (Prov. Hannover).

1. Privat-Pflegeanstalt des Herrn H. H. de Buhr zur Aufnahme unheilbarer, nicht gemeingefährlicher Kranker. Die Anstalt bildet eine Haushaltung unter Aufsicht des Besitzers. Station Aurich in Ostfriesland.

Aufsichtführender Arzt: Kreisphysikus Dr. Dütschke in Aurich.

Bestand 1. Jan. 1890: 14 (8 M., 6 Fr.)

Besteht seit 1853 als Anstalt, nachdem den Eltern des jetzigen Besitzers 1833 zwei tobsüchtige Kranke übergeben waren, um sie nach Gutdünken zu pflegen und zu beschäftigen. Der Aufenthalt trug wesentlich zur Beruhigung bei, und in Folge dessen kamen auch andere Kranke. — Die Pfleglinge beschäftigen sich nach Umständen in Garten und Feld, leben Tags über zusammen, sind Nachts und beim Essen Jeder in seiner Zelle. Kostgeld durchschnittlich monatlich 24 M. Mehrere als unheilbar Aufgenommene sind während des Bestehens der Anstalt genesen.

2. Privat-Irrenpflegeanstalt des H. H. Coordes zu Neusandhorst. Arzt: Kreisphysikus Dr. Dütschke in Aurich.

Bestand . . .	Anfang	1889:	13 (5 M., 8 Fr.)
„ . . .	Ende	„	12 (5 „ , 7 „)
Abgegangen resp. gestorben			2 Fr.

Besteht seit **1844**. Neu erbaut und im Mai 1876 bezogen. Die Pfleglinge werden in der dem Besitzer gehörigen Landwirthschaft beschäftigt.

Neuss (Rheinprovinz).

1. Privat-Heil- und Pflegeanstalt der Alexianer-Brüder zu Neuss vor dem Oberthore. Selbständige Anstalt für alle Krankheitsformen des Irrsinns. Nur für Männer. In ihrer Aufnahme in Bezug auf einen Bezirk nicht eingeschränkt. Sie hat die Berechtigung, auch freiwillige Pensionäre aufzunehmen. Station Neuss.

Vorsteher Böcker, Anstaltsarzt: Kreisphysikus, Sanitätsrath Dr. Schruff.

Bestand Anfang	1889:	119	Geisteskranke u.	8 Pensionäre.
„ Ende	„	113	„ „	5 „
Abgegangen . .	„	12		
Gestorben . . .	„	19		

Gegründet 1497, beschäftigt sich die Anstalt neben Krankenpflege auch mit Irrenpflege seit über 100 Jahren. Der Neubau der Anstalt geschah 1869 und entspricht den Anforderungen, welche an neuere Irrenanstalten gestellt werden. — Anstaltsprospekt.

2. Privat-Heil- und Pflegeanstalt zum heiligen Joseph für weibliche Geisteskranke aller Confessionen, 5 Min. von der Stadt entfernt. Eigenthum des Ordens der barmherzigen Schwestern (Augustinerinnen).

Dirigirender Anstaltsarzt: Dr. med. Esser zu Neuss.

Bestand Anfang	1889:	157
Aufgenommen .	„	40
Entlassen . . .	„	11
Gestorben . . .	„	15
Bestand . Ende	„	171.

Eröffnet im Herbst 1858 mit nur wenigen Kranken; bei der stets wachsenden Frequenz derselben waren mehrmals bauliche Erweiterungen nothwendig. 1889 wurde ein sehr geräumiger Flügel angebaut, sodass die Anstalt jetzt bequemen Raum für 330 Kranke hat, besonders auch sehr komfortable Räume für Kranke der besseren Stände. Die Anstalt liegt auf einer sanften Anhöhe in der Nähe fliessenden Wassers, umgeben von Gärten und Anlagen. Sie ist in Rechteckform gebaut (Corridorsystem) auf ca. 3000 qm. Grundfläche mit einem sie umgebenden Areal von ca. 19000 qm., hat Heisswasser- und Niederdruckdampfheizung u. s. w. — Bäder-Almanach v. 1889, Frankfurt a./M. — Berlin bei R. Mosse.

Neustadt (Prov. Westpreussen).

Provinzial-Irrenanstalt für Westpreussen, vorzugsweise Heilanstalt, für alle Krankheitsformen. — Station Neustadt der Stettin-Danziger Bahn, 1 km entfernt.

Aerzte: Direktor Dr. Richard Kroemer, 2. Arzt Dr. Alfred Dluhosch, Assistenzarzt Dr. Kurt Taubner, Volontairarzt Kurt Koegler.

Bestand 1. April 1889:	382	(174 M.,	208 Fr.)
Zugegangen . 1889/90:	142	(73 „ ,	69 „)
Verpflegt . . . „	524	(247 „ ,	277 „)
Abgegangen . „	67	(26 „ ,	41 „)
Gestorben . . „	31	(17 „ ,	14 „)
Bestand 1. April 1890:	426	(204 „ ,	222 „).

Eröffnet Oktober 1883. Die Provinz Westpreussen besass ursprünglich nur eine Irrenanstalt in Schwetz, die seit Jahren überfüllt war und in welche deshalb alljährlich nur eine geringe Anzahl von Kranken aufgenommen werden konnte. Die Mehrzahl musste in der Heimath in unauskömmlichen Verhältnissen ein trübes Dasein fristen. Bald nach der Trennung der beiden Provinzen Ost- und Westpreussen, die bis zum Jahre 1878 eine gemeinsame Verwaltung hatten, beschloss der westpreussische Landtag vom Jahre 1881 die Errichtung der 2. westpreussischen Irrenanstalt zu Neustadt W./Pr. für 400 Kr. Der Bau wurde beschleunigt, sodass die Anstalt bereits Oktober 1883 eröffnet werden konnte. Die Ausführung geschah in General-Entreprise durch die bewährte Firma Gropius und Schmieden in Berlin für den Gesammtpreis von 1 310 000 M., hierzu kommen Nebenkosten von 130 000 M., sodass der ganze Bau 1 440 000 M. kostet d. i. pro Kopf 3 600 M. Die Anstalt liegt 1 km von der Kreisstadt Neustadt entfernt, in einer landschaftlich sehr bevorzugten Gegend; sie besitzt grosse Gärten, einen ca. 40 ha grossen Wald, der parkartig umgearbeitet ist resp. wird und ca. 50 ha Ackerland, sowie ein 2,5 ha grosses Rieselfeld. Die Landwirthschaft wird mit Kranken betrieben und ergiebt einen alljährlich zunehmenden Reingewinn, der im verflossenen Jahre 12 763,62 M. betrug. — Die Anstalt ist gegenwärtig überfüllt und wird zur Zeit durch Errichtung von 2 Lazarethgebäuden für je 25 körperlich Kranke erweitert. Die Unterhaltungskosten (wohl die niedrigsten in Deutschland) betragen für die I. Klasse 1500, für die II. Klasse 750 und für die III. Klasse 300 M. jährlich. Sämmtliche Communal- und Landarme erhalten Freistellen. Die innere Einrichtung ist comfortable und zweckmässig. Das Aufnahmeverfahren ist durch das im Oktober 1889 eingeführte neue Reglement sehr erleichtert. — Veröffentlichungen über die Anstalt in den Jahresberichten, deren erster eine Beschreibung derselben, sowie die Baupläne enthält.

Neuwied (Rheinprovinz).

Privat-Kranken- und Pflegeanstalt für Irre. Station Neuwied. Rgbz. Coblenz.

Arzt: Dr. Betzhold.

Bestand 1. Jan. 1889/90: 22 (1 M., 21 Fr.)
Abgegangen . . „ 10
Gestorben . . . „ 1.

Eröffnet 12. August 1880.

Nieder-Kunzendorf (Prov. Schlesien).

Fürstbischöfliche Erziehungsanstalt für schwachsinnige bildungsfähige Kinder bei Freiburg (Kreis Schweidnitz).

Anstaltsarzt: Dr. Kretschmann.

Bestand . . . Okt. 1888:	30	(16 Knab., 14 Mädch.)
Aufgenommen 1888/89:	5	(4 „ , 1 „)
Abgegangen „	7	(2 „ , 5 „)
Davon gestorben „	1	(an Diphth.)
Bestand . . . Okt. 1889:	28	(18 Knab., 10 Mädch.).

Gegründet 1885 von Fürstbischof Dr. Robert Herzog in dem Malteserkrankenhaus (Josephinenstift), eröffnet 1. Okt. 1885 mit 7 Zöglingen (3 m. und 4 w.), deren Zahl bis 1. Juli 1886 auf 24 anwuchs. (Errichtung einer 2ten Unterrichtsklasse, Anstellung einer Lehrerin). Seit dem 3. Verwaltungsjahr beträgt die Zahl der Zöglinge durchschn. 30. Die Anstalt wird auf Rechnung des Fürstbischofs geführt, während die Schlesischen Malteser-Ritter nur die nöthigen Wohnungsräume gewähren. Das Wartepersonal bilden barmherzige Schwestern, Borromäerinnen aus Trier. — „Erster Bericht der Fürstbischöflichen Erziehungsanstalt für schwachsinnige bildungsfähige Kinder zu Nieder-Kunzendorf bei Freiburg i. Schl.", Breslau 1887, bei R. Nischkowsky (16 S.).

Niedernhart (Kronland Ober-Oesterreich).

Oberösterreichiche Landes-Irrenanstalt. Oeffentl. selbst. Heil- und Pflege-Anstalt. Station Linz a. d. Donau.

Aerzte: Dr. Fr. Schnopfhagen, Primararzt; Dr. Max Keppelmayr, 1. Hausarzt; Dr. Carl Wagner, 2. Hausarzt.

Bestand Anfang 1889:	437	(223 M., 214 Fr.)
Abgegangen . . „	113	(59 „ , 54 „)
Gestorben . . . „	43	(22 „ , 21 „)
Bestand . Ende „	469	(241 „ , 228 „).

In dem seit 1645 bestehenden Pest-Lazarethe waren bereits im J. 1768 Geisteskranke untergebracht; 1788 übersiedelten aus diesem Lazarethe die (2 männl. u. 6 weibl.) Geisteskranken in das sogen. Prunner-Stift, in welchem sie neben Pfründnern, Schwangeren, Gebärenden, Findelkindern und Lustsiechen bis 1833 verblieben; von dieser Zeit ab wurde das Prunner-Stift den zahlreicher werdenden Geisteskranken allein eingeräumt; am 22. Sept. 1867 wurde die für 250—300 Kranke erbaute neue Anstalt Niedernhart feierlich eröffnet; 1880 wurde der Ankauf eines angrenzenden Gütchens mit über 5 ha Grund beschlossen und am 23. Juli 1881 von 20 Pfleglingen bezogen, die unter Leitung eines Gärtners sich mit Gartenwirthschaft beschäftigen. Das Gut brannte am Charfreitag den 27. April 1882 ab und war durch eine Zeit in Gefahr als Brandstätte verkauft zu werden, was durch den Primararzt verhindert wurde; nach vollendeter Wiederherstellung wurde das Gebäude am 17. Mai 1883 neuerlich von 26 Kranken mit 2 Wärtern bezogen. Am 26. Juli 1888 wird die 14 Zellen und 26 Betten in 2 grossen Sälen enthaltende neue Abtheilung für Unruhige auf der Frauenseite bezogen. Seit 1. Okt. 1885 besteht die „eigene Regie“ in der Anstalt und wurden zur Leitung der Küche die barmherzigen Schwestern v. Heil. Vincenz v. Paul berufen.

„Dr. C. Maas, gew. Assistenzarzt der Irren-Heilanstalt Niedernhart f. d. Prov. Ober-Oesterreich u. Armenarzt in Linz: Praktische Seelenheilkunde. Wien, bei Rohrmann 1847.“ „Dr. Knörlein, Primararzt: Die Irrenangelegenheiten Oesterreichs. Ein Vorwort zur Begründung einer Landes-Heilanstalt für Geistes- und Gemüthskranke. Linz bei Fink 1851.“ „Bergthaler, Carl: Statistische Daten betreffend die Gebär-, Findel- u. Irrenanstalt zu Linz. Linz, bei Wimmer 1864.“ „Dr. Knörlein, Beiträge zur Organisirung der landschaftlichen Heil- u. Pflege-Anstalten für Seelengestörte zu Niedernhart. Linz 1866.“ „Dr. Knörlein: Kurz gefasste Geschichte der Heilanstalten und des Medicinalwesens in Linz, 1855.“ „Dr. Schasching, Primararzt: Die oberösterreichische Landes-Irrenanstalt zu Niedernhart, 1873.“

Nietleben vgl. **Halle.**

Nossen (Kgr. Sachsen).

Landes-Anstalt für schwachsinnige Mädchen zu Nossen. Station Nossen der Bahn Dresden-Döbeln-Leipzig.

Direktor: Pastor Bessler; Hausarzt: Dr. Polenz.

Bestand Anfang 1889:		105
Abgegangen . .	„	5

Gestorben . . .	1889:	3
Bestand . Ende	„	119.

Besteht seit 1. Juni 1889. An diesem Tage wurde die 1845 gegründete, 1846 eröffnete staatliche Erziehungsanstalt für bildungsfähige blödsinnige Kinder zu Hubertusburg aufgehoben und in 2 neue Anstalten, für Knaben zu Grosshennersdorf, für Mädchen zu Nossen, verlegt (cf. Hubertusburg). — Bis jetzt 3 Berichte, zur Zeit vergriffen.

Ober-Döbling cf. **Wien.**

Obernigk (Prov. Schlesien).

Dr. Kleudgen'sche Heil- und Pflegeanstalt für Nerven- und Gemüthskranke. Station Obernigk bei Breslau.

Aerzte: Direktor Dr. Wiemar Kleudgen, Assistenzarzt Dr. Felix Hayn.

Bestand Anfang	1889:	55	(30 M., 25 Fr.)
Entlassen . . .	„	37	(21 „ , 16 „)
Gestorben . . .	„	9	(7 „ , 2 „)
Bestand . Ende	„	59	(32 „ , 27 „).

Am 1. November 1881 eröffnet, von dem jetzigen Besitzer errichtet und zunächst zur Aufnahme von 15 Kranken eingerichtet, wurde die Anstalt nach und nach vergrössert und hat jetzt 60 eingerichtete Plätze je 30 für männl. und weibl. Kranke.

Osnabrück (Prov. Hannover).

Provinzial-Irren-Heil- und Pflegeanstalt für die Provinz Hannover. Station Osnabrück zwischen Koeln und Hamburg.

Aerzte: Direktor: Geh. Sanitätsrath. Dr. Aug. Meyer, 2. Arzt: Dr. Adolf Meyer, 1. Assistenzarzt: Dr. Winter, 2. Assistenzarzt: vacat.

Bestand Anfang	1889:	464	(180 M., 284 Fr.)
Aufgenommen .	„	122	(34 „ , 88 „)
Verpflegt . . .	„	586	(214 „ , 372 „)
Entlassen . . .	„	88	(26 „ , 62 „)

Gestorben . . . 1889: 37 (9 M., 28 Fr.)
Bestand . Ende „ 461 (179 „ , 282 „).
Höchster Bestand . . : 469 (182 „ , 287 „).

Eröffnet am 1. April 1868. Die im Werke von Funk und Rasch veröffentlichten Pläne sind ganz umgearbeitet und daher nicht mehr zutreffend. Wie Hildesheim und Göttingen nimmt auch Osnabrück Kranke aus allen Theilen der Provinz auf. 1876 wurde die an die hintere Frauenstation sich anschliessende 2stöckig im Pavillon-Stile erbaute, für 60 sieche und unruhige Frauen berechnete Abtheilung bezogen, 1876 ein neben der Anstalt gelegenes Ackergut von 19.5 ha erworben, wo 1 Knecht, 2 Wärter und 19 Kranke untergebracht sind. 1878 wurde das innerhalb des Anstaltsgebietes gelegene Gertrudenkloster umgebaut, worin 100 Frauen Aufnahme finden können.

Owinsk (Prov. Posen).

Provinzial-Irren-Anstalt, öffentliche selbständige Heil- und Pflege-Anstalt für die Provinz Posen. Auf 650 Kranke beiderlei Geschlechts eingerichtet. Station Posen, 15 km entfernt, durch Post, Telegraph und Omnibus verbunden.

Aerzte: Direktor und 1. Arzt Dr. Jac. Kayser, 2. Arzt Dr. H. Teichert, 1. Assistenzarzt Dr. Kloss, 2. Assistenzarzt Dr. Beleites, die Volontärarztstelle ist zur Zeit unbesetzt.

Bestand am 1. Jan. 1889: 583 (290 M., 293 Fr.)
Entlassen . . . . . . „ 45
Gestorben . . . . . . „ 44
Bestand am 31. Dec. „ 622 (308 M., 314 Fr.).

Die Anstalt wurde aus einem früheren Cistercienser-Nonnenkloster in den Jahren 1835—1837 zu einer Irren-Heil-Anstalt umgebaut und eingerichtet und am 15. Jan. 1838 der erste Geisteskranke in dieselbe aufgenommen. Anfänglich nur für 100 Kranke eingerichtet, wurden 1856 die Stellen auf 120 vermehrt. Nachdem schon gleich bei der Errichtung der Heilanstalt die spätere Errichtung einer Bewahranstalt in Aussicht genommen war, wurde seit dem Jahre 1845 die Nothwendigkeit einer Vergrösserung resp. Erweiterung der Anstalt als dringendes Bedürfniss anerkannt und dementsprechend verschiedene Pläne entworfen, von denen 1848 einer grosse Aussicht hatte, ausgeführt zu werden. Aber erst der 15. Provinzial-Landtag 1868 beschloss, ein Areal von 25 ha in unmittelbarer Nähe der bestehenden Anstalt, von dem Garten derselben nur durch die von Posen nach Bromberg führende Chaussee getrennt, anzukaufen, und auf demselben eine neue Anstalt im Pavillon-System zu erbauen und nach Fertigstellung derselben die alte Anstalt umzubauen und durch Aufsetzen eines neuen Stockwerkes zu vergrössern.

Die neue Anstalt, ein Rohbau, wurde hierauf in den Jahren 1870—73 errichtet, 1874 fertiggestellt und ausgestattet für vorläufig 200 später für 380 Kranke und am 9. Sept. desselben Jahres mit den sämmtlichen 133 Kranken aus der alten Anstalt belegt. Dieser Bau wurde 1876 auf der internationalen Ausstellung für Gesundheitspflege und Rettungswesen zu Brüssel mit der grossen goldenen Preismedaille gekrönt. In den Jahren 1875—77 wurde darauf die alte Anstalt um- und aufgebaut resp. gründlich total renovirt, 1878 ausgestattet und am 21. Okt. desselben Jahres wieder mit Kranken belegt. Auch sie ist ursprünglich für 200 später für 270 Kranke eingerichtet. Beide räumlich getrennten Anstalten stehen unter einer Direktion, ergänzen sich gegenseitig und führen nach dem vom königl. Ministerium bestätigten neuen Reglement vom 11. März 1878 die Bezeichnung: „Provinzial-Irrenanstalt der Provinz Posen“. In unmittelbarer Nähe der neuen Anstalt ist eine Meierei erbaut, in der der Meier mit seiner Frau und 8 Kranke wohnen. Ein 1888 und 1889 als Wärterfamilienhaus erbautes Gebäude ist wegen Raummangel zur Zeit mit 20 Kranken belegt. Beide Anstalten haben Dampfküchen, Wasserleitung und Gasbeleuchtung. Die Waschküche ist in der neuen Anstalt und neben dem Dampfbetrieb auch zum Handbetrieb eingerichtet.

Pankow (Prov. Brandenburg).

1. **Richter**'sche (früher **Mendel**'sche) **Privat-Heil- und Pflegeanstalt** für Gemüths- und Geisteskranke zu Pankow bei Berlin,

Breitestrasse 18/19, Pestalozzistrasse 7/8 und Breitestrasse 1. Haltestelle Pankow der Stettiner- und Stadtbahn und Station der Pferdebahn von Berlin.

Aerzte: Chefarzt Sanitätsrath u. kgl. gerichtl. Stadtphysikus Dr. Mittenzweig seit Aug. 1889, Assistenzärzte: Dr. Kalischer (Privatanstalt), Dr. Stahn (Communal-Anstalt).

A. Privat-Abtheilung:

Bestand Anfang	1889:	48	(31 Herren,	17 Damen)	
Abgegangen . .	„	34	(21 „	13 „	)
Gestorben . . .	„	13	(8 „	5 „	)
Bestand . Ende	„	57	(34 „	23 „	).

B. Communal-Abtheilung:

Bestand Anfang	1889:	120	(91 Männer,	29 Frauen)	
Abgegangen . .	„	3	(3 „	— „	)
Gestorben . . .	„	15	(14 „	1 „	)
Bestand . Ende	„	142	(105 „	37 „	).

Die Anstalt wurde am 1. Nov. 1868 vom Professor Mendel gegründet. Am 1. Mai 1881 übernahm dieselbe Dr. Richter mit einem Bestand von 6 Krankenhäusern, vergrösserte sie im December 1881 um ein 7tes Gebäude (Pestalozzistr. 8) für Aufnahme von Communalkranken der Stadt Berlin und gründete Sommer 1884 die Colonie Breitestr. 1 mit einem grossen Gebäude für Communal- und Provinzialkranke männlichen Geschlechts. Dieselbe besitzt ein Areal von 26 Morgen, welche zur Bewirthschaftung für die Kranken dienen. 1887 wurde auf diesem Terrain ein 2. grosser Bau in Angriff genommen, und nach seiner Vollendung die Vertheilung der Kranken derart geordnet, dass sämmtliche Privatkranken auf die Gebäude Breitestrasse 18/19 resp. Pestalozzistr. 7/8 vertheilt, während sämmtliche Communalkranke nach der Breitenstr. 1 verlegt wurden, sodass nunmehr eine völlige Trennung der Privat- und Communal-Anstalten besteht. Zur Privat-Anstalt gehört ein grosser, mit alten Bäumen besetzter Park, während die Communal-Anstalt erst seit ihrer Entstehung nach und nach mit Neu-Anpflanzungen versehen ist. Gegenwärtig hat die Privat-Anstalt 58, die Communal-Anstalt 164 Kranke.

2. **Kurhaus für Nervenkranke** in Pankow, Breite Strasse 32. Für Nervenkranke aller Art, vor Allem solche mit funktionellen Störungen des Nervensystems.

Aerzte: Besitzer und dirigirend. Arzt Dr. Rud. Gnauck, Dr. Paul Nonnig, Dr. Möhring.

Bestand Anfang	1889:	38
Abgegangen . .	„	92
Bestand . Ende	„	40.

Eröffnet im September 1883 mit 11 M. grossem Park.

Pergine (Italienisch-Tirol).

Tiroler Landes - Irren - Heil - und Pflegeanstalt zu Pergine bei Trient.

Aerzte: Direktor und Primärarzt Dr. H. Sterz, Sekundärarzt Dr. A. Waldhart, Assistenzarzt Dr. H. Moser.

Bestand . 1. Jan.	1889:	238	(125 M.,	113 Fr.)
Abgegangen . . .	„	106	(60 „,	46 „)
Gestorben	„	25	(14 „,	11 „)
Bestand 31. Dec.	„	242	(120 „,	122 „).

Eröffnet 19. Oktob. 1882. Nach Zutransferirung von 91 nach Italienisch-Tirol zuständigen Kranken wurden bis Ende 1889 noch 1098 Kranke aufgenommen. [Gesammtaufnahme demnach 1189, davon entlassen als genesen 318 (26,8 %), gebessert 157 (13,2 %), ungeheilt 349 (29,3 %), gestorben 122 (10,2 %)]. 1886 wurde — ohne Zubauten — der Belegraum von 200 auf 240 erhöht. — Alljährlicher Bericht.

Pforzheim (Grossh. Baden).

Oeffentliche Heil- und Pflegeanstalt. Station Pforzheim.

Aerzte: Direktor Dr. G. Fischer, II. Arzt Dr. F. Müller, Assistenzarzt C. Moser.

Bestand am 31. Dec.	1888:	675	(323 M.,	352 Fr.)
Aufgenommen	1889:	113	(59 „,	54 „)
Entlassen	„	197	(95 „,	102 „)
Gestorben	„	55	(26 „,	29 „)
Bestand am 31. Dec.	„	536	(261 „,	275 „).

169 Kranke wurden in die neue Anstalt bei Emmendingen abgegeben. Seit 1322 als Spital für „elende u. arme Siechen" von Frau Markgräfin Luitgard gegründet. Es fanden nach Akten auch Seelengestörte dort Aufnahme. 1699 durch die Franzosen eingeäschert, wurde die Anstalt wieder aufgebaut als Landeswaisenhaus, das auch Pfründner, Kranke, Geisteskranke und Sträflinge aufnahm. 1758 wurde verordnet, dass nur Waisen, Wahnsinnige und Abscheu erregende Kranke, wie Epileptische, Krebsige u. s. w. Aufnahme fänden. Das Waisenhaus wurde 1804 aufgelöst und die Waisen einzelnen Familien übergeben. Der nunmehrige erste eigene Arzt wurde Dr. J. Ch. Roller, dem 1814 Dr. Groos folgte. Neugebaut 2 Zellen und schönes Sectionshaus. Beschreibung cf. Fischer, Zeitschrift für Psych. Bd. 33 u. Bd. 34.

Pfullingen (Kgr. Württemberg).

Privat-Heil- und Pflegeanstalt für Psychisch-Kranke im K. Württ. Oberamt Reutlingen. — Station Reutlingen, 3 km, Stuttgart-Tübinger Linie.

Aerzte: Hofrath Dr. Otto Flamm, Besitzer und Direktor; Dr. med. Merz aus Cassel und Dr. med. Kuhnen aus Luxemburg, Assistenzärzte; Dr. med. Gayler von Reutlingen, zur Zeit Volontärarzt.

Bestand . . 1. Januar 1889:	483	(243 M.,	240 Fr.)
Davon { Staatspfleglinge:	360		
Davon { Privatpfleglinge:	123		
Abgegangen 1889:	110	(62 „ ,	48 „)
Gestorben. . . . . . . „	39	(17 „ ,	22 „)
Bestand 31. December „	513	(256 „ ,	257 „)
Darunter { Staatspfleglinge:	382		
Darunter { Privatpfleglinge:	131.		

1844 von dem Vater des jetzigen Vorstandes im Schloss von Pfullingen gegründet, das 1563 von Herzog Christof von Württemberg auf dem Grunde der alten Remp'schen Burg erbaut wurde. Reorganisation nach den Grundsätzen der modernen Psychiatrie durch den jetzigen Besitzer, welcher in seinem ersten Jahresbericht ein Bild der äussern und innern Verhältnisse seiner Anstalt herausgegeben hat. Derselbe hat auch für die Errichtung einer Colonie Alte-Burg seit dem Jahre 1881 Sorge getragen. Die Anstalt hat im Jahre 1884 ihr 40jähriges Jubiläum gefeiert, wobei dem Direktor das Ritterkreuz des Kön. Württ. Friedrichsadlers I. Classe verliehen wurde. — „Die Heil- und Pflegeanstalt Pfullingen in ihren ersten 10 Jahren. Ein Bild äusserer und innerer Verhältnisse, herausgeg. von Hofrath Dr. Otto Flamm. Mit Abbildungen, Reutlingen 1880, S. 94.“ „Zweiter Anstalts- und Festbericht der Heil- und Pflegeanstalt Pfullingen, herausgeg. von Hofrath Dr. Otto Flamm, mit Abbildungen. Tübingen, Osiandrische Buchhandlung 1884.“ „Monographie der Colonie Alte-Burg für Psychisch-Kranke der Heil- und Pflegeanstalt Pfullingen, herausgeg. von Hofrath Dr. Otto Flamm, Tübingen, Osiandrische Buchhandlung 1890, II. vermehrte Auflage.“ „Dritter Bericht der Heil- und Pflegeanstalt Pfullingen, 5 Jahre umfassend, Osiandrische Buchhandlung 1889, herausgeg. von Hofrath Dr. Otto Flamm.“

Pinneberg (Prov. Schleswig-Holstein).

Privatheilanstalt für Geisteskranke. Besitzer und Direktor: Kreisphysikus Dr. L. H. F. Wenck.

Aufgenommen 1889 . . : 12 (7 M., 5 Fr.)
Entlassen und gestorben: 0.

Eröffnet 1889.

St. Pirminsberg (Canton St. Gallen).

Oeffentliche selbständige Heil- und Pflegeanstalt für den Canton St. Gallen. — Station Ragaz.

Aerzte: Direktor E. Laufer, Assistenzarzt Dr. J. Jörger.

Bestand . . . am	1. Januar 1889:	312	(151 M.,	161 Fr.)
Abgegangen	„	72	(46 „,	26 „)
Gestorben	„	24	(15 „,	9 „)
Bestand . . . . am	31. Dec. „	323	(153 „,	170 „).

Aug. 1847 unter Dr. Ellinger eröffnet. Vorher Benedictinerkloster. Sommer 1848 Bezug der Colonie St. Margarethenberg

(24 Kranke). 1867—69 Umbau-Vergrösserung der Anstalt mit einem Kostenaufwand von 720 000 Frcs. Seitdem Torralbau (Dependence für 24 ruhige, blöde Frauen in der Nähe der Anstalt), Zellenneubau, Trinkwasser- und Hydrantenleitung, Abortumbau (fosses mobiles). Anstalt für 250 Kranke berechnet; seit Jahren, besonders auf den unruhigen Abtheilungen überfüllt. Entlastung in 2 Jahren in sicherer Aussicht durch das Asyl in Wyl, mit dessen Bau bereits begonnen worden ist. Direktoren seit Eröffnung der Anstalt: Ellinger, Stucki, Zinn, Henne, Weller, Laufer.

Pirna (Königr. Sachsen).

Privatheilanstalt für Gemüths- und Nervenkranke. Aerzte: Dr. med. R. H. Pierson, Direktor, Dr. med. Hugo Gellhorn, I. Assistenzarzt, Dr. med. Max Matthes, II. Assistenzarzt, (vom 15. Sept. 90 ab: Dr. med. Paul Faltin II. Assistenzarzt).

Bestand am 1. Jan. 1889:	73	(40 M.,	33 Fr.)
Aufgenommen . . .	„	79	(47 „,	32 „)
Abgegangen	„	68	(39 „,	29 „)
Gestorben	„	11	(7 „,	4 „).

Von Dr. med. Ernst Pienitz, dem ersten Direktor des Sonnenstein (1811) wurden Privat-Kranke zunächst in den Räumen dieser Anstalt verpflegt. Später bei zunehmender Zahl dieser Kranken kaufte Pienitz nach und nach 3 Grundstücke in der Stadt Pirna an, woselbst er seine Privatpatienten aufnahm. Seit 1833 befindet sich die Anstalt auf dem jetzigen Grundstück und wurde durch die Nachfolger von Pienitz, Dr. med. Anton Dietrici (1853—1866), Dr. med. Friedrich Oscar Lehmann (1868—1884), Dr. med. R. H. Pierson (seit 1. Sept. 1884) wesentlich erweitert. — 2 Berichte sind veröffentlicht.

1891 siedelt die Anstalt nach dem durch Neubauten erweiterten „Lindenhof" über.

Plagwitz (Provinz Schlesien).

Provinzial-Irren-Heil- und Pflegeanstalt. Bahnstation Loewenberg (20 Min. von Plagwitz entfernt).

Aerzte: Direktor Dr. W. Petersen-Borstel, 2. Arzt: Wefers.

Bestand Ende des Etatsjahres	1888/89:	227	(123 M., 104 Fr.)
Verpflegt . . . im Etatsjahre	1889/90:	243	(130 „ , 113 „)
Aufgenommen „	„	16	(7 „ , 9 „)
Entlassen . . . „	„	8	(3 „ , 5 „)
Gestorben . . „	„	8	(3 „ , 5 „)
Bestand Ende des Etatsjahres	„	227	(124 „ , 103 Fr.).

Das im Jahre 1550 erbaute Schloss Plagwitz wurde 1824 von dem Liegnitzer Departements-Verband zur Errichtung einer Irren- und Siechenanstalt käuflich erworben. Dasselbe ward Nov. 1826 von den Ständen übernommen und als Irren-Pflege-Anstalt eröffnet. Die Anstalt umfasste damals ca. 100 Plätze (zur Hälfte Frauen, zur Hälfte Männer). Bei Eröffnung der neuen Provinzial-Irren-Anstalt Bunzlau wurde die Plagwitzer Anstalt 1863 geschlossen; 1868 jedoch wieder eröffnet, da bis dahin die Bunzlauer Anstalt völlig besetzt und eine Vermehrung der Krankenplätze für die Provinz nothwendig war. In den Jahren 1874—76 fand eine Vergrösserung der Anstalt durch Aufführung eines besonderen Krankenhauses und eines Männerhauses für 120 Kranke statt, während das alte Schloss Frauenhaus wurde. Seitdem fasst die Anstalt 222 Kranke (120 M., 102 Fr.). In den letzten Jahren sind zwei Bauerngüter von der Anstalt erworben, auf denen zur Zeit Landhäuser für ruhigere Kranke errichtet werden. Ein zweites Krankenhaus ist im Bau begriffen. Nach Abschluss der jetzigen Erweiterungsbauten wird die Anstalt etwas über 300 Kranke aufnehmen können.

Pöpelwitz bei Breslau (Prov. Schlesien).

Privat-Heil- und Pflegeanstalt für Gemüthskranke. Station Breslau, 1/2 Stunde entfernt.

Besitzer und Direktor: Dr. P. Eicke.

Bestand 1. Jan.	1889:	43	(18 M., 25 Fr.)
Abgegangen . . .	„	36	(20 „ , 16 „)
Gestorben	„	3	(3 „ , — „)
Bestand 31. Dec.	„	45	(21 „ , 24 „).

Eröffnet 17. Febr. 1852, gegründet von Professor H. Neumann, übernommen und neu eingerichtet Oktober 1881 von Dr. Eicke; seit 1885 für eine doppelte Anzahl Kranker vergrössert. — Anstaltsbericht über die ersten 10 Jahre des Bestehens.

Posen (Prov. Posen).

Städtische Irren-Anstalt, Abtheilung des städtischen Krankenhauses; öffentliche Heil- und Pflegeanstalt für den Stadtbezirk Posen, ausnahmsweise auch für den Landbezirk.

Aerzte: Dirigir. Arzt Dr. Schönke, Assistenzarzt Dr. Apolant.

Bestand 1. Jan.	1889:	52	(18 M., 34 Fr.)
Zugegangen . .	„	103	(63 „, 40 „)
Verpflegt . . .	„	155	(81 „, 74 „)
Abgegangen . .	„	80	(54 „, 26 „)
Gestorben . . .	„	12	(6 „, 6 „)
Bestand 1. Jan.	1890:	63	(21 „, 42 „).

Besteht seit 1849. Die Anstalt befindet sich in dem früheren Franziskanerkloster sowie in einem Neubau, welcher früher die Brauerei des Klosters gebildet haben soll. Ursprünglich wurden nur unheilbare Kranke zur Verpflegung untergebracht. Gegenwärtig werden stadtarme Kranke auch in ihr behandelt. Patienten aus den besseren Ständen werden zuweilen interimistisch bis zu ihrer Unterbringung in der Provinzialanstalt zu Owinsk aufgenommen.

Potsdam (Prov. Brandenburg).

1. Irrenabtheilung des städtischen Allgem. Krankenhauses. Aerzte: Dirigir. Arzt Dr. Paul La Pierre, Assistenzärzte: Dr. Crüger (Männerstation), Dr. Engel (Frauenstation).

Aufgenommen .	56	(33 M., 23 Fr.)
Entlassen	40	(26 „, 14 „)
davon geheilt .	15	(8 „, 7 „)
„ gebessert	7	(4 „, 3 „)
„ evakuirt	18	(14 „, 4 „)

Gestorben		1 (1 M., — Fr.)
Bestand. . .	1890:	15 (6 „ , 9 „).

Eröffnet 14. Oktober 1774.

2. Wilhelmsstift, Erziehungsanstalt für blödsinnige Kinder der Prov. Brandenburg, selbständige Privatanstalt. Vorstand: 12 Mitglieder, deren Vorsitzender Pfarrer Coulon in Potsdam ist. Inspektor: Grossmann.

Hausarzt: Stabsarzt Dr. Reger vom Kadettenhaus Potsdam.

Bestand 1. Januar	1889:	102 (74 m., 28 w.)
Abgegangen	„	9
Gestorben	„	2 (1 „ , 1 „)
Bestand 31. December	„	114 (85 „ , 29 „).

29. Oktober 1865 in einem von der verstorb. Frau Präsident von Voss dem gleichfalls verstorb. Sup. Schultz dazu geschenktem Hause mit grossem Garten, Feld und Wiese gegründet. 1868 wurde ein Neubau aufgeführt, der im Oktober 1869 mit 24 Zöglingen bezogen wurde, und 1883/84 ein grösserer Flügel angebaut. Das ursprüngliche Haus wurde wegen Baufälligkeit 1884 abgebrochen und theilweise zu neuen Oekonomiegebäuden hinter dem Hauptgebäude verwandt. Die Anstalt hat nun Platz für 150 Kinder. Von selbst entwickelte es sich, dass auch ältere Blöde blieben. — In den ersten Jahren wurden Jahresberichte über die Anstalt herausgegeben, auch erschienen von Zeit zu Zeit Berichte in dem „Evangelischen Gemeindeboten“ (zum Besten des Wilhelmsstifts von Hofprediger Rogge herausgegeben). Jetzt geschieht dies nicht mehr. Das Jahresfest wird hauptsächlich durch eine öffentliche Prüfung der Zöglinge gefeiert.

3. Anstalt für Epileptische.

Vorsteher: Pastor Burk; Arzt: Dr. La Pierre.

Bestand . . Anfang	1889:	82 (34 M., 48 Fr.)
Aufgenommen . . .	„	30 (17 „ , 13 „)
Verpflegt	„	112 (51 „ , 61 „)
Entlassen	„	24 (9 „ , 15 „)

Gestorben . . . . . . 1889: 1 (1 M., — Fr.)
Bestand Ende . : . . „ 87 (41 „ , 46 „)
(Bestand am 3. Juli 1890: 99).

Begründet durch den Provinzialausschuss für Innere Mission, eröffnet am 3. Juli 1886, juristische Persönlichkeit 11. Aug. 1886; bestimmt vorläufig für arbeitsfähige (schulfähige) Epileptische der Provinz Brandenburg; das ganze Personal evangelisch; Patienten jeden Glaubenbekenntnisses zulässig; seit 3. Juli 1890 für 140 Patienten eingerichtet. Pflegerinnen: Schwestern des Elisabethkrankenhauses zu Berlin; Pfleger: Brüder des Johannesstiftes in Berlin. Schule: nach dem Geschlechte getrennt. Eingerichtet für III. Klasse, sowie in sehr beschränktem Umfange für II. Klasse. Vorgesehen sind 3 Klassen. Finanzlage günstig, doch 111 000 M. Schulden.

Prag (Kgr. Böhmen).

1. **Königl. böhm. Landes-Irren-Heil- und Pflege-Anstalt,** öffentl. Anstalt für den politischen Bezirk Prag. Station Prag.

Aerzte: Direktor Dr. B. Čumpelík, Primärärzte Dr. L. Stránský, Dr. J. Zastiera, Dr. K. Kuffner, Sekundärärzte Dr. B. Hellich, Dr. A. Metzl, Dr. A. Růžička, Dr. J. Mourek.

Bestand Anfang 1889: 1201 (696 M., 505 Fr.)
Aufgenommen . „ 888 (464 „ , 424 „)
Entlassen . . . „ 659 (378 „ , 281 „)
Gestorben . . . „ 282 (169 „ , 113 „)
Bestand Ende . „ 1148 (613 „ , 535 „).

Von den Entlassenen sind geheilt: 142 (70 M., 72 Fr. = 6,79 %, gebessert 257 (153 M., 104 Fr.) = 12,30 %, ungeheilt 19 (9 M., 10 Fr.) = 0,9 %, entwichen 6 M., die übrigen nach Kosmanos, Opořan, Dobřan, in das Prager Allg. Krankenhaus, das Prager städt. Siechenhaus, das Strafhaus Prag, das Militär-Invalidenhaus Tyrnau, nach Klosterneuburg und Brünn transferirt.

Am 1. November 1790 wurde die Eröffnung des Krankenhauses und „Tollhauses“, das rück- und seitwärts vom Krankenhause innerhalb der Umfassungsmauer des letzteren lag, durch eine von der hohen Landesstelle gegebene Nachricht bekannt gemacht. 1822 wurde das St. Katharina Klostergebäude („Altes Haus“) zu einer Irrenabtheilung adaptirt, 1846 wurde die nach den Plänen des Direktors Dr. Jos. Gottfr. Riedl erbaute Heilanstalt („Neues Haus“) mit Kranken belegt; das Gebäude in Slup, ein ehemaliges Servitenkloster wurde 1855 sammt Oekonomie angekauft und, als Colonie bestimmt, 1860 bezogen; 1875 ist das alte Gebärhaus als Irrenabtheilung eingerichtet worden. — Die Anzahl der Betten beträgt jetzt 1360. — „Prag's Irrenanstalt und ihre Leistungen“ von Dr. Jos. Riedl, Prag 1830. — „Notizen über die Prager Irrenanstalt“ von Dr. Alois Novák, Prag 1835. — „Prag's k. k. Irrenanstalt und ihr Wirken“ von Dr. J. Fischl, Erlangen. Enke 1853.

Privat-Idiotenanstalt, vom St. Annenverein unter Leitung der Fr. Amealing in Prag 1872 gegründet. Krankenbestand ca. 50. In Böhmen sind statistisch über 2000 Idioten nachgewiesen.

Préfargier (Canton Neuchâtel).

Oeffentliche Heilanstalt, am Ufer des Neuenburger Sees gelegen; Station St. Blaise bei Neuchâtel.

Aerzte: Dr. G. Burchhardt, Direktor und I. Arzt, Dr. R. Godet, II. Arzt, Dr. A. Mueller, Assistenzarzt.

Bestand am 1. Januar 1888:	124	(58 M.,	66 Fr.)
Aufgenommen . . . . „	90	(43 „,	47 „)
Abgegangen . . . . . . „	91	(45 „,	46 „)
Bestand am 31. Decb. „	123	(56 „,	67 „).

Seit Eröffnung der Anstalt den 1. Januar 1851 bis 31. December 1888 sind 3018 Kranke aufgenommen worden. Oeffentliche aber vom Staate unabhängige Anstalt, von Herrn v. Meuron gestiftet, und von einer sich durch Wahl ergänzenden Aufsichtscommission verwaltet. Der Staat sendet einen Vertreter in diese Commission und übt laut Gesetz v. 23. Mai 1879 sein Aufsichtsrecht durch einen besonders hierfür delegirten Arzt und den Staatsanwalt aus. Die Anstalt enthält ca. 130 Plätze, wovon 80—90 für die zweite, 40—50 für die erste Verpflegungsklasse. Die, jetzt vergriffene, und auch wegen vielfacher Aenderungen und Erweiterungen nicht mehr zutreffende Anstaltsbeschreibung, verfasst vom ersten Direktor Dr. L. Borel. — Die seit einer Reihe von Jahren im Druck herauskommenden Jahresberichte, wovon der 1874 von Dr. Châtelain verfasste die Geschichte der ersten 25 Jahre enthält.

Karthaus **Prüll** (Bayern, Oberpfalz).

Kreis-Irrenanstalt, selbständige Heil- und Pflegeanstalt für den Regbz. der Oberpfalz und von Regensburg. Station Regensburg, 2 km entfernt.

Aerzte: Direktor Dr. R. Schwaab, 1. Assistenzarzt: mit dem Titel „Oberarzt", Dr. A. Solbrig, 2. Assistenzarzt Dr. J. Ellmann.

Bestand . 1. Jan.	1889:	325	(190 M.,	135 Fr.)
Abgegangen . . .	„	68	(30 „,	38 „)
Gestorben	„	36	(24 „,	12 „)
Bestand 31. Dec.	„	337	(189 „,	148 „).

Als Irrenanstalt 1852 eröffnet. 997 als Karthäuserkloster gegründet, 1484 den Benediktinern überwiesen, 1803 säkularisirt und an Private verkauft, 1834 vom Kreise Oberpfalz erworben und als Beschäftigungsanstalt verwendet. Von 1850 an zur Irrenanstalt adaptirt, 1863, 66, 72 und 1880—83 unter den Direktoren Stahl und Lachner durch Erweiterungsbauten vergrössert; letztere umfassen 6 Pavillons für Kranke und den Mittelbau für wirthschaftliche Zwecke. Dr. M. Kiderle (Kaufbeuern) war der erste Direktor. Die Anstalt kann jetzt 400 Kranke aufnehmen.

Pützchen (Rheinprovinz).

Privat-Heil- und Pflegeanstalt bei Bonn, $^1/_2$ St. entfernt, am rechten Rheinufer.

Dir. u. Besitzer Dr. Leop. Besser. Für 50 Kr.

Ursprünglich Kloster, von einem 12 Morgen grossen Garten umgeben, am 1. Sept. 1866 eröffnet. 1887 vom Feuer zerstört, danach neu aufgebaut, mit electr. Beleuchtung etc. versehen.

1890 in den Besitz von Dr. Clem. Gudden übergegangen.

Rastenburg (Prov. Ostpreussen).

Idioten - Anstalt. Privaterziehungsanstalt, selbständig und mit Corporationsrechten versehen, für Ost- und Westpreussen, doch werden auch aus anderen Gegenden Pensionäre aufgenommen. — Station Rastenburg an der Ostbahn.

Aerzte: Sanitätsrath Dr. von Staszewski, I. Arzt; Dr. Schmola, Assistent.

Bestand Anfang 1889:	72	(50 Knaben,	22 Mädchen)	
Abgegangen . .	„	8 (7 „	, 1 „)	
Gestorben . . .	„	5 (4 „	, 1 „)	
Bestand . Ende	„	73 (47 „	, 26 „).	

Eröffnet 15. Mai 1865 (15. Mai 1890 bereits 25 Jahre bestanden), 1869 das neue Anstaltsgebäude errichtet, 1881 um die Hälfte erweitert, 1888 mit einem Lehrerhaus ergänzt. Die Anstalt hat Raum für 120 Zöglinge. — 6 gedruckte Berichte.

Rath (Rheinprovinz).

Anstalt für 100 weibl. Epileptische. Pflege in den Händen der „Kongregation der Töchter vom heiligen Kreuze". Auch psychisch-kranke Epileptische werden aufgenommen. Station Düsseldorf.

Arzt: Dr. Fritzen.

Seit 1883. Früher Erziehungsanstalt; durch die Maigesetze aufgehoben, stand sie 10 Jahre leer und wurde dann durch die Provinzialbehörden zur Aufnahme von Epileptischen veranlasst. Die Gemeinden geben pro Tag 1 M., die Provinz 0,50 M. Garten von 6 Morgen, neuerdings mit einer Mauer umgeben. Im Garten ein Neubau mit 4 Zimmern.

Realta bei Cazis (Canton Graubündten).

Verwahrungsanstalt für unheilbare Irre, cantonale Pflegeanstalt. Verbunden damit ist eine Correktionsanstalt für den Canton Graubündten. Station Chur.

Direktion: Ant. Lietha. Arzt: Dr. Ch. Constat in Thusis.

Bestand 31. Decemb.	1888:	43	(30 M., 13 W.)
Zugegangen	1889:	4	(1 „ , 3 „)
Verpflegt	„	47	(31 „ , 16 „)
Abgegangen	„	1	(1 „ , — „)
Gestorben	„	0	(— „ , — „)
Bestand 31. Decemb.	„	46	(30 „ , 16 „).

Von 1839 bis 1855 in Fürstenau, seitdem in Realta. — Statistik des Straf-Gefängnisswesens der Schw. Eidgenossenschaft: Präsident Strafhausdirektor Hürbin in Lenzburg, von Dr. J. F. Egli, Zürich, bei Fr. Schulthess 1875.

Regensburg vgl. **Zürich.**

Rellingen (Prov. Schleswig-Holstein).

Dr. Ofterdinger's Privat-Heilanstalt für nerven- und gemüthskranke Herren in Rellingen; Station Pinneberg (Altona-Kieler Bahn) 1/2 Std. entfernt, Altona 12 km entfernt.

Besitzer und dirigir. Arzt: Dr. G. Ofterdinger.

Bestand ... 31. Decemb.	1889:	10	
Abgegangen	„	11	
Gestorben	„	2	(Paralytiker)
Verpflegt	„	23	
Höchster Krankenbestand	„	13.	

Summe der Verpflegungstage 1889: 3790.

Gegründet 1. Oktober 1881 in „Schröder's Landsitz“ und 1. Januar 1887 vom jetzigen Besitzer übernommen. 1888 durch Um- und Neubauten vergrössert, sodass jetzt Platz für 20 männliche Kranke vorhanden ist.

Reval (Esthland).

1. Irrenabtheilung des Hospitals des Esthländischen Collegii allgemeiner Fürsorge, soll Heil- und Pflege-Anstalt sein.

Ordinator des Hospitals und zugleich dirig. Arzt der Irrenabtheilung: Dr. L. Karstens.

Bestand . 1. Januar	1889:	21	(13 M.,	8 Fr.)
Aufgenommen . . .	„	12	(6 „,	6 „)
Ausgeschieden . . .	„	10	(5 „,	5 „)
Gestorben	„	4	(1 „,	3 „)
Bestand . 1. Januar	1890:	19	(13 „,	6 „).

Die Anstalt ist, wie auch die übrigen Collegien allgemeiner Fürsorge Russlands, vor 100 und einigen Jahren unter der Regierung Catharina's II. gegründet; ob aber gleichzeitig auch die Irrenabtheilung eröffnet worden ist, ist nicht bekannt. Nach Erinnerung der älteren Beamten der Anstalt beschränkte sich besagte Abtheilung auf 12 Zellen für je einen Kranken. Im Anfang der 70er Jahre wurde sie um 4 Zimmer vermehrt, darunter sind 2 grössere für je 2—3, höchstens 4, Kranke. Die etatsmässige Bettenzahl der Irrenabtheilung beträgt 19. Die Anstalt ist in einem einstöckigen hölzernen Gebäude in einer Vorstadt Revals, etwa $1^1/_4$ Werst von der Stadt und einige 100 Schritt von den übrigen Hospitalgebäuden entfernt.

2. Evang.-luth. Diakonissen-Anstalt in Reval, hat neben einem Hospital mit einem Asyle für Sieche eine Abtheilung für weibliche unheilbare Geisteskranke ausserhalb der Stadt in freundlichen Gärten. 2 Diakonissen besorgen die Verpflegung der Kranken und theilen Tisch und Zimmer mit ihnen.

Anstaltsarzt: Dr. Adelheim.

Bestand	1890:	13 Fr.
Seit 1881 ausgetreten:		1 „
„ „ gestorben . :		5 „

Besteht seit 1867. Jährl. Anstaltsberichte.

Rheinau (Canton Zürich).

Cantonale Pflegeanstalt, selbständig für den Canton Zürich (Schweiz). Station Marthalen (Linie Zürich-Schaffhausen).

Aerzte: Direktor Dr. E. Bleuler, Sekundärarzt Dr. U. Brauctli.

Bestand. . Ende	1888:	659	(304 M.,	355 Fr.)
Aufgenommen .	1889:	45	(22 „,	23 „)
Verpflegt	„	704	(326 „,	378 „)

Entlassen. . . .	1889:	11	(6 M., 5 Fr.)
Gestorben . . .	„	31	(13 „, 18 „)
Bestand. . Ende	„	662	(307 „, 355 „).

Eröffnet 15. Juli 1867. Die Anstalt befindet sich in der 1 1/2 Stunden unterhalb Schaffhausen auf einer Insel des Rheines gelegenen Gebäulichkeiten der ehemaligen Benediktiner Abtei Rheinau. Letztere wurde Anfang der 60 er Jahre vom Staate aufgehoben und zum Zwecke der Verlegung der im sogenannten alten Spital in Zürich befindlichen unheilbaren Geistes- und Körperkranken entsprechend umgebaut, da diese letztere, seit dem 12. Jahrh. bestehende, zur Reformationszeit durch Klosteraufhebungen und besonders im Laufe des vorigen Jahrhunderts durch Neubauten allmählich erweiterte, im Anfange dieses Jahrhunderts administrativ wesentlich umgestaltete Anstalt den immer grösser werdenden Ansprüchen nicht mehr genügte. Nachdem Sept. 1864 mit dem Umbau des Klosters Rheinau begonnen war, konnten die für ca. 600 Kranke eingerichteten Anstalten mit Ende Juli 1867 von den 451 Verpflegten des alten Spitals nach und nach bezogen werden. Die baldige Ueberfüllung drängte zu weiteren Neubauten, in denen 60 Kranke (30 M., 30 Fr.) aufgenommen werden konnten. Die Geisteskranken haben nach und nach die körperlich Kranken ersetzt; die letzteren sind nur noch vereinzelt in der Anstalt. — Veröffentlichungen in den jährlichen Berichten des Züricher Regierungsrathes. — „Ueber Zweck und Einrichtung der Anstalt Rheinau" von Dr. Wille in Allg. Zeitschr. f. Psych. Bd. XXVI, Heft 1 u. 2.

Riga (Livland).

Rothenberg, städtische Irren-Heil- u. Pflegeanstalt. Station Riga und Haltestelle Kriegshospital.

Aerzte: Direktor Dr. Th. Tiling, II. Arzt Dr. A. Mercklin, Assistenzärzte: Dr. M. Schönfeldt u. Dr. H. Dehio.

Bestand am 1. Jan.	1889:	242	(130 M., 112 Fr.)
„ „ 31. Dec.	„	268	(141 „, 127 „)
Abgegangen	„	132	(83 „, 49 „)
davon gestorben . .	„	38	(31 „, 7 „).

Die Anstalt wurde 1862 von Dr. G. Brutzer, welcher bis zu seinem Tode (7. Juli 1883) Direktor war, als Privatanstalt begründet. 1872 kaufte die Stadt Riga die Anstalt, durch einen Neubau von 1873 stieg die Bettenzahl auf 88 (48 M., 40 Fr.). 1881 kam die Pflegeabtheilung Asyl Waldheim hinzu, sodass im Ganzen 152 Plätze. Durch grössere Neubauten in den Jahren 1883, 1884, 1886—1890 ist die Zahl der disponiblen Plätze gegenwärtig auf 400 gestiegen. Das Areal der Anstalt beträgt gegenwärtig 6,4 ha. — „Erster med. stat. Bericht über die Irren-Heil- u. Pflegeanstalt Riga-Rothenberg von 1862—72 von Dr. F. Kloepfel Riga 1872." „Bericht über die Irrenanstalt Rothenberg bei Riga in den Jahren 1862—1887. Riga 1888." Ausserdem regelmässige Jahresberichte in den „Jahresberichten über den Haushalt und die Verwaltung der Stadt Riga".

2. Alexandershöhe bei Riga. Wohlthätigkeitsanstalten verwaltet vom livländischen Collegium der allgemeinen Fürsorge. Station Alexandershöhe.

Aerzte: Direktor und Oberarzt Dr. med. W. E. Koltipin, Ordinator der Irrenabtheilung (d. h. behandelnder Arzt) Dr. med. H. Johannson.

Bestand Anfang	1889:	130	(61 M., 69 Fr.)
Entlassen . . .	„	19	(10 „, 9 „)
Gestorben . . .	„	8	(5 „, 3 „)
Bestand . Ende	„	125	(61 „, 64 „).

Die Anstalt besteht seit 1824. Das Areal wurde vom Kaiser Alexander I. geschenkt. Zuschüsse wurden von der Stadt Riga und der Ritterschaft gemacht. Die Anstalt besteht I. aus dem Irrenhaus, II. Lazareth für somatisch Kranke und III. Siechenhaus. Das Irrenhaus liegt separirt und ist für die Provinz Livland bestimmt. Der Krankenetat der Irrenanstalt ist auf 132, davon 62 Männer und 70 Frauen, normirt. Das Irrenhaus besteht aus 3 massiven zweistöckigen Gebäuden. Das Krankenhaus umfasst 100 Betten, das Siechenhaus 80. Das Areal ist 17 Pr. Morgen gross, auf welchem sich 20 einzelne Gebäude befinden. Pläne zu einem Neubau einer Irren-Heilanstalt für 80 Patienten und zum Umbau der alten Gebäude als Irren-Pflegeanstalt für 200 Kranker waren 1874 in Petersburg schon bestätigt und das Geld zum Bau ca. 150 000 Rubel zugesichert; bisher ist es zur Ausführung der Pläne noch nicht gekommen.

3. **Heilpädagogische Anstalt zu Sassenhof** bei Riga, Geldingerstrasse 35, für Krampfleidende, Geistigzurückgebliebene, Schwachsinnige und Idioten; selbständige Privatanstalt. Station Riga.

Vorsteherin und Besitzerin: Frau Therese Platz. Aerzte: Coll.-Rath Dr. Wichert und Dr. Huff als Hausärzte, Dr. E. von Rautenfeldt speciell für Krampfleidende.

Bestand Anfang 1889:	41	(27 m.,	14 w.)	Zögl.
Aufgenommen .	12	(4 „,	8 „)	„
Entlassen . . .	4	(2 „,	2 „)	„
Gestorben . . .	3	(— „,	3 „)	„
Bestand Ende .	46	(29 „,	17 „)	„ .

Gegründet 6. Aug. 1854 von Friedrich Platz aus Königsberg, weil. 1. Lehrer an der Taubstummenschule in Riga, fortgeführt und erweitert von seiner Wittwe Th. Platz, geb. Geerken-Fehrmann. Bis 1881 die einzige Anstalt für Idioten im Russischen Reich, wird sie von der Inhaberin selbständig aus eignen Mitteln geleitet. 1878 wurde sie in ein eignes geräumiges Heim übergeführt. 1879 Feier des 25j. Jubiläums (vgl. Referat in den offic. „Rigaer Stadtblättern No. 33). 1883 wurde die Anstalt auf der Gewerbeausstellung in Riga, auf welcher auch die humanitären Anstalten vertreten waren, die silberne Medaille nebst Ehrendiplom zuerkannt. — „Heilpflege und Erziehung zurückgebliebener, schwachsinniger und idiotischer Kinder unter Mithülfe von Dr. J. D. Georgens herausgegeben von Therese Platz, Leipzig, Richter 1880.“ — 2 Briefe: „Was ist Idiotie, welches sind ihre Ursachen und die Grenzen der Heilbarkeit, und was kann und muss geschehen, um das überhaupt Mögliche zu erreichen? von Therese Platz. Riga 1876.“ — Mittheilungen über die Anstalt in Broschürenform 1873, 78, 79, 82, 86, 89, 90. — 1883 und 1890 Herausgabe eines Beschäftigungs- und Stundenplanes. Recensionen über die

Anstalt und ihre Thätigkeit in Rigaer deutschen, russischen und polnischen, sowie einigen ausländischen Blättern.

Rockwinkel vgl. **Bremen.**

Roda (Herzgth. Sachsen-Altenburg).

„Genesungshaus“. Irren-Heil- und Pflegeanstalt für das Herzogthum Sachsen-Altenburg und durch Staatskonvention für die Fürstenthümer Reuss j. u. ä. L. — 337 Krankenbetten. — In Verbindung damit — aber isolirt — ein Kreiskrankenhaus mit 26 Betten. — Station Roda der Weimar-Geraer Bahn.

Aerzte: Direktor Dr. L. Bartens, 2. Arzt Dr. Werner, Assistenzarzt Latowsky.

Bestand d. Geisteskr. 31. Dec. 1888:	299	(158 M.,	141 Fr.)
Abgegangen 1889:	34	(18 „,	16 „)
Gestorben . . . . „	35	(19 „,	16 „)
Bestand . . . . 31. Dec. „	316	(168 „,	148 „).

Eröffnet 1848. Erweiterungsbauten 1869 und 1884. 1889/90 wurde eine Irrenkolonie gegründet, die noch im Sommer 1890 eröffnet wird. — Seit 1848 Berichte in d. Allg. Ztschr. f. Psychiatrie. Ausführliche Nachrichten bei Gelegenheit des 25jähr. Jubiläums der Anstalt. Roda 1873.

Rosegg (Canton Solothurn).

Cantonale Heil- und Pflegeanstalt zur Unterbringung heilbarer und unheilbarer Geisteskranken für den Canton Solothurn. Es finden auch Nichtcantonsbürger und Ausländer Aufnahme. 25 Min. von Station Solothurn entfernt.

Aerzte: Dr. Ackermann, Direktor und Leiter des Ganzen; Dr. Frey, prakt. Arzt in Solothurn, Stellvertreter.

Bestand Januar 1889:	211	(118 M.,	93 Fr.)
Aufgenommen. „	62	(30 „,	32 „)
Abgegangen . . „	42	(25 „,	17 „)
Gestorben . . . „	11	(4 „,	7 „).

Die Anstalt für 80 Kranke berechnet, wurde im Juni 1860 mit Aufnahme von 26 Kranken aus dem Leprosenhause zu

Klusen eröffnet. Schon 1866 wurden 2 neue Pavillons für je 40 Betten bezogen. Es wird nun bald ein Gleiches ausgeführt, da die Anstalt an Ueberfüllung leidet. Anstaltgut von 70 Juchart im Selbstbetriebe. — Der jährliche Anstaltsbericht des Direktors wird an den Regierungsrath abgegeben und dann vom Sanitätsdepartement in beliebiger Form dem Rechenschaftsbericht dieses Departements im „Allgemeinen Rechenschaftsbericht der Regierung" einverleibt.

Rostock (Grossherzgth. Mecklenburg-Schwerin).

St. Catharinenstiftung, Irren-Heil- und Pflegeanstalt der Stadt Rostock, nimmt auch auswärtige heil- und unheilbare Geisteskranke auf, wenn selbige nicht zugleich mit solchen chronischen körperlichen Leiden behaftet sind, die dauernd chirurgischer Behandlung bedürfen. Station Rostock i./M.

Direktor: Senator Langfeld. Mitverwalter: 2 Deputirte aus der Bürgerschaft; Arzt: Dr. W. Passow.

Bestand 1. Jan. 1889:	126	(53 M.,	73 Fr.)
Abgegangen . .	„	13	(6 „,	7 „)
Gestorben . . .	„	7	(5 „,	2 „)
Bestand 1. Jan. 1890:	131	(52 „,	79 „).

Besteht seit 1825, zuerst verbunden mit einem Arbeitshause, reorganisirt mit Schaffung einer gesonderten Irrenanstalt 1855, erweitert unter Schaffung einer gesonderten, mit einem Hofraum verbundenen Abtheilung für unruhige weibliche Kranke 1864, und durch eine ebensolche für unruhige Männer 1880. Die ruhigen Kranken werden in der eignen Oekonomie und auf den eignen Aeckern- und Wiesen-Parzellen ausserhalb der Anstalt beschäftigt. — Berichte in der Rostocker Zeitung.

Für die Universität zu Rostock ist der Bau einer psychiatr. Klinik projektirt.

Rotenburg (Prov. Hannover).

Asyl zur Pflege Epileptischer zu Rotenburg, Kreis Stade. Vorsteher: Superintendent Kottmeier, Anstaltsgeistlicher. Aerzte: Kreisphysikus Dr. Röhrs und Dr. Wieger, Vertreter desselben, in Rotenburg.

Bestand Juni 1890: 142 ($^2/_5$ M., $^3/_5$ Fr.)
Abgegangen 1889: 15
Gestorben . „ 7.

Eröffnet am 4. Juni 1880 mit 5 Pfleglingen, deren Zahl sich bis jetzt auf 264 vermehrt hat. Geheilt entlassen sind $4^1/_2$ %, dem Irrenhaus überliefert 3, gebessert sehr viele. Entsprechend dem grossen Zudrang ist fortwährend gebaut. Die Anstalt hat 7 Stationen für weibl. und 4 für männl. Patienten und besteht aus 7 grösseren und einigen kleineren Gebäuden, sowie einer Capelle. — Veröffentlichungen über die Anstalt erfolgen in den Sonntagsblättern von Hannover und Stade, sowie im Rotenburger Anzeiger. Ausserdem jährliche Berichte, bisweilen Flugblätter.

Rothenberg cf. **Riga.**

Rügenwalde (Prov. Pommern).

Provinzial-Irren-Anstalt, Heil- und Pflege-Anstalt. Station Rügenwalde, Regbez. Köslin. — Arzt: Direktor Dr. Ed. Flügge (seit 1886).

Bestand . . . . 1. April 1889: 130 (81 M., 49 Fr.)
Verpflegt bis 31. März 1890: 144
Aufgenommen . . . . : 14 (M.)
Entlassen . . . . : 19 (11 „, 8 „)
Gestorben . . . . : 2 (— „, 2 „).

Eröffnet am 1. April 1841, zunächst für 60 Kranke, in den früheren Amtsgebäuden des Schlosses zu Rügenwalde, 1848 auf 80 Plätze erweitert, 1858 durch einen Neubau vergrössert für im Ganzen 124 Kranke. 1869 Erbauung eines besonderen Lazarethgebäudes für körperlich Kranke.

Rüti vgl. **Zürich.**

Rybnik (Prov. Schlesien).

Provinzial-Irren-Anstalt, Heil- und Pflegeanstalt für die Prov. Schlesien. Station Rybnik d. Linie Kattowitz-Jägerndorf.

Aerzte: Direktor Dr. G. H. Zander, 2. Arzt Dr. Buttenberg, 3. Arzt Dr. Dubbers, 4. Arzt Dr. Schmitz, Volontärarzt vacat.

Bestand 1. April 1889:	604	(322 M.,	282 Fr.)
Entlassen . . 1889/90:	88	(42 „,	46 „)
Gestorben . . „	53	(32 „,	21 „)
Bestand 1. April 1890:	605	(320 „,	285 „).

Erbaut 1883 bis 1887 im Pavillonsystem. Im Mai 1887 kamen die ersten Kranken, im Herbst 1887 war der Bau fertig mit Ausnahme der für beide Confessionen bestimmten Kirche. Die Anstalt, für 600 Kr. erbaut, hat die eine Hälfte in freien Stationen mit offenem Thor untergebracht, davon 40 M. in der 1 km entfernten Meierei Rudamühle, wo auch ein Arzt wohnt. Zur Anstalt gehört 1 Areal von 100 ha, davon 25 ha See, aus dem das Wirthschaftswasser genommen wird. Das Trinkwasser kommt aus dem Quellgebiet der $^1/_2$ km entfernten Stadt Rybnik. Die Stadt hat einen Theil des Terrains geschenkt. Terrainkauf, Bau, Inventar (auch das landwirthschaftliche) hat rund 2 Millionen M. gekostet. Der Etat beträgt 290 000 M. — Jährliche Verwaltungsberichte an den Landeshauptmann von Schlesien.

Saargemünd (Reichsland Elsass-Lothringen).

Irren-Heil- und Pflegeanstalt für den Bezirk Lothringen. — Station: Saargemünd, 2 km entfernt, zwischen Saarburg und Saarbrücken.

Aerzte: Direktor Dr. Karl Dittmar, 2. Arzt Dr. Stoltenhoff, 3. Arzt Dr. Gunkel, 4. Arzt Dr. Burwinkel.

Aufgen. v. 1. April 1889 bis 1. April 1890:	155	(74 M.,	81 Fr.)
Entlassen „ „ „ „ „ „	93	(46 „,	47 „)
Gestorben „ „ „ „ „ „	42	(22 „,	20 „)
Bestand . . . . 1. Juni „	481	(216 „,	265 „).

1875—1880 mit einem Aufwande von ca. 3 Millionen Mark für 400 Kranke im Pavillonsystem gebaut. Areal 50 ha, wovon 17 ha auf die Gebäude und Höfe fallen. Dem umfangreichen landwirthschaftlichen Betrieb dienen die nahe der Anstalt liegenden Gebäude des ehemaligen Hofgutes, in denen sich 25 arbeitende Kranke in colonialer Verpflegung befinden. Die Anstalt ist im Mai 1880 eröffnet. Für die Aufnahme galten die Bestimmungen des französischen Irrengesetzes. Als Pensionäre werden auch Nichtlothringer aufgenommen. Nähere Beschreibung der Anstalt bei „L. Klasen, Grundrissvorbilder von Gebäuden aller Art. Leipzig 1885.“ — Eine ausführliche Geschichte der ersten 10 Jahre in Arbeit. — Jahresberichte.

Sachsenberg (Grossherzgth. Meckl.-Schwerin).

Irren-Heil- und Pflegeanstalt bei Schwerin, Staatsanstalt für das Grossh. Mecklenburg-Schwerin.

Aerzte: Direktor und dirigirender Arzt Medicinalrath Dr. Fed. Schuchardt, 2. Arzt Dr. Fel. Matusch, 1. Assistenzarzt Dr. Serger, 2. Assistenzarzt Dr. Albrand. — Stat. Schwerin, $^1/_2$ St. entfernt.

Bestand Anfang	1889:	587	(323 M.,	264 Fr.)
„ Ende	„	607	(338 „,	269 „)
Verpflegt . . .	„	744	(420 „,	324 „)
Aufgenommen	„	157	(97 „,	60 „)
Entlassen . . .	„	137	(82 „,	55 „)
Gestorben . . .	„	44	(24 „,	20 „).

Besteht seit 1830. Erster Neubau einer Irrenheilanstalt in Deutschland unter Leitung des von Sachsen hinberufenen ersten Direktors K. Flemming, dessen Nachfolger Nasse, Loewenhardt, Reimer, Tigges, Schuchardt waren. Die Anstalt wurde nach dem Neubau einer Pflegeanstalt am 1. Oktb. 1880 mit der bisherigen Pflegeanstalt in Doemitz vereint und dadurch officiell Heil- und Pflegeanstalt. Der Neubau einer landwirthschaftlichen Colonie war schon 5 Jahre vorher für 50 Pfleglinge mit 2 Wärtern und 1 Vogt erfolgt. — C. F. Flemming, „Die Irrenheilanstalt Sachsenberg bei Schwerin i. Grossh. Mecklenburg-Schwerin, Nachrichten über ihre Entstehung, Einrichtung, bisherige Verwaltung.“ Mit 5 Tafeln. Neue Ausgabe. Schwerin 1851. — Nasse, „Stat. Mittheilungen über die Grossh. Irrenanstalten von 1856—60“ in „Beiträgen zur Statistik Mecklenburgs“. Loewenhardt, „Die Zählung der Geisteskranken im Grossh. Mecklenburg-Schwerin im Jahre 1865“, Allg. Zeitschr. f.

Psych. 1866. Loewenhardt. „Die Statistik der Selbstmorde in der Heilanstalt Sachsenberg", Allg. Zeitschrift f. Psych. 1867.

Saffig, Kr. Maÿen (Rheinprovinz).

Privat-Irren-Heil- und Krankenpflegeanstalt der barmherzigen Brüder in Saffig, Regb. Coblenz. — Station Plaidt bei Andernach, 20 Min. entfernt.

Aerztl. Leiter (seit 1869): Stabsarzt a. D. Dr. Brunswicker.

Bestand 1. Januar 1889:	51
Zugegangen . . . . „	9
Verpflegt . . . . . „	60
Gestorben . . . . . „	3
Abgegangen . . . „	8
Bestand 1. Januar 1890:	49.

Eröffnet 1869 unter einem Rektor und 6 Brüdern aus dem Stammhause in Coblenz, nachdem dieselben die ca. 25 Morgen grosse Besitzung des Steuerraths Lenné gekauft und daselbst bauliche Veränderungen vorgenommen hatten. Seitdem wurde die Anstalt durch zweckentsprechende Bauten bedeutend vergrössert, das ganze Besitzthum mit hohen Mauern umgeben und mit bestem Quellwasser durch eine lange Leitung versehen. Es werden Kranke 1., 2., 3. und 4. Klasse aus allen Ständen und allen christlichen Confessionen aufgenommen. Zur Zeit pflegen 15 Brüder.

Salzburg (Kronland Salzburg).

Salzburgische Landesirrenanstalt, selbständige Heil- und Pflege-Anstalt für das Herzogthum Salzburg. Station Salzburg.

Arzt: Dr. Zillner.

Bestand Anfang 1889:	42	(25 M., 17 W.)
Entlassen . . . „	25	(11 „ , 14 „)
Gestorben . . . „	1	(1 „ , — „)
Bestand . Ende „	40	(21 „ , 19 „).

Die Anstalt ist 1772 vom Erzbischof Hieron Grafen Colloredo als Anhängsel des Bruderhauses gestiftet, nach dem Brande von 1818 in ein kleines Landgut in der Vorstadt Mühlen übersetzt für 16—18 Kranke. 1852 ward sie zur Aufnahme von 46—50 Irren erweitert. Zur Anstalt gehört ein Oekonomiehof mit Wiesgrund für 5 Kühe. Ein Theil des letzteren wurde zum Baue einer mit dem benachbarten St. Johannspital in Verbindung stehenden Augenheilanstalt verwendet. Geisteskranke finden auch Aufnahme und Pflege im St. Johannspital zu Salzburg (jährlich zwischen 50—60) und in der Krankenanstalt Schernberg der barmherzigen Schwestern, endlich Blödsinnige, Geisteskranke mit Fallsucht oder Lähmung, Idioten (15—20 Kr.) in dem einen Gesammtkrankenbestand von 55 Kranken umfassenden Leprosenhause zu Salzburg. — Kurze Uebersicht im XXVIII. Band der allgem. Zeitschrift für Psych.

Sassenhof cf. **Riga.**

Sayn (Rheinprovinz).

1. **Privatheilanstalt** des Dr. Brosius cf. Bendorf.

2. **Israelitische Heil- und Pflege-Anstalt** für Nerven- und Gemüthskranke zu Sayn (Bürgermeisterei Bendorf) bei Coblenz a./Rh. — Station Bendorf und Engers (rechtsrheinische Bahn) ca. 20 Min. entfernt.

Eigenthümer und ökonomischer Leiter der Anstalt: M. Jacoby; Aerzte: Dirig. Arzt Dr. Behrend (seit 1. Jan. 1875), 2. Arzt Dr. Rosenthal (seit Sept. 1884).

Bestand 1. Januar 1889:		101 (54 M., 47 Fr.)
Aufgenommen . .	„	34 (14 „ , 20 „)
Verpflegt	„	135 (68 „ , 67 „)
Entlassen	„	26 (13 „ , 13 „)
Davon gestorben .	„	6 (4,44 %).
Bestand 1. Januar 1890:		109 (55 M., 54 Fr.).

Gegründet 27. Nov. 1870 von dem jetzigen Besitzer als Heil- und Pflege-Anstalt, speciell für Israelitische Nerven-, Gemüths- und Geisteskranke, mit 24 ha Land. 1873 wurde ein zwischen Sayn und Bendorf gelegenes, von grossem Garten umgebenes, geräumiges Gebäude erworben, in welchem die An-

stalt eingerichtet wurde. Seitdem wurde sie stetig durch innere und äussere Einrichtungen verbessert und durch Neubauten erweitert, auch der Garten durch Ankauf wesentlich vergrössert (ist jetzt 15 Morgen gross). 1881/82 Neubau eines Hauptgebäudes für 30 ruhige Kranke; 1882 Neubau für 25 unruhige Kranke; 1883 Zellenbau für unruhige Männer mit 2 neuen Stockwerken versehen; 1883 Abtheilung für geistig zurückgebliebene Kinder in einem besondern, einige Minuten von der Anstalt entfernten Gebäude eingerichtet; 1885 Bau für halbruhige und unruhige Männer für 20 Personen vergrössert, und Errichtung eines Badehauses; 1887 Erwerbung eines Nebenhauses zu Anstaltszwecken; 1888/89 Neubau für 30 ruhige Frauen, eines Isolirhauses für Frauen mit 4 Zellen, einer gedeckten Wandelbahn, eines neuen Treibhauses und Einführung der Wasserspülung der Closets (z. Th. Tonnensystem). — Bericht über die Wirksamkeit der Anstalt von der Gründung bis 31. Dec. 1876, ersch. April 1877. — Weitere Berichte erschienen April 1886, 1888, 1889, letzterer mit einem Situationsplane.

Schaffhausen (Canton Schaffhausen).

Städtisches Krankenhaus, hat keine selbständig abgezweigte Abtheilung für Irre, dient für Irre aus der Stadt und dem Canton nur als Uebergangsstation bis zu einer Unterbringung in einer Irrenanstalt. Ausserdem hat die Stadt 2 Pflegeanstalten mit Abtheilungen für ruhige unheilbare Irre und Blödsinnige. Station Schaffhausen.

Arzt des städt. Krankenhauses: Dr. von Mandach jun. (seit 1887), an den Pflegeanstalten: Dr. Vogler.

Seit dem 15. Jahrhundert hatten 2 kleine Lazarethe für kranke Dienstboten und Reisende bestanden, die immer unzulänglicher wurden. An deren Stelle trat mit erweitertem Programme 1849 das städtische Krankenhaus, „das, so lange nicht anderweitig dafür gesorgt würde, auch Psychisch-Erkrankte aufnehmen könne“. Vorher war für solche von Seiten des Gemeinwesens gar nicht gesorgt. — Im November 1887 beschloss der Canton den Bau einer eignen Irrenanstalt für 120 Kr. und setzte dazu ein Baukapital von 800 000 Frcs. fest. Der Bau wurde sofort begonnen nach dem Vorbilde der Anstalt Königsfelden (Aargau) in der Nähe der Stadt Schaffhausen und wird im Frühjahr 1891 eröffnet werden können.

Scheibe (Prov. Schlesien).

Privat-Irren-Heil- und Pflegeanstalt, mit Corporationsrechten ausgestattet, zunächst für die Grafschaft Glatz, doch werden auch andere Kranke aufgenommen. Abtheilung eines Allgemeinen Krankenhauses in selbständigen Gebäuden für 180 Kranke. Station Glatz.

Vorsteher: Curator und Anstalts-Curatus Fürstbisch. Notarius Conrad, dirig. und in der Anstalt wohnender Arzt Dr. Kolbe, 2. Arzt Dr. Kittmann.

Bestand Anfang	1889:	115 (35 M., 80 Fr.
Verpflegt . . .	„	189
Aufgenommen .	„	74
Entlassen . . .	„	37
Gestorben . . .	„	15
Bestand . Ende	„	137.

1851 durch ein Comité von 7 Mitgliedern für körperlich und geistig Kranke gegründet.

Scheuern (Prov. Hessen-Nassau).

Idiotenanstalt, Erziehungs- und Pflegeanstalt für Schwach- und Blödsinnige der Prov. Hessen-Nassau, selbständig.

Hausarzt: Dr. Tille. Anstaltsdirektor und Hauswirth: M. D. Horny.

Bestand . . . im Januar	1889:	218 (140 M., 78 Fr.)
Aufgenommen	„	42
Abgegangen	„	30
Gestorben	„	7
Angestellt . . . . . . in	„	45 (19 „ , 26 „)
Bestand Ende December	„	223 (146 „ , 77 „).

Eröffnung am 1. Mai 1870 im Schloss. Erweiterung 1873 (33 Kinder), ferner 1876 u. 1877 (neues Krankenhaus, Trennung der Geschlechter, 60 Kinder), 1878 Wohnung für den Direktor und das Verwaltungsgebäude. 1880 Asyl für Bildungsunfähige. 1883 Asyl für Epileptische und Krankenhaus. 1884 eigener Anstaltsfriedhof. 1886 Erweiterung des Mädchenhauses. 1888 Eröffnung der Filiale Langau für ältere Blöde mit Mahlmühle und Bäckerei.

Der Anstalts-Vorstand besteht aus 6 Mitgliedern. Aufnahmen ohne Unterschied der Confession.

Es erscheint jedes Jahr (bisweilen in 2 Jahren) ein Jahresbericht.

Schleswig (Prov. Schleswig-Holstein).

1. **Provinzial-Irrenanstalt** bei Schleswig, öffentl. Heil- und Pflegeanstalt. Station Schleswig.

Aerzte: Direktor Dr. Pet. Hansen; Sanitätsrath Dr. Heinr. Henningsen, Arzt des Frauenhauses; Dr. Fr. Adler, Arzt des Männerhauses; Dr. Th. Kirchhoff, Arzt des Frauennebenhauses; Dr. Schütze, Arzt der Nebenanstalt.

Bestand am 1. April 1888: 832 (435 M., 397 Fr.)
Entlassen . . . . . . „ 205 (66 „ , 139 „)
Gestorben . . . . . . „ 70 (33 „ , 37 „)
Bestand am 1. April 1889: 788 (444 „ , 344 „).

Die Anstalt ist am 1. Okt. 1820 eröffnet. Ursprünglich bestand nur ein Krankenhaus nach einem von Esquirol entworfenen Plan erbaut und zur Aufnahme beider Geschlechter bestimmt. 1834 wird ein zweites Krankenhaus erbaut. 1846 bis 1847 findet die nothwendige Erweiterung der Anstalt durch Erbauung des Frauenhauses und vollständige Trennung beider Geschlechter statt. 1886 ist der Beginn der Erbauung des Frauen-Nebenhauses, 1870 die Fortsetzung, 1877 die Vollendung. 1878—1880 Erbauung der Nebenanstalt, einer Filiale der Hauptanstalt, 372 m von derselben entfernt mit eigener Küche und Wäsche, Pflegeanstalt für Männer. Die ökonomischen Einrichtungen der Anstalt sind mit allen Erfordernissen der Neuzeit versehen; Dampfküche und Dampfwäsche. Eigene Gasanstalt seit 1887. Ackerhof in unmittelbarer Nähe der Anstalt. Eigenes landwirthschaftliches Areal 66 ha. 86 a. 77 □m. — Zur Abhülfe der immer wieder sich geltend machenden Ueberfüllung der

Anstalt sind im Laufe der Jahre eine grössere Zahl von Privat-Pflegeanstalten entstanden, welchen geeignete Kranke seitens der öffentlichen Anstalt überwiesen werden, und die mit einzelnen Ausnahmen von den Aerzten derselben beaufsichtigt werden. — „Summarischer Bericht über die Irrenanstalt bei Schleswig, den Zeitraum von 1820—1870 umfassend," von Sanitätsrath Dr. Rüppell, dirig. Arzt der Anstalt. Mit 14 lith. Tafeln. Hamburg 1872. — „Die provinzialständische Irrenanstalt bei Schleswig" in dem Sammelwerk: „Schleswig-Holstein, seine Wohlfahrtsbestrebungen und gemeinnützigen Einrichtungen", herausgegeben von P. Chr. Hansen, Kiel 1882.

2. Privat-Heil- und Pflege-Anstalt von Sanitätsrath Dr. H. F. Witt. Station Schleswig.

Besitzer und Arzt der Anstalt: Sanitätsrath Dr. H. F. Witt.

Bestand . Ende 1889:	5	Fr.
Verpflegt . . . „	5	„
Aufgenommen „	1	„
Entlassen . . . „	0	„

Eröffnet 1855 von dem damaligen Physikus und Justizrath Dr. Klink. Aufgenommen seit 1855: 81 (37 M., 44 Fr.), davon sind entlassen als geheilt 19 (10 M., 9 Fr.), gebessert 20 (5 M., 15 Fr.), ungeheilt 24 (12 M., 12 Fr.) und gestorben 13 (9 M., 4 Fr.).

3. Selbständige Privat-Pflegeanstalt für männl. Geisteskranke von L. Berendsen. — Verantwortlicher Hausarzt: Dr. Henningsen, Sanitätsrath, Arzt an der Provinzial-Irrenanstalt. Anzahl der Kranken Ende 1889: 66. Besteht seit April 1857.

4. Untiedt'sche Privat-Irren-Pflegeanstalt für männliche Geisteskranke. Station Schleswig.

Arzt: Sanitätsrath Dr. Witt.

Bestand . . 1. Januar 1889:	80	M.
Abgegangen . . . . . „	10	„
Gestorben . . . . . . „	7	„
Bestand 31. Decemb. „	85	„

Eröffnet Nov. 1878 mit 5 Kranken, deren Zahl 1879 auf 45 stieg in Folge von Uebersiedelung von Kranken aus der

Provinzial-Irrenanstalt; später immer mehr vergrössert durch Ueberweisung von Kranken seitens Communen und Armen-Verbänden; 1890 für 90 Kr.

5. **Grevi'sche Privatpflege-Anstalt** für unheilbare männliche Geisteskranke.

Hausarzt: Dr. Kirchhoff.

Bestand Anfang 1889: 29 M.
„ Ende . „ 47 „

Keine Entlassungen und Todesfälle 1889.

Eröffnet 1. August 1885 für 34 Kr. dient die Anstalt, wie die andern Pflegeanstalten um Schleswig, zur Entlastung der überfüllten Provinzial-Irren-Anstalt, sie ist selbständig, und die Verbindung mit der Hauptanstalt nur eine private. Die Kranken zahlen ähnlich wie in der 3ten Klasse der öffentlichen Anstalt, aber durchweg etwas weniger.

6. **Idiotenanstalt,** Erziehungsanstalt für blöd- und schwachsinnige Kinder, selbständig, unter Staatsaufsicht, mit Subvention der Provinz. Station Schleswig.

Vorsteher: Fr. L. Stender, Arzt: Dr. med. F. Sager.

Bestand Anfang 1889: 66 (45 Kn., 21 Mädch.)
Entlassen . . . „ 11 (8 „ , 3 „)
Bestand . Ende „ 64 (43 „ , 21 „).

Die Anstalt besteht seit dem 1. Okt. 1852 und ist von Dr. med. Hansen gegründet. Sie konnte aus eignen Mitteln nich tbestehen, obgleich sie zunahm, und Dr. Hansen sein Vermögen dabei zusetzte. Die Sonderburger Kommune gab ein Gewese dazu her, richtete es baulich ein und überliess es unaufkündbar für einen jährlichen Miethzins von 375 Thlrn. Als Dr. Hansen starb, übernahm Fr. L. Stender die Anstalt, die auf Befehl der Regierung nach Sonderburg übersiedelte. Aber die Kriege bedrohten die Anstalt, und der Vorsteher beschloss die Rechte in Sonderburg gegen einmalige Entschädigung aufzugeben und eine eigne Anstalt in Schleswig zu bauen. Der Magistrat bewilligte ein Darlehn zu moderatem Zinsfuss. Das Gewese kostete 60000 M. incl. Neubau und liegt schön und gesund an der Flensburg-Schleswiger Landstrasse in nächster

Nähe des Thiergartens. Die Provinz giebt einen jährlichen Zuschuss von 7000 M. — Berichte werden jedes Jahr veröffentlicht.

Schmalkalden (Prov. Hessen-Nassau).

Pensionat für Schwachsinnige in Aue bei Schmalkalden. Regbz. Cassel. Station Schmalkalden.

Besitzer: Joh. Saal. Anstaltsarzt: Dr. Lehnebach in Schmalkalden.

Bestand 1. Jan.	1889:	39	(16 m., 23 w.)
Entlassen	„	4	(2 „ , 2 „)
Gestorben	„	—	(— „ , — „)
Bestand 31. Dec.	„	45	(19 „ , 26 „).

Die Anstalt wurde 1873 zu Fischhaus bei Meiningen eröffnet mit 1 Pflegling. Wegen Mangel an Raum wurde 1883 das Anwesen in Aue erworben, und am 3. August 1883 mit 18 Zöglingen und Pflegebefohlenen dorthin übergesiedelt.

Schmiedeberg (Prov. Schlesien).

Selbständige Privat-Heil- und Pflegeanstalt für Nerven- und Gemüthskranke zu Schmiedeberg (Riesengebirge). — Station Schmiedeberg. Direktor und Besitzer: C. Kiersch.

Aerzte: Dirigir. Arzt Dr. Nimsch und Dr. Kiersch (früh. Besitzer).

Bestand 1. Jan.	1889:	28	(12 M., 16 Fr.)
Abgegangen . . .	„	9	(4 „ , 5 „)
Gestorben	„	4	(2 „ , 2 „)
Bestand 31. Dec.	„	19	(9 „ , 10 „).

Eröffnet 1846 von dem Gefangenanstalts-Inspektor Jahn aus Jauer in einem früheren Leinen-Industriegebäude, 1855 an Dr. Jendritza, 1865 an Dr. Fleck, 1872 an Dr. Kiersch und 1888 an den Sohn des letzteren, den jetzigen Besitzer, verkauft. Die Anstalt besteht aus 3 Gebäuden für im Ganzen 28 Kranke, und ist von 4 Gärten (von je 3 Morgen) umgeben. Von 1872 bis 88 wurden aufgenommen 239 Kr., davon entlassen als gesund oder gebessert 101, als ungeheilt 57, gestorben 60.

Schöneberg cf. **Berlin.**

Schreiberhau (Prov. Schlesien).

Rettungshaus, hat als Zweiganstalt die Idiotenanstalt. Station Hirschberg oder Reibnitz, beide 3 Meilen entfernt.

Inspektor: Fr. Gerhardt; Aerzte: Dr. Anton und Dr. Kloidt, beide in Schreiberhau.

Bestand 1. Januar 1889:	29 K.,	(18 m.,	11 w.)
Zugegangen . . . . „	6 „ ,	(4 „ ,	2 „)
Abgegangen . . . . „	6 „ ,	(3 „ ,	3 „)
Gestorben . . . . . „	3 „ ,	(2 „ ,	1 „)
Bestand 1. Januar 1890:	26 „ ,	(17 „ ,	9 „)
Verpflegt im ganzen Jahr:	35 „ ,	(22 „ ,	13 „).

Am 27. Sept. 1835 Gründung des Rettungshauses, am 20. Sept. 1845 Aufnahme des ersten Idioten. Am 21. Februar 1864 brannten die beiden Haupthäuser ab. Nach ihrem Wiederaufbau wurden besondere Räumlichkeiten für die Idioten geschaffen, sodass sie seitdem ihre besondere Schule und die Knaben auch ihre besonderen Wohnzimmer und Schlafsäle haben. — Jährlicher Gesammtbericht über die Anstalt (wobei einige Idioten als Pensionäre aufgeführt sind).

Schussenried (Kgr. Württemberg).

Kgl. Heil- und Pflegeanstalt, selbständig, für alle Formen von Geisteskrankheit, mit Ausnahme epileptisch Gestörter und von Geburt oder ersten Lebensjahren an Blödsinniger, aus ganz Württemberg. Station Schussenried (zwischen Ulm und Friedrichshafen) $1^1/_2$ km entfernt.

Aerzte: Direktor Dr. F. Ast, Assistenzärzte Dr. O. Binder, Dr. C. Mertz.

Bestand 1. Jan. 1889:	358	(181 M.,	177 Fr.)
Aufgenommen . „	101	(57 „ ,	44 „)
Abgegangen . . . „	93	(49 „ ,	44 „)
Gestorben . . . . „	21	(15 „ ,	6 „)
Bestand 31. Dec. „	345	(174 „ ,	171 „).

Eröffnet 9. März 1875 und in allen Theilen bezogen Januar 1876; etwas baulich vergrössert 1885. — Jahresberichte in den immer 3 Jahrgänge umfassenden „Medicinalberichten von Württemberg“ veröffentlicht.

Schweicheln (Prov. Westphalen).

Privat-Heil- und Pflegeanstalt für Geisteskranke jeder Art. Vorstand und Besitzer Carl Riedel. Arzt: Dr. Pape in Herford. Station Herford, ebenso Lehne und Kirchlengern.

Bestand Anfang 1889:	83	(41 M.,	42 Fr.)
Aufgenommen . „	13	(5 „,	8 „)
Abgegangen . . „	6	(3 „,	3 „)
Gestorben . . . „	8	(7 „,	1 „)
Bestand Anfang 1890:	82	(36 „,	46 „).

Eröffnet 1. Juli 1877 auf einem ehemaligen grossem Gute. Areal 317 718 □m. Das Schlossgebäude enthält die Räume für die Geisteskranken 1. u. 2. Kl., den Besitzer und das Hauspersonal, von einem Garten umgeben. Die 3. Kl. ist in einem Nebengebäude untergebracht. In der Oekonomie sind die Kranken beschäftigt.

Schweizerhof bei Berlin (Prov. Brandenburg).

Privat-Heilanstalt für Nerven- und Gemüthskranke weiblichen Geschlechts. 1. Abtheilung für Nervenkranke; 2. Abtheilung für Psychischkranke. Station Zehlendorf (Berlin-Potsdam. Bahn), 8 Minuten entfernt.

Aerzte: Direktor Dr. Hans Laehr, consultirender Arzt und Besitzer Geh. Sanitätsrath Dr. Heinrich Laehr, 2. Arzt Dr. Liebe, 3. Arzt Dr. Georg Laehr.

Bestand Anfang 1889:	91	(26 Nervenkr.,	65 Psychischkr.)	
Verpflegt . . . „	129	(50 „	, 79 „	)
Aufgenommen „	38	(24 „	, 14 „	)
Entlassen . . . „	38	(25 „	, 13 „	)
Gestorben . . . „	3	(2 „	, 1 „	)
Bestand . Ende „	88	(23 „	, 65 „	).

Am 17. December 1853 als Neubau gegründet und im Laufe der Zeit weiter entwickelt. In den ersten 2 Jahren auch von männlichen Kranken benutzt, ist das Asyl seitdem nur für weibliche bestimmt. In der Centralanstalt, sich anlehnend an das Verwaltungs- und Beamtenhaus, sind 8 Abtheilungen für verschiedene Krankheitsformen der 2ten Abtheilung eingerichtet, darunter befinden sich 2 nahe Pavillons für die störendsten Kranken (Haus Reil, Haus Jakobi). Auf dem dazu gehörigen Terrain von 368 Morgen, von denen 200 M. zum Park umgewandelt sind, sind 4 Pavillons für die sich frei bewegenden Kranken der Abtheilung für Nervenkranke (Haus Damerow, Haus Ideler, Haus Nasse, Haus Langermann), während 3 Pavillons (Haus Flemming, Haus Roller, Haus Horn) für die Psychisch-Kranken und 2 Pavillons (Haus Jessen, Haus Zeller) für die Verwaltung bestimmt sind. Ein Flügel am Centralgebäude für die Psychisch-Kranken ist im Bau begriffen, ebenso am Ende des Terrains Einzelhäuser für die Tagearbeiter. Jede Krankenabtheilung hat ihre Vorsteherin, welche unter den Kranken wohnt und die Pflegerinnen, Hülfspflegerinnen und Hausmädchen leitet. — „Asyl Schweizerhof, Privat-Heilanstalt für Psychisch-Kranke weiblichen Geschlechtes. Nach 25jähriger Wirksamkeit. I Chronik, Gebäude, Terrain. Mit 21 Tafeln Abbildungen. Berlin, Reimer 1878.“

Schwerin (Grossherzgth. Mecklenburg-Schwerin).

Anstalt für geistesschwache Kinder zu Schwerin i./Meckl. Zweck derselben ist, schwachsinnigen Kindern beiderlei Geschlechts diejenige Ausbildung und Erziehung angedeihen zu lassen, welcher sie vermöge ihrer Individualität fähig sind. Aufnahmefähig sind Kinder im Alter von 5—12 Jahren, welche bildungsfähig erscheinen. Sie ist Staatsanstalt, selbständig, wird durch die für die Kinder zu zahlenden Verpflegungsgelder und durch die etatsmässigen Zuschüsse aus Landesmitteln erhalten und ist für Mecklenburg bestimmt. Das Kostgeld beträgt jährlich 240 und 90 M. In der Anstalt besteht ein Pensionat für schwachsinnige Kinder wohlhabender Eltern, das auch Ausländern zugänglich ist (Pension 900 M., wenn eine besondere Pflegerin gewünscht wird oder nöthig ist, 1500 M.). Station Schwerin ¼ Std. entfernt.

Vorsteher und 1ster Lehrer: Inspektor Joh. Basedow. Anstaltsarzt: Dr. Matusch, 2. Arzt der nahen Irren-Heilanstalt Sachsenberg.

Bestand 1. Oktober 1888:	77	(43 m., 34 w.)
Aufgenommen 1888/89:	9	(3 „ , 6 „)
Entlassen . . . „	9	(3 „ , 6 „)
Gestorben . . „	—	(— „ , — „)
Bestand 1. Oktober 1889:	77	(43 „ , 34 „).

Von den Entlassenen gelangten 6 zur Confirmation.

Am 13. Juli 1867 auf Befehl des Grossherzogs Friedrich Franz II. eröffnet, zunächst in einem dazu gemietheten Hause. Der bei der Eröffnung projektirte Neubau wurde Herbst 1872 begonnen, Sommer 1874 vollendet und Anfang Oktober 1874 bezogen. Das geräumige Anstaltsgebäude mit Wasserleitung und Ventilation wurde 1885/86 durch Anbau eines Flügels erweitert. Die Errichtung einer Pflegeanstalt in Verbindung mit der Erziehungsanstalt ist in Aussicht genommen. Die Anstalt hat Garten, Feldwirthschaft, Werkstätten u. s. w.

Schwetz (Prov. Westpreussen).

Westpreussische Provinzial-Irrenanstalt, selbständig, für alle Krankheitsformen, für die Regierungsbezirke Danzig und Marienwerder. — Station Schwetz.

Aerzte: Direktor Dr. Ed. Grunau; II. Arzt Schauen; Assistenzarzt Dr. Schneider.

Bestand 1. April 1889:	435	(215 M., 220 Fr.)
Aufgenommen. . „	60	(37 „ , 23 „)
Abgegangen . . . „	58	(35 „ , 23 „)
Gestorben . . . . „	20	(14 „ , 6 „)
Bestand 1. April 1890:	417	(203 „ , 214 „).

Die Anstalt ist von 1848—1855 nach dem Plane der relativ verbundenen Heil- und Pflegeanstalten im Corridor-System erbaut und am 1. April 1855 eröffnet worden. Ursprünglich für

200 Kranke bestimmt, ist sie durch allmähliche Hinzunahme des früheren auf demselben Terrain belegenen Landkrankenhauses, durch Errichtung zweier Zellengebäude für je 10 Kranke (Männer und Frauen) und durch anderweitige bauliche Veränderungen zur Aufnahme von 420 Kranken erweitert, welche in 3 Klassen verpflegt werden. Unterhalten wird die Anstalt durch die von den Kranken zu zahlenden Verflegungsgelder und Zuschüsse aus Provinzialmitteln. — Es werden seit 1875 regelmässige Jahresberichte über die Anstalt gedruckt.

Siegmar (Kgr. Sachsen).

Idioten-Pflege-Anstalt „Eben-Ezer" für Idiotische und Gemüthskranke. Station Chemnitz.

Besitzerin und Leiterin: verw. Frau Johanna von Lauckner.

Aerzte: Bezirksarzt, Medicinalrath Dr. Flinzer in Chemnitz, Hausarzt Dr. Dittrich aus Reichenbrand.

Bestand Anf. 1890: 19 (6 M., 6 Kn., 7 Mädch. v. 16—50 Jahren).

Gegründet 1878 mit wenigen Kindern von der jetzigen Leiterin, die sich für ihren Beruf in Stetten (Remsthal) und im Katharinenhospital in Stuttgart vorbereitet hatte. In den 12 Jahren des Bestehens sind von 50 Verpflegten nur 4 gestorben.

Sigmaringen (Prov. Hohenzollern).

Fürst-Carl-Landesspital, enthält eine Abtheilung als Communal-Irren-Heil- und Pflegeanstalt für die Hohenzollern'schen Lande (Regbz. Sigmaringen). Station Sigmaringen der Linie Sigmaringen-Mengen.

Dirigirender Arzt: Dr. Alf. Bilharz.

Bestand Anfang 1889:	67	(29 M.,	38 Fr.)
Abgegangen . . „	13	(3 „ ,	10 „)
Gestorben . . . „	7	(3 „ ,	4 „)
Bestand . Ende „	71	(32 „ ,	39 „).

Eröffnet 1847. Bis 1857 bestand für Kranke, Pfründner und Irre nur ein Gebäude; 1857 wurde ein Haus für unruhige

Irre gebaut, 1867 ein solches für ruhige, das 1877 aufs Doppelte vergrössert wurde. Im Laufe des Jahres 1890 kommt ein Neubau für unruhige weibliche Irre zur Eröffnung, und es ist im Plane, eine ebensolche Abtheilung für unruhige Männer im Lauf der nächsten Jahre herzustellen. — Seit 1873 wird ein jährlicher Bericht über die Anstalt vom ärztlichen Direktor veröffentlicht.

Sonneberg i./Thüringen (Herzgth. Sachsen-Meiningen).

Wasserheilanstalt in erster Reihe für Krankheiten des Nervensystems, und zwar centrale, wie periphere: Hirn- und Rückenmarkleiden, Lähmungen, Neuralgien, Krampfformen, Anästhesie, Hypochondrie, Hysterie, Neurasthenie, Ueberreizungen, Ueberarbeitung, Schlaflosigkeit, Schwindel u. s. w. Ferner kommen zur Behandlung chron. Rheumatismen und Catarrhe, Neigung zur Erkältung (Abhärtungskuren), Störungen der Circulation u. s. w. Geisteskranke sind ausgeschlossen. — Station Sonneberg (400 m üb. d. M.) der Koburg-Lauschaer Bahn. 40 Min. v. Koburg. Besitzer und Direktor: Sanitätsrath Dr. Richter, 2. Arzt Dr. Bauke.

1873 neugebaut, liegt die Anstalt in dem freien Theile der Stadt und ist von einem Garten umgeben. In unmittelbarer Nähe sind noch 2 neuerbaute, gut und zweckmässig eingerichtete Häuser zur Aufnahme von Kurgästen vorhanden (seit Frühling 1881). Der wöchentliche Preis für Logis, Kost und Kur variirt zwischen 45 und 68 M. Die erste Consultation wird mit 10 M. berechnet. Frequenz in den letzten 3 Jahren jährlich etwa 400 Kurgäste.

Sonnenstein (Kgr. Sachsen).

Kgl. Sächs. Irren-Heil- und Pflegeanstalt. — Station Pirna.

Aerzte: Direktor und Oberarzt Obermedicinalrath Dr. Guido Weber, Anstaltsärzte Dr. G. Lehmann, Oberarzt und Stellvertreter des Direktors, Dr. Schulze, Dr. Reichelt, Hülfsärzte Dr. Danniger, Dr. Krüger.

Bestand Anfang	1889:	454	(267 M., 187 Fr.)
Verpflegt. . . .	„	702	(379 „ , 323 „)
Aufgenommen .	„	248	(112 „ , 136 „)
Entlassen. . . .	„	192	(82 „ , 110 „)
Gestorben . . .	„	34	(23 „ , 11 „)
Bestand . Ende	„	475	(273 „ , 202 „).

Die Irrenanstalt Sonnenstein besteht als solche seit 8. Juli 1811, nachdem das früher befestigte Schloss Sonnenstein von 1758—1811 als Asyl für pensionirte Officiere und deren Familien gedient hatte. Nachdem schon früher ein „Genesungshaus“ für Rekonvalescenten am Fusse des Schlossberges errichtet worden war, sind seit 1856 durch umfassende Neu- und Anbauten die alten Baulichkeiten dem Zweck der Irrenpflege mehr und mehr angepasst worden, sodass nur noch ein Theil des Schlosses in seiner ursprünglichen Gestalt erhalten geblieben ist; weiterhin aber sind auf dem Terrain der Anstalt 1873, 1883 und 1889 vier Einzelgebäude mit insgesammt etwa 120 Betten für männliche Kr. verschiedener Kategorien neuerbaut, ebenso 1885 eine Meierei für 40 männliche und 8 weibliche Kr. in dem nahegelegenen Cunnersdorf und endlich 1888 das 5 km entfernte frühere Kammergutsvorwerk Jessen zur Unterbringung von 45 unheilbaren ruhigen Männern mit landwirthschaftlichem Betrieb eingerichtet worden. — Geschäfts- resp. statistische Berichte alljährlich an die vorgesetzte Ministerialbehörde, veröffentlich in den Jahresberichten des Kgl. Medicinal-Collegiums. — „Beschreibung der Kgl. Sächs. Heil- und Verpflegungs-Anstalt Sonnenstein mit Bem. über Anstalten f. Herstellung oder Verwahrung von Geisteskranken,“ von G. A. C. Nostiz von Jänkendorf, 1829, Dresden bei Walther.

Sorau (Prov. Brandenburg).

Brandenburgische Landes-Irren-Anstalt für die Kreise Guben, Krossen, Lübben, Luckau, Kalau, Kottbus, Sorau, Spremberg, Beeskow-Storkow und Jüterbock-Luckenwalde (seit 1889). Station Sorau i. d. Lausitz.

Aerzte: Direktor Dr. Ad. Schmidt, Oberarzt Dr. Otto Hebold, 1. Assistenzarzt Dr. Selle, 2. Assistenzarzt vacat.

Bestand . . 1. April 1889: 517 (278 M., 239 Fr.)
Abgegangen . . . 1889/90: 43 (20 „ , 22 „)
Gestorben. . . . . „ 49 (24 „ , 25 „)
Bestand . . 31. März 1890: 534 (291 „ , 243 „).

Die Anstalt wurde 1812 in dem sogenannten „Tummelhaus", einem von dem letzten Grafen von Promnitz erbauten Gebäude, eingerichtet und zwar als Armenversorgungs- und Arbeitshaus und zugleich zur Aufnahme Gemüthskranker bestimmt. 1815 wurden alle nicht an Geistesstörung Leidenden aus derselben entfernt. Die Oberleitung lag zunächst beim Inspektor, wurde aber 1858 dem Arzte übertragen. 1835 wurde ein Neubau aufgeführt, in dessen unterem Stock Wirthschaftsräume vorgesehen, im oberen kranke Frauen und Männer untergebracht wurden. Ein sog. Tobhaus wurde 1851 erbaut. Die mangelhafte Trennung der Geschlechter hörte erst mit der Erbauung eines grossen Männerhauses 1861 auf, indem damals die bisherigen Gebäude den Frauen überwiesen wurden. Zu allen diesen Bauten mussten grosse Landerwerbungen von den Nachbaren stattfinden; die grösste geschah 1881 in dem Ankauf eines Gutes, welches als landwirthschaftliches Vorwerk der Anstalt belegt wurde und bewirthschaftet wird. In den 80er Jahren wurde ferner das Beamtenhaus und die Kirche mit dem Festsaal erbaut, sowie die Zellenabtheilung bedeutend erweitert. Das frühere Direktorhaus wurde durch Umbau in eine Abtheilung für freiere Behandlung (ohne Fenstergitter und mit unverschlossenen Thüren) aufgebaut. — Allgem. Ztschr. f. Psychiatrie Bd. II S. 68, Bd. IV S. 74. — „Joh. Gottl. Worbs, Geschichte der Herrschaften Sorau und Triebel. Sorau 1826, S. 217."

Spiez (Canton Bern).

Heilanstalt Mariahalden, Familienhaus für 10 gemüths- und geisteskranke Damen. 2 Stunden oberhalb Thun.

Arzt: Dr. E. Mützenberg-Escher.

Neujahr 1886 eröffnet.

Stammheim (Canton Zürich).

Kranken-Asyl Stammheim, Bezirk Andelfingen, Heil- und

Pflegeanstalt für körperlich oder geistig Leidende. Station Stammheim.

Dirigirender Arzt und Besitzer: Dr. von Orelli.

Bestand Anfang	1889:	20	(8 M.,	12 Fr.)
Aufgenommen.	„	16	(6 „,	10 „)
Entlassen . . .	„	16	(6 „,	10 „)
Gestorben . . .	„	—	(— „,	— „)
Bestand . Ende	„	20	(8 „,	12 „).

Gegründet 1870. Die Anstalt besteht 1) aus dem „Kranken-Asyl“ mit 16 Betten, 2) aus den in den Ortschaften des Stammheimer Thales vertheilt gelegenen Wohnungen der Pfleger, d. h. derjenigen Bauern und Handwerker, welche Kranke in ihre Familie aufnehmen. Dieselben bilden die Kranken-Colonie. Diese besteht aus circa 80 Pflegerfamilien, von denen jede je 1 Kranken zur Verpflegung erhält. Das Asyl nimmt alle Kranken zunächst zur Beobachtung vor der Vertheilung auf und behält die dazu ungeeigneten. Pension im Asyl von 3 Fr. aufwärts, in der Colonie von 1 Fr. ebenso.

Steglitz (Prov. Brandenburg).

Privat-Heil- und Pflegeanstalt für Gemüthskranke zu Steglitz (Lankwitz) bei Berlin, Berliner-, Ecke Viktoriastrasse. Station Steglitz.

Besitzer und dirigirende Aerzte: Dr. James Fraenkel und Dr. Alb. Oliven.

Bestand Juni 1890: 45 weibl. Kr.

Eröffnet 1. April 1890, ist die Anstalt für 54 weibliche und ca. 15 männliche Kr. eingerichtet. Ein weiterer Neubau für ca. 40 männliche Kr. ist projektirt.

Stephansfeld-Hördt (Reichsland Elsass-Lothringen).

Die vereinigten elsässischen Bezirks-Irrenanstalten; Irren-Heil- und Pflegeanstalt für das Unter-Elsass, dessen Eigenthum sie ist. Zunächst dazu bestimmt, dem französischen Irrengesetz von 1838 gemäss, die Kranken des Departements des Niederrheines aufzunehmen, verpflegt die Anstalt auf Grund eines

Contraktes auch die Kranken des Bezirks Ober-Elsass. Mit der 1877 erfolgten Erneuerung dieses Contraktes übernahm der Bezirk Ober-Elsass die Verpflichtung, das dem Unter-Elsass gehörige $1^{1}/_{2}$ Std. von Stephansfeld gelegene Depot de Mendicité Hoerdt in eine mit Stephansfeld unter gemeinsamer Direktion und Verwaltung zu vereinigende Pflegeanstalt für 200 Geisteskranke einzurichten, und erwarb dadurch die Berechtigung, in beiden Anstalten 350 Normalkranke unterzubringen. Die zunehmende Ueberfüllung beider Anstalten erforderte 1885 eine Erweiterung der Filialanstalt Hördt durch Erbauung von 2 Tobabtheilungen. Seit 1886 werden in Hördt 430 Kranke verpflegt. Stephansfeld ist Haltestelle der Bahnlinie Strassburg-Paris, Station Brumath $2^{1}/_{2}$ km davon entfernt. Station Hördt und Station Vendenheim je 4 km von der Anstalt Hördt entfernt. —

Aerzte: Direktor und Oberarzt beider Anstalten kaiserl. Sanitätsrath Dr. K. Stark, 2. Arzt in Stephansfeld Dr. Vorster, in Hördt Billmaier, Assistenzärzte in Stephansfeld Dr. Troendle, Dr. Redl, Dr. Holz, in Hördt Dr. Schmidt.

Bestand	1. April 1889:	1256	(603 M., 653 Fr.)
Aufgenommen bis	1. April 1890:	202	(107 „, 95 „)
Verpflegt . . .	„ „ „	1458	(710 „, 748 „)
Entlassen . . .	„ „ „	109	(50 „, 59 „)
Gestorben . .	„ „ „	114	(69 „, 45 „)
Bestand	1. April 1890:	1235	(591 „, 644 „).

Davon in Stephansfeld 810, in Hördt 425. Dem Bezirke Ober-Elsass gehören 491, Unter-Elsass 715 an. In der letzten Verpflegungsklasse (Normalklasse) betrug der tägliche Durchschnittsbestand 1113, in den 4 Pensionärklassen 133.

Eröffnet 1. Nov. 1835. Stephansfeld ist nach dem Pavillonsysteme erbaut. Die Anstalt allein nimmt einen Flächenraum von über $4^{1}/_{2}$ ha ein. Seit 1879 sind umfängliche Neubauten begonnen worden, welche 1886 ihren Abschluss gefunden haben, und für welche der Bezirkstag in liberalster Weise rund 470000 M. bewilligt hatte. 1879 wurde eine landwirthschaftliche Colonie für 50 männliche Kranke neu gebaut, welche allein 165000 M. kostete und 1880 eröffnet wurde. Die Gebäude derselben nehmen einen Flächenraum von $^{1}/_{2}$ ha ein. Seit 1841 ist der landwirthschaftliche Betrieb in der Anstalt eingerichtet und von Jahr zu Jahr vergrössert worden. Gegenwärtig werden inclus. der gepachteten Grundstücke etwas über 73 ha von den Kranken bewirthschaftet. In den zahlreichen Werkstätten der Anstalt wird fast der ganze Bedarf derselben fertig gestellt. —

Die Fialanstalt Hördt (als solche am 1. April 1878 eröffnet) ist ebenfalls nach dem Pavillonsysteme gebaut. Sie liegt auf einem vollständig arrondirtem Terrain von 17 ha, welches von den Kranken bewirthschaftet wird. Hördt ist mit Stephansfeld durch Telephonleitung verbunden. Beide Anstalten bewirthschaften mit den gepachteten Gütern nahezu 73 ha. Im Jahre 1889/90 lieferte die Landwirthschaft zum Betriebe der Anstalten für 27 000 M. Fleisch, 176 236 L. Milch, 37 888 Eier. Der Reinertrag der Oekonomie berechnet sich auf 15 300 M.

Die Verwaltungsberichte für den Bezirkstag werden jährlich gedruckt und erscheinen bei der elsässischen Druckerei und Verlagsanstalt in Strassburg (vorm. G. Fischbach).

Stetten (Kgr. Württemberg).

Selbständige Privat-Heil-Pflege- und Beschäftigungsanstalt für Schwachsinnige und Epileptische; gegründet von einem Vereine, welcher sich in eine medicinische, pädagogische und ökonomische Sektion theilt. — Station Endersbach (Remsthalbahn) 3 km entfernt. Oberamt Cannstadt.

Vorsteher: Inspektor Pfarrer Schall, Dr. med. Habermaas, Oekonomieverwalter Bräuninger. Der erstere betheiligt sich am Unterricht.

Bestand . . . . . 1890: 330 (241 Württbg., 89 Nicht-Württbg.)
Davon Schwachsinnige: 178 (125 m., 53 w.)
„ Epileptische. . : 152 (75 „ , 77 „)
Aufgenommen . 1889: 79
Entlassen . . . . „ 55
Gestorben . . . . „ 8.

Die Anstalt wurde im Mai 1849 gegründet in Rieth, siedelte 1851 nach Winterbach über und befindet sich seit 1864 in dem früher Herzogl. Schlosse Stetten im Rhemsthale. Seit 1866 Doppelanstalt für Schwachsinnige und Epileptische. Im

Jahre 1883 wurde die Filialanstalt in Rommelshausen eröffnet. Den Räumlichkeiten nach theilt sie sich: 1) in eine Abtheilung für bildungsfähige Schwachsinnige (das eigentliche Schlossgebäude, zugleich Wohnung für 34 Pensionäre enthaltend), 2) eine solche für weibliche Epileptiker, die sich zu Heilversuchen eignen (Mädchenhaus), 3) eine weitere für schulpflichtige epileptische Knaben (Knabenhaus), 4) in eine für erwachsene bessere Schwachsinnige und Epileptiker, welche in der Landwirthschaft, Gärtnerei und den Werkstätten beschäftigt werden (Männerhaus mit den Oekonomiegebäuden), 5) in die Pflegeanstalt im nahen Rommelshausen, wo sich im alten Gebäude die weibl., im Neubau die männl. Kranken befinden. — Alljährliche Berichte.

Stralsund (Prov. Pommern).

Provinzial-Irren-Anstalt. Bewahr- und Pflege-Anstalt für unheilbare Irre aller Formen in ganz Pommern; ausnahmsweise auch für heilbare als vorübergehender Nothplatz. Station Stralsund. — Aerztlicher und Verwaltungsdirektor: Sanitätsrath Dr. M. Pütter.

Bestand 1. April 1889:	79	(45 M., 34 Fr.)
Zugegangen . 1889/90:	15	(6 „, 9 „)
Abgegangen . „	18	(8 „, 10 „)
Gestorben . . „	13	(5 „, 8 „)
Bestand 1. April 1890:	76	(43 „, 33 „).

Besteht seit 1842. Gegründet von den Communal-Ständen Neu-Vorpommerns und Rügens ist die Anstalt Anfang 1877 von den Provinzial-Landständen der gesammten Provinz Pommern übernommen worden.

Strassburg (Reichsland Elsass-Lothringen).

Bürgerspital. Irrenabtheilung nebst Abtheilung für Epileptische. Oeffentliche Heilanstalt für Strassburg und Umgegend, zugleich Unterrichtsanstalt. Station Strassburg.

Aerzte: Direktor Prof. Dr. Fr. Jolly*). I. Assistent: Privatdocent Dr. Köppen, 2. Assistent: Dr. Gierlich.

*) Seit Herbst 1890 in Berlin. Prof. Fürstner für Strassburg, Prof. Kraepelin für Heidelberg designirt.

	Geisteskranke.	Epileptische und Nervenkranke.
Bestand Anfang 1889:	73 (37 M., 36 Fr.)	28 (13 M., 15 Fr.)
Aufgenommen „	274 (128 „ , 146 „)	125 (61 „ , 64 „)
Entlassen . . . „	254 (119 „ , 135 „)	122 (59 „ , 63 „)
Gestorben . . . „	33 (20 „ , 13 „)	5 (4 „ , 1 „).

Ferner wurden 1889 poliklinisch behandelt: 281 M., 283 Fr.

Bis zur Gründung der Universität Strassburg bestand nur ein sogenanntes Irrendepot nach französischem Irrengesetz zur ganz vorübergehenden Aufnahme Geisteskranker. 1872 wurde die psychiatrische Klinik gegründet und dem Direktor desselben das Irrendepot übergeben, welches aus einem Zimmer für 2 Männer und einem für 2 Frauen bestand mit je 2 anstossenden Zellen. Dazu kam zunächst ein Saal für ruhige geisteskranke Frauen und die Abtheilung für Epileptiker, in deren Männersaal zugleich ruhige Geisteskranke aufgenommen wurden. 1877 erfolgte eine Erweiterung der provisorischen Irrenabtheilung, welche nun 50 Betten für Geisteskranke zählte, wozu noch 30 für Epileptiker kamen. Im Frühjahr 1886 wurde der Neubau der psychiatrischen Klinik bezogen, welcher sich in unmittelbarer Nachbarschaft der übrigen klinischen Institute befindet. Derselbe bietet Raum für 90 Geisteskranke und für 30 Epileptiker beziehungsweise Nervenkranke. Die Verpflegung erfolgt vom Bürgerspital aus. In die Irrenabtheilung der Klinik werden zunächst alle diejenigen Geisteskranken aufgenommen, welche von der Polizeidirektion dem Spitale zugewiesen werden, ferner Kranke aus dem Bezirk Unter-Elsass unter denselben Modalitäten wie in der Bezirksirrenanstalt Stephansfeld, endlich Kranke aus den andern Bezirken und aus den Nachbarländern auf Kosten des Fonds der psychiatrischen Klinik. Auch von den dem Spital zugewiesenen Fällen von Del. trem. und von körperlichen Kranken mit schwerem Del. kommt ein erheblicher Theil in die Irrenabtheilung.

Strelitz (Grossherzgth. Mecklenburg-Strelitz).

Oeffentliche Irren-Pflegeanstalt für Mecklenburg-Strelitz, in welcher Heilversuche nicht ausbleiben. Selbständig, durch Anbau erweitert und nur von Irren bewohnt. — Station: Strelitz, der Berlin-Stralsunder Linie.

Aerzte: I. Arzt Obermedicinalrath Dr. K. Peters, 1. Hülfsarzt und 1. Chirurgus.

Bestand Anfang	1890:	101	(47 M., 54 Fr.)
Verpflegt . . .	1889:	121	(59 „, 62 „)
Aufgenommen	„	24	(12 „, 12 „)
Entlassen . . .	„	8	(5 „, 3 „)
Gestorben . . .	„	12	(7 „, 5 „).

An der Stelle der jetzigen Irrenpflegeanstalt befand sich bis zum Jahre 1712 das Residenzschloss des damaligen Herzogs. Nachdem dasselbe in diesem Jahre durch Feuer theilweise zerstört worden und der Herzog seine Residenz nach Neu-Strelitz verlegt hatte, wurde an derselben Stelle, wo das Schloss gestanden, und mit Benutzung der beim Brande unversehrt gebliebenen Theile desselben, das jetzige Gebäude errichtet, welches seit 1791 als Landarbeits- und Zuchthaus, seit 1805 auch als Irrenpflegeanstalt diente. 1886 erfolgte eine Trennung der Strafanstalten von der Irrenanstalt, indem jene in ein zu diesem Zwecke neu errichtetes Gebäude verlegt wurden, diese aber, da sich die Zahl der Insassen seit 1850 um fast 100 Procent vermehrt hatte und die vorhandenen Räume nicht mehr allen Anforderungen entsprachen, durch einen Anbau erweitert wurde. Bis 1885 wurde die Pflege der weiblichen Irren durch angenommene Wärterinnen ausgeübt; von da ab ist drei aus dem Diakonissen-Mutterhause Danzig entsandten Diakonissinnen die Wartung übertragen. Zur Beaufsichtigung der männlichen Kranken sind drei Wärter angestellt. —

Stuttgart (Kgr. Württemberg).

1. **„Städtisches Irrenlokal“**, in erster Linie Beobachtungsstation für frische, akute Geisteskranke, welche nach einiger Zeit in die Irrenanstalten des Landes verbracht werden, in zweiter Linie Pflegeanstalt für ruhige, unheilbare Irre (durchschnittlich 40). Station Stuttgart.

Aerzte: Vorsteher Stadtarzt Dr. A. Fauser, Assistenzarzt Dr. P. Kemmler.

Bestand Anfang 1889:	47	(18 M., 29 Fr.)
„ Ende . „	48	(22 „ , 26 „)
Abgegangen . . „	96	
Gestorben . . . „	17	
Aufgenommen . „	114	(63 „ , 51 „).

Die ersten Nachrichten stammen aus dem Jahre 1801, in dem dem „Siechenhause der Stadt Stuttgart", als dessen Theil das Irrenlokal erscheint, Schenkungen gemacht werden; nachdem die Anstalt zweimal ihren Ort gewechselt hatte, wurde sie 1845 mit dem „Bürgerhospital" (-städtisches Pfründnerhaus) in der Weise vereinigt, dass das Irrenlokal in einem besonderen Gebäude neben dem Bürgerhospital untergebracht, und die Verwaltung eine gemeinsame ist. Geplant sind den heutigen Anforderungen entsprechende Neubauten für beide Abtheilungen. — Jährl. statist. Notizen in den Medic.-statistischen Jahresberichten über die Stadt Stuttgart, herausg. vom Stuttgarter ärztlichen Verein.

2. **Sanatorium für Nervenkranke** im Lenze'schen Bad (Inselbad) in Berg bei Stuttgart unter Leitung von Dr. Herm. Wildermuth.

3. Denselben Arzt hat „**Dr. Wildermuth's Klinik**" für Nervenkranke kindlichen und jugendlichen Alters unter Leitung von Fräulein A. Wildermuth in „Ottilienhaus, Sonnenberg bei Stuttgart". Neubau.

Suderode a./H. (Prov. Sachsen).

Kur- und Wasserheilanstalt mit 3 Gebäuden in 5 Morgen grossem Parke für 45 Kranke. In erster Linie gegen die verschiedenen Erkrankungen des Nervensystems, Lähmungen, Neuralgien, Migräne, chronische Gehirn- und Rückenmarkserkrankungen, Neurasthenie, Hypochondrie und Hysterie. Station Suderode der Bahnlinie Quedlinburg-Frose. Arzt: Dr. Fr. Pelizaeus.

Telgte (Prov. Westphalen).

St. Rochus-Hospital, Privat-Heil- und Pflegeanstalt für weibliche Geisteskranke, Eigenthum der Genossenschaft der Krankenschwestern vom heiligen Franziskus zu St. Mauritz; in einer besonderen Abtheilung werden auch Körperlich-Kranke beiderlei Geschlechts behandelt. — Station Münster.

Vorsteher: Vikar Radhoft, dirigirender Arzt: Dr. zur Verth.

Bestand Ende . .	1888:	120	Fr.
Verpflegt	1889:	150	„
Aufgenommen. .	„	30	„
Entlassen	„	16	„
Gestorben	„	17	„
Bestand Ende . .	„	117	„

Besteht als Allgemeines Krankenhaus seit 1845. Anfang 1850 wurden einige Geisteskranke in Pflege genommen; da die Zahl der letzteren immer mehr stieg, wurde die Anstalt 1859 erweitert, und 1868 ein besonderes Gebäude für unruhigere Geisteskranke errichtet.

Tharandt (Kgr. Sachsen).

Kurhaus für Nervenkranke und Erholungsbedürftige. Villa Sanitas. Station Tharandt der Linie Dresden-Chemnitz.

Aerzte: Dr. med. J. Haupt, Besitzer und Leiter der Anstalt, Dr. med. Meier, Assistenzarzt.

Aufgenommen.	1889:	146	(Männer 67, Frauen 79)
Abgegangen . .	„	132	(„ 57, „ 75)
Bestand . Ende	„	14	(„ 10, „ 4).

Die Anstalt ist für den Zweck neu gebaut und eingerichtet 1884, vergrössert 1886, bietet Raum für 22 Kranke.

Tharstedt (Prov. Schleswig-Holstein).

Privatheilanstalt für nerven- und gemüthskranke Damen zu Tharstedt bei Schleswig.

Arzt und Besitzer: Dr. de la Motte.

Bestand und Abgang durchschn. 6—8.
Gestorben 1889: 1.

Eröffnet 1886.

St. Thomas cf. Andernach.

Thonberg (Kgr. Sachsen).

Städtische Heil- und Pflegeanstalt, im Besitz der Stadt Leipzig, nur für Privatkranke bestimmt. Station Leipzig 1/2 Std. entfernt.

Direktor: Dr. Jul. Lochner, Assistenzarzt Dr. Franz Thon.

Bestand Anfang	1889:	56	(32 M.,	24 Fr.)
Entlassen . . .	„	33	(24 „,	9 „)
Gestorben . . .	„	12	(10 „,	2 „)
Bestand . Ende	„	59	(34 „,	25 „).

Am 3. Mai 1836 in Möckern bei Leipzig vom damaligen Stadtbezirksarzt Dr. Eduard W. Güntz als Privatanstalt eröffnet, im Herbst 1839 nach dem Thonberg übersiedelt, bis 1864 von dem genannten, von da an bis Oktober 1888 von Dr. Theobald Güntz geleitet; seitdem in den Besitz des Rathes der Stadt Leipzig übergegangen. Dem Direktor steht neben dem Assistenzarzt jetzt ein Verwaltungsinspektor zur Seite. — Berichte 1861, 1872, 1877, 1886.

Triest (Oesterr. Küstenland).

Landes-Irrenanstalt, öffentl. Heil- und Pflegeanstalt für das österr. Küstenland.

Aerzte: Primararzt und Direktor Dr. Giulio Seunig, Adjunctenstelle derzeit in Concurs, Inspector H. Albert Kribar.

Bestand Anfang	1889:	116	(63 M.,	53 Fr.)
Aufgenommen .	„	12	(7 „,	5 „)
Entlassen. . . .	„	5	(5 „,	— „)
Gestorben . . .	„	13	(7 „,	6 „).

Die Anstalt diente bis 1785 als bischöfl. Residenz, wurde dann als städtisches Krankenhaus eingerichtet und nach Erbauung des jetzt bestehenden (1841) zur Unterbringung Geisteskranker bestimmt.

Troppau (Oesterr.-Schlesien).

Schlesiche Landes-Irrenanstalt. Station Troppau.

Aerzte: Primararzt und Direktor Dr. med. univ. Alfred Hellwig, Secundararzt Dr. med. univ. Emanuel Kain.

Bestand Anfang 1889:	86	(50 M.,	36 Fr.)
Aufgenommen. „	80	(55 „,	25 „)
Entlassen . . . „	17	(13 „,	4 „)
Transferirt . . „	3	(3 „,	— „)
Gestorben . . . „	21	(14 „,	7 „)
Bestand . Ende „	125	(75 „,	50 „).

Die Anstalt wurde am 29. März 1889 durch Uebersiedlung der Kranken aus der Olbersdorfer Irren-Pflegeanstalt bezogen. Auf Grund des schlesischen Landtagsbeschlusses vom 16. Okt. 1884 wurde die Anstalt im Pavillonsystem für 200 Kranke mit einem Gesammtkostenaufwand von ca. 580 000 fl. östr. in den Jahren 1886—89 erbaut. Die Anstalt steht auf einem Areale von 30 Joch und zwar das Administrationsgebäude 2 Stock hoch, 1 Gesellschaftshaus, 1 einstöckiges 2flügeliges Wirthschaftsgebäude mit den Räumen für 1 Dampfkoch- und 1 Dampfwaschküche, 1 Maschinen-, 1 Brunnenhaus, 1 Pavillon für contagiöse Erkrankungen, je 6 Pavillons für männl. u. weibl. Kranke stockhoch, 1 Leichenhaus und mehrere landwirthschaftliche Gebäude. — Eigene Wasserleitung, Centraldampfheizung und elektrische Beleuchtung durch Glühlicht hier eingeführt. Die eigene Regie wird in allen Wirthschaftszweigen gehandhabt. Die Verwaltung ist der Direktion untergeordnet. Den Pflegedienst bei den Frauen sowie Küche, Wäsche besorgen barmherzige Schwestern, bei Männern weltliche Wärter. — Separatabdruck der Wien. klin. Wochenschrift: „Die neue schlesische Landes-Irrenanstalt zu Troppau“ von Direktor Dr. Alfred Hellwig. In Arbeit noch befindlich: „Die alte und neue schlesische Landes-Irrenanstalt.“

Ueckermünde (Prov. Pommern).

Provinzial-Irrenanstalt für Pommern für alle Formen von Geistesstörung. Station Ueckermünde (Zweigbahn Jatznick-Ueckermünde der Linie Berlin-Pasewalk-Stralsund).

Aerzte: Direktor Dr. Ad. E. Knecht, 2. Arzt Dr. Max Schroeder, Assistenzarzt Dr. Heinke.

Bestand	1. April	1889:	451 (218 M., 223 Fr.)
Aufgenommen		1889/90:	161 (79 „ , 82 „)
Durchschnittsbestand.		„	389 (193 „ , 196 „)
Versetzt in andre Anstalten		„	134 (68 „ , 66 „)
Entlassen		„	52 (27 „ , 25 „)
Gestorben		„	34 (20 „ , 14 „)
Bestand	31. März	1890:	392 (192 „ , 200 „).

Die Anstalt wurde am 1. Okt. 1875 eröffnet; für 240 Kranke bestimmt, vermag sie ohne Ueberfüllung etwa 330 aufzunehmen. Sie hat 2 Verpflegungsklassen zu 1000 und 600 M. jährlich (für der Provinz nicht Angehörige 300 M. mehr). Ein eignes Zimmer wird mit 200 M., ein Privatwärter mit 400 M. ausschliesslich Lohn jährlich berechnet. Unbemittelte heilbare oder gemeingefährliche Kranke zahlen keine oder ermässigte Pflegegelder. Das Gebiet der Anstalt umfasst 25 ha 36 a, von denen 5 ha 62 a von Gebäuden und Höfen eingenommen, 10 ha als Feld und Gartenland bewirthschaftet werden, das Uebrige als Park dient. Keine Viehwirthschaft. — „Bericht über die Anstalt Ueckermünde von 1875—87“ v. Med.-R. Dr. Siemens.

St. Urban (Canton Luzern).

Oeffentliche Heil- und Pflegeanstalt für den Canton Luzern. Station Langenthal bei Bern (zwischen Olten und Bern) 5 km., Roggwyl 4 km ohne Schnellzüge.

Aerzte: Direktor und 1. Arzt J. Lisibay, Assistenzarzt und stellvertr. Dir. E. Cattani, Volontairarzt cand. med. J. Heiner.

Bestand	1. Jan. 1889:	384	(195 M., 189 Fr.)
Aufgenommen .	„	163	(82 „ , 81 „)
Verpflegt	„	547	(277 „ , 270 „)
Entlassen	„	144	(78 „ , 66 „)
Gestorben	„	18	(9 „ , 9 „)
Bestand 31. Dec.	„	385	(190 „ , 195 „).

Die Anstalt wurde aus einem 1848 aufgehobenen Cisterzienserkloster in den Jahren 1871—73 zum Zwecke der Irrenpflege umgebaut, und Nov. 1873 die ersten Kranken unter Dir.

Dr. Wille aufgenommen. Ihm folgte als Direktor am 30. Sept. 1875 Dr. Fetscherin (bis 31. Okt. 1889). Allmählich vergrösserte sich die Anstalt. Der Weiherhof, 70,56 ha umfassend, wurde seit der Eröffnung von der Anstalt bewirthschaftet. Auf der bis Frühjahr 1881 gepachteten, dann erworbenen Staatsdomäne Sonnhaldenhof mit 66,44 ha — 2 km von der Anstalt entfernt — befinden sich 18 männliche Kranke mit 2 Wärtern und 2 weibliche Kranke mit 2 Schwestern. — Jahresberichte. — Berichte des luzernerischen Irrenhülfsvereins.

Valduna (Kronland Vorarlberg).

Landes-Irrenanstalt für Vorarlberg. Station Rankweil. Aerzte: Direktor Dr. H. von Hepperger, Secundararzt Dr. Lad. von Henyey.

Bestand Anfang	1889:	114	(58 M.,	56 Fr.)
Verpflegt . . .	„	176	(96 „,	80 „)
Aufgenommen .	„	62	(35 „,	27 „)
Entlassen . . .	„	58	(30 „,	28 „)
Gestorben . . .	„	14	(7 „,	7 „)
Bestand . Ende	„	118	(66 „,	52 „).

Die Anstalt ist nach Plänen des Architekten Wolff in Zürich erbaut; 1870 wurden die Männerabtheilungen, 1871 die Frauenabtheilungen eröffnet. Die Irrenanstalt wurde neben der seit 1862 bestehenden Wohlthätigkeitsanstalt Valduna errichtet, einem Privatinstitute zur Verpflegung und Versorgung alter, schwacher und verwahrloster Personen, welches auch unheilbare ruhige Geisteskranke aufnimmt. Belegraum für ca. 180 Betten. — Jahresberichte.

Volmerdingsen (Prov. Westphalen).

Blödenheim Wittekindshof zu Volmerdingsen bei Bad Oeynhausen für evangelische Blöde (Idioten) der Prov. Westphalen. Irre, Epileptische, Verwahrloste werden wieder entlassen bezw. nicht aufgenommen. Die Anstalt steht unter einem „Patronat“ von 10 Personen der Nachbarschaft und einer „Generalversammlung“ von 40 Personen der ganzen Provinz. Anstaltsvorsteher:

Pfarrer H. Krekeler. Hausarzt: Dr. Huchzermeyer zu Oeynhausen.

Am 2. September 1887 wurde der erste männl. Blöde, am 31. Oktober 1888 die erste weibl. Blöde aufgenommen. Unter dem 31. Oktober 1889 wurden der Anstalt die Rechte einer juristischen Person verliehen. Die Anstalt besteht aus je einem Haus für männliche und weibliche Blöde (z. Z. 19 M. u. 43 Fr.) und den Oekonomiegebäuden; sie wird unterhalten durch jährliche Unterstützung der Provinzialstände und eine jährliche Haus- und Kirchenkollekte der evang. Gemeinden der Provinz Westphalen, sowie durch freie Gaben. Kostgeld für Kinder beträgt 200 M., für Erwachsene 300 M., für Pensionäre mehr.

Vernets (Canton Genf).

Oeffentliche Heil- und Pflegeanstalt für den Canton Genf. — Station Genf, $^1/_2$ St. Direktor: L. Martin. Aerzte: Prof. Dr. Olivet, erster Arzt; Dr. L. Monnier, Assistenzarzt.

Bestand 1. Jan. 1889:	154	(82 M.,	72 Fr.)
Verpflegt. . . .	„	227	(117 „,	110 „)
Aufgenommen .	„	73	(35 „,	38 „)
Entlassen. . . .	„	47	(23 „,	24 „)
Gestorben . . .	„	20	(12 „,	8 „)
Bestand 31. Dec.	„	160	(82 „,	78 „).

Eröffnet 1. Juli 1838 mit 61 Kranken (30 M. u. 31 Fr.); jetzt 7. Juni 1890 sind hier 159 Kranke (79 M., 80 Fr.). Klinischer Unterricht seit Gründung der medic. Facultät 1876. — Ein jährlicher Bericht zu erlangen bei „la chancellerie du Canton de Genève“.

Waldau (Canton Bern).

Cantonale Irren-Heil- und Pflegeanstalt für den Canton Bern, selbständig. Station Ostermundigen (25 Min. entfernt).

Aerzte: Direktor Dr. W. von Speyr (seit 1. April 1890), 2. Arzt Dr. Brouchei (erwählt 18. Juni 1890), Assistenzarzt W. Meili.

Bestand . 1. Jan. 1889:	371	(175 M.,	196 Fr.)
Abgegangen . . . „	121	(69 „,	52 „)
Gestorben . . . . „	17	(10 „,	7 „)
Bestand 31. Dec. „	392	(187 „,	205 „).

Eröffnet 19. November 1855 für 230 Kr. — Im Canton Bern waren die armen Irren in einem Lokal vereinigt, welches nur zur Pflege diente und das „Täubhus“ hiess, einige dunkle, der Luft beraubte und vergitterte Zellen enthielt, wo die Kranken wie wilde Thiere lebten. Der Ochsenziemer spielte die Hauptrolle der Behandlung. (Ann. médic. psych.) Von 1835 an beschäftigte man sich ernster mit dieser Angelegenheit und entschied sich am 17. März 1845 dazu, eine neue Anstalt zu bauen. Am 9. Februar 1850 gab der Grosse Rath ein Dekret ab, eine Heil- und Pflege-Anstalt für 200 Irre zu bauen. Die Heilbaren der alten Anstalt wurden 1855 darin aufgenommen und die Unheilbaren, welche bis dahin zu Thorberg, 12 km von Bern entfernt, waren. Letzteres ist jetzt Correctionsanstalt. — Am 1. April 1862 wurde, da alle Plätze besetzt waren, die bisher leer gestandene, nebenan liegende alte Irrenanstalt wieder bezogen (z. Z. mit 55 Kr.). 1870 Ankauf und Bezug des alten Wirthshauses „Neuhaus“ (z. Z. mit 30 Männern), 1874 des „Möösli“ (z. Z. nur Werkstätte), im December 1886 der Colonie „Kreuzweghausen“ (z. Z. mit 11 Kranken). Im Juni 1884 Uebergang der Waldau-Corporation an den Staat „Canton Bern“. — „Tribolet, Bericht über die neue Irren-Heil- und Pflegeanstalt Waldau im Canton Bern, 1855.“ — „Organisations-Reglement für die Cantonale Irren-Heil- und Pflegeanstalt Waldau, Bern, 1866.“ — „Dr. B. Fetscherin, Bericht an die Direktion des Innern des Cantons Bern über die Zählung und Statistik der Geisteskranken und Idioten im Canton Bern vom Jahre 1871.“ — Regelmässige jährliche Verwaltungsberichte seit 1871.

Waldbreitbach vgl. **Marienhaus.**

Waldheim (Kgr. Sachsen).

Irrenstation bei der Strafanstalt Waldheim (für männliche Verbrecher). Dr. Bied. Günther, Anstaltsarzt und ärztlicher Leiter der Irrenstation, welche als Annex der Strafanstalt mit unter der Direktion der letzteren (Oberregierungsrath Behrisch) steht. Station Waldheim.

Bestand Anfang	1889:	36 M.	
Aufgenommen .	„	8 „	7 aus dem Zuchthause Waldheim, 1 aus dem Gefängniss Hoheneck
Abgegangen . .	„	5 „	2 geheilt in die Strafanstalt zurückversetzt, 2 in andere Irrenanstalten
Gestorben . . .	„	3 „	
Bestand . . Ende	„	37 „	

Besteht seit November 1876. — „Dr. Knecht: Die Irrenstation, Zeitschrift für Psychiatrie, Band 37“, ferner „Die Jahresberichte des Kgl. Sächs. Landesmedicinalcollegium“.

Wehnen (Grossherzgth. Oldenburg).

Heilanstalt für das Herzogthum Oldenburg, nicht Grossherzogthum Eutin und Birkenfeld umfassend, selbständig. Station Bloh, 6 km von Oldenburg.

Aerzte: Direktor Med.-Rath Dr. Hemkes, Assistenzarzt Dr. Lecke.

Bestand . 1. Jan.	1889:	107	(51 M., 56 Fr.)
Aufgenommen .	„	53	(31 „ , 22 „)
Verpflegt	„	160	(82 „ , 78 „)
Abgegangen . . .	„	47	(28 „ , 19 „)
Gestorben	„	3	(— „ , 3 „)
Bestand 31. Dec.	„	110	(54 „ , 56 „).

Eröffnet April 1858 und für 80 Kranke bestimmt, 1882 bis 83 um 34 Plätze vergrössert. Herbst 1887 bewilligte der Oldenb. Landtag 430 000 M. zu Erweiterungsbauten und 67 000 M. für Beschaffung des erforderlichen Inventars. Nach Fertigstellung aller Baulichkeiten (Pavillonsystem) Platz für 228 Kr. Auch der landwirthschaftliche Betrieb wird eine wesentliche Erweiterung erfahren, und sind bisher schon an Ländereien 15,47 ha für 43 135 M. zugekauft; z. Z. (1890) beträgt das gesammte Anstaltsterrain 28,47 ha. — „Ueber die neue Irrenanstalt für das Herzogthum Oldenburg“ von Dr. Kelp, 1851. — „Die herzogl. Oldenburgische Irrenanstalt zu Wehnen in ihrer ganzen Einrichtung" dargestellt von Dr. Kelp, 1861. — Bericht in Erlenmeyer's Archiv, statistischer i. Allg. Ztschr. f. Psych. 1847. — „Med.-statist. Bericht über die Heilanstalt zu Wehnen, umfassend den 6jährigen Zeitraum von 1861—1866," v. Dr. Kelp. — „Statistische Mittheilungen über die Wirksamkeit der Heilanstalt während der ersten 25 Jahre ihres Bestehens" von Dr. Hemkes. — Gedruckte Jahresberichte.

Weissenheim (Canton Bern).

Privatanstalt für schwachsinnige Kinder unter Leitung des Pfarrers J. C. Appenzeller, Anstaltsarzt Dr. E. König.

Bestand 39 (27 Mädchen, 12 Knaben).

Durch einen Verein gestiftet und am 4. Mai 1868 eröffnet. — Anstaltsberichte.

Werneck (Kgr. Bayern).

Kreis-Irrenanstalt für Unterfranken und Aschaffenburg, Heil- und Pflegeanstalt. Station Weigoldshausen 25 Min. entfernt (32 km von Würzburg).

Aerzte: Direktor Dr. Max Hubrich, Oberarzt Dr. Kauffmann, Assistenzärzte Dr. Graf und Dr. Herfeldt.

Bestand Anfang	1889:	521	(269 M., 252 Fr.)
Ende .	„	542	(263 „ , 279 „)
Aufgenommen .	„	145	(47 „ , 98 „)
Entlassen . . .	„	86	(32 „ , 54 „)
Gestorben . . .	„	38	(21 „ , 17 „).

Seit 1855. Altes fürstbischöfliches Schloss adaptirt. Waschhaus und ein Nebenhaus neu aufgeführt, mit einem Terrain von 270 bayr. Morgen, von einer Mauer umgeben, die $^3/_4$ Std. im Umfange misst, einen weiten Park und im Hintergrunde eine Meierei umschliesst. Neubauten für je 70 Kranke 1886 und 1890. — Dr. Fries, „Ueber das Latrinensystem der Kreis-Irrenanstalt Wernek". Würzburg, Stahel.

Wernigerode im Harz (Prov. Sachsen).

Kuranstalt für Nervenkranke zu Mühlenthal bei Wernigerode i./H. mit Separatabtheilung für Morphiumkranke. Station Wernigerode.

Arzt und Besitzer: Dr. Hornemann.

Aufgenommen und entlassen 1889: 36 (26 Herren, 10 Damen), darunter 14 morphiumsüchtige Herren u. 4 morphiums. Damen.

Eröffnet Mai 1881 für 12 Kr.; 1882 durch Anbau, 1885 durch Ankauf einer Nachbarvilla vergrössert. Jetzt für 20 Kr. Im Winter 1889/90 war die Anstalt Renovationen wegen geschlossen.

Wesel (Rheinprovinz).

Hohehaus-Stiftung zur Aufnahme von armen und alten Leuten und Geisteskranken. Nur ruhige und unheilbare Geisteskranke finden Aufnahme; die anderer Art, für welche die Gemeinde-Verwaltung zu sorgen hat, werden nach Grafenberg und Düsseldorf gebracht. Station Wesel. — Arzt: Dr. Eichelberg, städt. Krankenhausarzt.

Bestand der verpflegten Geisteskranken 1. Jan. 1890: 6 Frauen
Verpflegt . . . . 1889: 7 „
Gestorben . . . . „ 1 „
Entlassen . . . . „ — „

Am 24. Juli 1625 kaufte der Magistrat von der Frau Cybilla von Lohe, damaligen Wittwe des Diedrich von Reck, das sog. Hohehaus, welches bis auf den heutigen Tag zu dem obengedachten Zwecke dient.

Wien (Kronland Nieder-Oesterreich).

1. **Niederösterreichische Landes-Irrenanstalt,** öffentliche Heil- und Pflegeanstalt, zunächst für nach Niederösterreich heimathszuständige Geisteskranke und, insoweit Raum, für dorthin nicht zuständige. Filiale zu Kierling-Gugging (v. 1. Juli 1890 an selbständig).

Aerzte: Direktor K. K. Regierungsrath Dr. Mor. Gauster; Primärärzte Dr. A. Holler, Dr. Jos. von Marczell; Vorstand der klinischen Abtheilung: K. K. o. ö. Univ.-Prof. Dr. R. Freiherr von Krafft-Ebing; Secundärärzte: Dr. Jos. Buberik, Dr. Friedrich Müller, Dr. Jos. Starlinger, Dr. Joh. Mittermaier; K. K. Klinische Assistenten: Dr. Sigm. Kornfeld, Dr. E. Böck; Hülfsarzt Dr. K. Moranec. — Filiale Kierling: Anstaltsleiter Dr. Jos. Krayatsch, 2. Arzt Dr. Jul. Kiltsch, Secundärarzt Dr. Jul. Huber.

1. Anstalt Wien:	Bestand Anf. 1889:	785	(422 M., 363 Fr.)
	Entlassen . . „	735	(460 „ , 275 „)
	Gestorben . „ .	185	(109 „ , 76 „)
	Bestand Ende „	769	(402 „ , 367 „).
2. Filiale Kierling:	Bestand Ende 1888:	289	(159 M., 130 Fr.)
	Entlassen . . 1889:	197	(65 „ , 32 „)
	Gestorben . . „	40	(27 „ , 13 „)
	Bestand Ende „	358	(209 „ , 189 „).

1. Anstalt Wien eröffnet als Neubau 1. August 1853 (früher provisorisch, erbaut 1848—52). Die alte Anstalt besass den Irrenthurm und das Lazareth als Filiale, welches 1868 aufgegeben wurde. Die Anstalt war ursprünglich für 420 Kranke bestimmt, ist allmählich erweitert und hat jetzt Belegraum für 700 Betten (ständig überschritten um 50—100).

2. Filiale Kierling eröffnet 1885, ursprünglich als geschlossene Anstalt, dann nach Programm des K. K. Regierungsrathes Dr. M. Gauster mittelst Pavillons zu einer offenen umgeändert; ist gegenwärtig für 389 Pfleglinge bestimmt. Sie soll demnächst auch einen Pavillon für geistesschwache Kinder erhalten.

Direktoren: Dr. Riedel 1852, Dr. Spurzheim 1869, Dr. Schlager 1873, Dr. Gauster 1886. — Bericht über die Entwicklung der Anstalt (Statistik von 1852—57, Obductionsbefunde, Nahrungsverzweigung u. s. w.) erschien 1857 im Verlage der Staatsdruckerei. Rechenschafts- und Jahresberichte jährlich seit 1883.

2. K. k. Klinik und Abtheilung für Psychiatrie und Nervenkrankheiten.

Aerzte: Hofrath und Obersanitätsrath Dr. Theod. Meynert, k. k. ordentl. Professor; Assistenten Dr. Gabriel Anton, Dr.

Carl Meyer; Secundärärzte Dr. Moritz Mandl, Dr. Albert Herschmann, Dr. Filipp Silberstern.

Bestand Anfang 1888:	119	(78 M.,	41 Fr.)	
Entlassen . . . „	1148	(721 „,	427 „)	
Gestorben . . . „	133	(91 „,	42 „)	
Bestand Ende . „	63	(26 „,	37 „).	

Die psychiatrische Klinik besteht seit 1875 für die Aufnahme aller Geisteskranken und als solcher Erscheinenden, bis die Zuständigkeit derselben nach Wien, in die Provinzialanstalten oder das Ausland festgestellt ist, und sie in die betreffenden Anstalten überführt werden können. Die mit 24 Betten belegte Nervenabtheilung behält die Kranken nach allgemeinen Spitalsgrundsätzen, die psychiatrische Klinik wegen schwerer Constatirung der Zuständigkeit eine grosse Zahl durch Monate, Jahre und bleibend. Indem die Zahl der Aufnahmen bis zu 2000 in einem Jahre stieg, und Stauungen entstanden, sind die Aufnahmen seit 2 Jahren auf die innerhalb der Linienwälle bei Wien Erkrankten beschränkt. — Aerztliche Berichte des k. k. allgem. Krankenhauses in Wien.

3. Dr. Svetlin's Privatheilanstalt für Gemüthskranke beiderlei Geschlechts (nicht für Epileptiker) zu Wien III, Leonhardgasse 3 u. 5.

Aerzte: Chefarzt und Direktor Dr. W. Svetlin, emer. Assistent der psychiatr. Klinik zu Wien, 1. Assistenzarzt Dr. Fr. von Barlanghi, emer. Hausarzt der K. Ung. Landesirrenanstalt, 2. Assistenzarzt Dr. H. Kaan, früh. Hülfsarzt d. psychiatr. Klin. zu Graz.

Bestand . . Anfang 1889:	37	(14 M.,	23 Fr.)	
Aufgenommen . . . „	57	(33 „,	24 „)	
Entlassen . . . . . „	51	(28 „,	23 „)	
davon geheilt . . „	27	(13 „,	14 „)	= 53 %
„ ungeheilt „	15	(10 „,	5 „)	
„ gestorben „	9	(5 „,	4 „)	= 19,5 %
Bestand . . . . Ende „	43	(19 „,	24 „).	

Die Anstalt wurde von Dr. Pabst als Irrenpflegeanstalt in Wien III, Erdbergstr. 7. 1832 gegründet und von Dr. Svetlin

1878 zur Irrenheilanstalt eingerichtet. 1883 erbaute Dr. Svetlin in Wien, Leonhardgasse 1, 3 u. 5 eine neue, allen Anforderungen entsprechende Anstalt, die am 1. Sept. 1884 bezogen wurde. Das Anstaltsgebäude, auf der Kuppe des Erdberges vollkommen frei gelegen, hatte ein Areal von 6700 □m, hiervon 1100 □m bebaut, das übrige wohlgepflegter Garten. Im Jahre 1885 wurden 1200 □m dazu erworben, 1887 durch Aufsetzung eines II. Stockwerkes auf einen Theil des Anstaltsgebäudes eine Vergrösserung der Belegräume von 6 Krankenzimmern geschaffen. 1889 wurde der Garten um 2900 □m vergrössert, 1890 durch Umbau des nördlichen Anstaltsflügels ein neuer Belegraum für 15 Pat. geschaffen, sodass Ende 1890 das 10 800 □m grosse Anstaltsterritorium mit 1400 □m verbauter und 9300 □m umliegender Gartenfläche von 55 Patienten benutzt werden kann. — „Die Privatheilanstalt für Gemüthskranke auf dem Erdberge zu Wien III, Leonhardsgasse 3 u. 5“, Bericht etc. v. Dr. Wilh. Svetlin, Wien bei Braumüller, 1884. — 2. Bericht über die Privatheilanstalt f. Gemüthskranke etc. v. Dr. W. Svetlin.

4. Privat-Heilanstalt für Nerven-, Gemüths- und Geisteskranke zu Ober-Döbling bei Wien; Station Wien.

Aerzte: Inhaber und Direktor Dr. Heinr. Obersteiner, o. o. Professor an der Universität; Primärarzt Dr. J. Krueg; Assistenzarzt Dr. C. Libochowitz.

Bestand 1. Jan. 1889:	66	(37 M.,	29 Fr.)
Aufgenommen . „	41	(30 „,	11 „)
Entlassen . . . „	35	(18 „,	17 „)
Gestorben . . . „	8	(— „,	8 „)
Bestand 1. Jan. 1890:	64	(41 „,	23 „).

Gegründet 1819 vom Primararzte Dr. Bruno Görgen, seit 1831 in den gegenwärtigen Lokalitäten und durch zahlreiche Neu- und Umbauten den Anforderungen der Neuzeit angepasst. 1860—72 unter Leitung von Prof. Dr. Max Leidesdorf und Dr. Obersteiner sen., 1872—89 unter Prof. Leidesdorf und Prof. Obersteiner jun. — „15jähr. Bericht vom 1. Juli 1860 bis 1. Juli 1875“; ein Bericht über die weiteren 15 Jahre bis 1. Juli 1890 ist z. Z. im Druck.

5. Privatheilanstalt für Nerven- und Gemüthskranke zu Inzersdorf bei Wien.

Direktoren: Dr. Emil Fries und Dr. Herm. Breslauer. Station Inzersdorf der Wien-Pottendorfer Linie, mit Wagen ½ St. von Wien.

Bestand	Anf. 1889:	27	(18 M., 9 Fr.)
Aufgenommen . . .	„	37	(24 „ , 13 „)
Abgegangen	„	39	(29 „ , 10 „)
Davon gestorben . .	„	9	(5 „ , 4 „)
Blieb Bestand Ende	„	25	(13 „ , 12 „).

Die Anstalt wurde im April 1872 von den jetzigen Inhabern gegründet und befindet sich in der früher fürstlich Lobkowitz'schen Sommerresidenz, die durch zweckmässige Zubauten 1873, 1875, 1881, 1885 u. 1888 für Kranke, Erweiterungen der Gärten, Gesellschafts- und Wirthschaftsräume, 1890 durch Zubau eines grossen Wintergartens Erweiterungen erfahren hat. — Jahresberichte.

Wiesbaden (Prov. Hessen-Nassau).

Kuranstalt Dietenmühle. Insbesondere gegen allgemeine Nervosität und Nervenschwäche, melanch. Verstimmung, Hypochondrie, Hysterie, Schlaflosigkeit, Herzdruck, Lähmungen, Basedow'sche Krankheit, Morphium-Sucht.

Aerzte: San.-Rath Dr. W. Müller und Dr. R. Friedländer.

Winnenthal (Kgr. Württemberg).

Oeffentliche selbständige Königliche Heil- und Pflegeanstalt für alle Formen von Geisteskrankheit mit Ausnahme der von Kindheit an Blödsinnigen und Epileptischen. Station Winnenden (Stuttgart-Mürhardter Linie).

Aerzte: Direktor, Medicinalrath Dr. E. Zeller, Sekundärarzt Dr. H. Kreuser, 1 Volontärarzt.

Bestand . .	1. Januar 1889:	235	(126 M., 109 Fr.)
„	31. Decemb. „	222	(109 „ , 113 „)
Verpflegt	„	359	(181 „ , 178 „)

Aufgenommen . . .	1889:	124	(55 M., 69 Fr.)
Entlassen	„	115	(61 „, 54 „)
Gestorben	„	22	(11 „, 11 „).

Gegründet 1834 unter Dr. C. H. S. von Koestlin († 18. Aug. 1859). Seit 1834 nur Heilanstalt, ist seit 1875 (seit Eröffnung Schussenried's) verbundene Heil- und Pflegeanstalt. Durchgreifender Umbau der Männerabtheilung 1876, der Frauenabtheilung 1879. Durch weitere An- und Umbauten (Männerabth. 1885, Frauenabth. 1890) wird sich die Zahl der Plätze 1890 auf 278 (für 131 M. und 141 Fr.) erhöhen. — 50jähr. Bericht v. Dr. Kreuser, Tübingen, Füs, 1885. — Periodische Berichte im „Medicinalbericht für das Königreich Württemberg".

Wittstock (Prov. Brandenburg).

Landarmen- und Siechen-Anstalt. Station Wittstock, Prignitz-Bahn.

Vorstand: Oberinspektor Meissner. Arzt: Dr. Reuter in Wittstock.

			Hospitaliten.
Bestand . Anfang	1889:	182	(113 M., 69 Fr.)
Abgegangen . . .	„	38	(26 „, 12 „)
Davon gestorben	„	27	(20 „, 7 „)
Bestand . . . Ende	„	178	(110 „, 68 „).

			Geisteskranke.
Bestand . Anfang	1889:	258	(133 M., 125 Fr.)
Abgegangen . . .	„	24	(13 „, 11 „)
Davon gestorben	„	14	(7 „, 7 „)
Bestand . . . Ende	„	269	(136 „, 133 „).

Die Anstalt ist 1787—1791 für Landarme, Vagabonden und Militair-Invaliden erbaut, war von 1818—32 aufgelöst und besteht also seit 1832. Verwaltungsberichte bringt jährlich das Potsdamer Amtsblatt.

Würzburg (Unterfranken).

Psychiatrische Klinik der Kgl. Universität Würzburg.

Aerzte: Vorstand Prof. Dr. Conr. Rieger, Assistenzarzt Dr. Carl Vogt.

Bestand zu Anfang	1889:	37 (22 M., 15 Fr.)
„ „ Ende	„	38 (22 „, 16 „)
Aufgenommen . .	„	172 (105 „, 67 „)
Abgegangen.	„	171 (105 „, 66 „)
Davon gestorben. .	„	18 (14 „, 4 „).

Im Herbst 1888 wurde die Irrenabtheilung des Julius-Spitals, die seit 1743 bestanden hatte, aufgehoben, und ihre Kranken in die neue Universitätsklinik transportirt. — „Jolly, Bericht über die Irrenabtheilung des Juliushospitales zu Würzburg für 1870—72", Würzburg, Stahel 1873. — „Rieger, Ueber die Irrenabtheilung des Juliushospitales zu Würzburg und die Verhältnisse der Geisteskranken in Unterfranken überhaupt", Ztschr. f. Psych. Bd. 39, Heft 5. — Statistische Notizen in den „jährlichen Berichten über die Pfründen- und Krankenanstalt des Juliusspitales".

Wyl (Canton St. Gallen).

Privat-Heil- und Pflegeanstalt „Rudenzburg" (vormals zu Limpurg) in Wyl, in erster Reihe für Gemüthsleidende jeder Art, mit Ausnahme von Epileptischen. Nach Massgabe des vorhandenen Platzes (für 6 M. und 18 Fr.) können auch körperlich Kranke, insbesondere Blutarme, Nervenleidende und Erholungsbedürftige überhaupt, Aufnahme finden. Station Wyl (Knotenpunkt der Eisenbahnen nach Zürich, St. Gallen, in's Toggenburg und nach Frauenfeld).

Aerzte: Besitzer und Direktor Dr. Hugo Henne-Berlinger, gewes. Bezirksarzt für den Bez. Wyl; Assistenzarzt Dr. Carl Henne-Bitzius (Sohn).

Bestand 1. Januar	1889:	22 (3 M., 19 Fr.)
Aufgenommen . .	„	14 (1 „, 13 „)
Verpflegt	„	36 (4 „, 32 „)
Gestorben.	„	1 (0 „, 1 „)
Entlassen	„	21 (3 „, 18 „)
Bestand . . . Ende	„	15 (1 „, 14 „).

Besteht seit 1857, von dem Dec. 1873 verstorbenen Dr. Ellinger gegründet. Ohne Kranke von Dr. Hugo Henne übernommen, am 1. Oktob. 1879 mit 3 von St. Pirminsberg mitgenommenen Frauen bezogen, wo er bis dahin (früher in Münsterlingen) Direktor war. Garten von 2 Jucharten Ausdehnung. — Pension 3—10 Fr. per Tag.

Ybbs (Kronland Nieder-Oesterreich).

Niederösterreichische Landes-Irrenanstalt, selbständige Heil- und Pflegeanstalt. Station Kemmelbach-Ybbs der Westbahn.

Aerzte: Direktor Dr. Carl Langwieser, Primärarzt Dr. Leopold Pösch, Secundärarzt Dr. Heinrich Schlöss.

Bestand Anfang 1889:	475	(223 M.,	252 Fr.)
Abgegangen. . „	72	(38 „,	34 „)
Gestorben . . . „	29	(15 „,	14 „)
Bestand . Ende „	493	(227 „,	266 „).

Seit 1860. Die Anstalt besteht seit 1770 als Armenhaus der Stadt Wien. 1817 wurde die rückwärtige Hälfte zu Irrenzwecken eingerichtet. 1842, wo schon 410 Geisteskranke da waren, ging das Armenhaus in die Administration der Stadt über, die Irrenabtheilung blieb bei der n. ö. Landesregierung, erhielt eigene Aerzte. 1860 wurde das ganze Haus als Irrenanstalt übernommen, adaptirt und für 405 Kranke eingerichtet. 1865 ging die Oberaufsicht und Verwaltung an den n. ö. Landesausschuss über.

Zuckmantel (Oesterr. Schlesien).

Sanatorium und Wasser-Heilanstalt, 2 Kilometer von Zuckmantel, Eisenbahnstation Ziegenhals (Oberschl. Bahn). Mit 70 Wohnzimmer. Auch für chron. Krankheiten des Nervensystems, Neurosen, Melancholie, Hysterie, Epilepsie, Hypochondrie, psychischen Erregungs- und Depressionszuständen, Morb. Based., Neurasthenie, Chorea, Hemicranie. 1879 von Dr. Carl Anjel gegründet. Nachfolger und Besitzer Dr. L. Schweinburg.

Zürich (Canton Zürich).

1. **Schweizerische Anstalt** für Epileptische auf der Rüti bei Zürich-Riesbach. Direktor F. Kölle und Anstaltsarzt Dr. von Schulthess Rechberg.

Bestand . . Anf. 1889:	63 (35 m., 28 w.)	
Aufgenommen . „	43 (17 „, 26 „)	
Ausgetreten	19 (13 „, 6 „)	genesen 4, gebessert 6, gestorben 2.
Bestand Ende „	87 (39 „, 48 „)	

Von einem Wohlthätigkeits-Vereine gegründet und am 31. Aug. 1886 für 40 epil. Kinder eröffnet. Kosten 254 480 Frcs., für Terrain 81 000 Frcs. 1889 Neubau für 60 erwachsene weibliche Epileptische mit 220 000 Frcs. und Einrichtung für 60 000 Frcs. Ankauf eines Nachbarhauses mit 28 500 Frcs. für 6 ältere männl. Pfleglinge.

Bisher sind 4 Berichte erschienen.

2. **Erziehungsanstalt** für schwachsinnige Knaben zu Schloss Regensberg bei Zürich. Arzt für vorkommende Krankheitsfälle: Bezirksarzt Dr. Heussy in Dielsdorf.

Bestand . 1. Jan. 1889:	40	Knaben
„ 31. Dec. „	42	„
Ausgetreten . . . . „	8	„
Eingetreten . . . . „	10	„
Gestorben . . . . . „	—	„.

Eröffnet am 1. Mai 1883 mit 15 Knaben, hatte die Anstalt Ende 1883 30 Knaben, wurde im Oktober 1884 für 40 Knaben eingerichtet. Jetzt wird ein Nebengebäude errichtet, um dann im Ganzen 70 Zöglinge aufnehmen zu können.

Zwiefalten (Kgr. Württemberg).

Kgl. Württemb. Pflegeanstalt, selbständige Staatsirrenanstalt für Kranke, welche als unheilbar zu betrachten sind, und für das ganze Land. Station Zwiefalten zw. Ulm und Radolfszell, 5 km von der Anstalt entfernt.

Aerzte: Direktor Dr. Julius L. A. Koch, 1. Assistenzarzt Dr. K. Renz, 2. Assistenzarzt Dr. O. Kurz.

Bestand 1. Jan. 1889:	444 (249 M., 195 Fr.)
Abgegangen . . . „	19 (13 „, 6 „)
Gestorben . . . . „	30 (22 „, 8 „)
Bestand 31. Dec. „	556 (307 „, 249 „).

Das älteste öffentliche Institut zur Aufnahme von Irren in Württemberg war das 1749 eröffnete, mit dem Zucht- und Arbeitshaus zu Ludwigsburg kombinirte „Tollhaus“. Ende des vorigen Jahrhunderts wurde in Ludwigsburg statt des alten Irrenhauses ein Neubau aufgeführt, der aber noch im Zusammenhang mit dem Zuchthause blieb. 1812 hat man die Anstalt in die zu solchem Zwecke neu eingerichteten Bauten des alten Benediktinerklosters Zwiefalten verlegt. Dieselbe blieb selbständige Heil- und Pflegeanstalt bis 1834, wo Winnenthal als Heilanstalt eröffnet, und Zwiefalten ausschliesslich Pflegeanstalt wurde. Der erste „Irrenarzt“ in Zwiefalten war Dr. Narziss Ulrich Schreiber (1812—1817), ihm folgten als „Irrenhausarzt“ Dr. Andreas Elser (1817—1838), als „Direktor“ Dr. Karl von Schäffer (1838—74). Seit 1874 ist Dr. J. L. A. Koch Direktor. Um die Zeit seiner Amtsübernahme begannen umfassende bauliche Veränderungen und auch einige Erweiterungen der Anstalt und waren Ende 1889 im wesentlichen vollendet. Die Normalzahl der Kranken hatte sich in dieser Zeit von ca. 160 auf 550 (in Wahrheit 563) erhöht. — Ein Bericht über die Anstalt von Landenberger wurde 1864 gedruckt. Weitere ausführliche Mittheilungen über dieselbe finden sich in „J. L. A. Koch, Zur Statistik der Geisteskrankheiten u. s. w.“ und in „J. L. A. Koch, Zur Geschichte des Irrenwesens in Württemberg“. Seit neuerer Zeit lässt das Kgl. Württemb. Medicinalkollegium dreijährige Berichte über die Württ. Irrenanstalten erscheinen.

B.

Verzeichniss

der einzelnen Länder des deutschen Sprachgebietes (Deutschland's, Luxemburg's, der Schweiz, der deutschen Länder Oesterreichs und Russlands) nach der in ihnen vorhandenen Anstalts-Fürsorge für die Psychisch-Kranken, von Geburt an Psychisch-Schwachen und Epileptischen

in geographischer Ordnung.

In den nachfolgenden Staaten des deutschen Sprachgebietes (Deutschland, Deutsch-Oesterreich, Schweiz, Ostseeprovinzen Russlands, Luxemburg) mit 67 742 109 E. befinden sich 296 Anstalten mit 692 Aerzten und 70 028 Kr. (35 443 m., 34 585 w.) und zwar 162 öffentliche mit 489 Aerzten und 56 168 Kr. (27 977 m., 28 191 w.) und 134 private mit 203 Aerzten und 13 860 Kr. (7466 m., 6394 w.). Unter diesen befinden sich 56 besondere Anstalten für Idioten und Epileptische.

Deutsches Reich

mit 46 855 704 E. hat 121 öffentliche Anstalten mit 366 Aerzten und 42 751 Kr. (21 197 m., 21 554 w.) und 114 private mit 172 Aerzten und 12 983 Kr. (7032 m., 5951 w.). Insgesammt 235 Anstalten mit 538 Aerzten und 55 734 Kr. (28 229 m., 27 505 w.); darunter sind in 47 besonderen Anstalten 7537 (4116 m., 3421 w.) Idioten und Epileptiker.

Es kommen somit auf 100 000 E. 118 Kr. in Anstalten und auf 104 von diesen 1 Arzt. Die Trinkerasyle und offenen Kuranstalten sind nicht mit eingerechnet. Psychiatrische Kliniken bestehen an den Universitäten Berlin (1832), Greifswald (1834), Jena (1848), Würzburg (1848), Erlangen (1850), München (1861), Göttingen (1866), Strassburg (1872), Marburg (1877), Breslau (1877), Heidelberg (1878), Halle (1879—85 in Nietleben), Königsberg (1879), Bonn (1882), Leipzig (1882), Freiburg (1887). In Giessen ist der Bau der Klinik fast vollendet, in Rostock ist derselbe vorbereitet; in Kiel fehlt er noch.

Für Idiotenanstalten ist noch nicht genügend gesorgt; sie werden meist durch Vereine unterhalten. Da nach dem Gesetze Schulzwang besteht, ist zu hoffen, dass die öffentlichen Anstalten im Kgr. Sachsen u. Grossherzgth. Meklenbg.-Schwerin und Stadt Berlin immer mehr Nachfolge haben werden. —

Für irre Verbrecher besteht zu Bruchsal i. Baden (1865) im Hauptkrankenhause des Landesgefängnisses eine Abtheilung für geistesgestörte Gefangene aus den Strafanstalten des Landes. In der Strafanstalt zu Waldheim, Kgr. Sachsen, ist 1876 eine Irrenstation für 30 Kr. neu erbaut. In der Strafanstalt zu Moabit-Berlin ist 1888 von der Preuss. Regierung eine Beobachtungsabtheilung für 40 irre Verbrecher eingerichtet, wohin zweifelhafte Fälle aus den übrigen Strafanstalten gesendetwerden. —

Vereine für entlassene Irre bestehen in Wiesbaden (1829), Elsass (1842), Niederbayern (1871), Westphalen (1872), Baden (1872), Berlin (1872), Prov. Brandenburg (1873), München (1873), Grossherzgth. Hessen (1874), Schlesien (1875), Klingenmünster (1880), Düsseldorf (1884), Eichberg (1884). —

Als Zeitschriften wirken:

1. **Allgemeine Zeitschrift für Psychiatrie** und psych. gerichtliche Medicin, herausg. von Deutschlands Irrenärzten unter der Mit-Redaktion von Grashey, v. Krafft-Ebing, Pelman, Schuchardt, Schüle durch H. Laehr. Berlin, Reimer. 6 Hefte. Gegründet 1844.
2. **Der Irrenfreund.** Psych. Monatsschrift für praktische Aerzte. Red. von Brosius, herausg. von Fr. Betz. Heilbronn, A. Scheurlen. Gegründet 1859.
3. **Archiv für Psychiatrie** und Nervenkrankheiten, herausg. von L. Meyer, Th. Meynert, C. Fürstner, red. von Fr. Jolly. Berlin, Hirschwald. In zwanglosen Heften. Gegründet 1868.
4. **Neurologisches Centralblatt.** Uebersicht der Leistungen auf dem Gebiete der Anatomie, Physiologie, Pathologie und Therapie des Nervensystems, einschliesslich der Geisteskrankheiten, herausg. von E. Mendel. Leipzig, Veit. Seit 1882.
5. **Centralblatt für Nervenheilkunde und Psychiatrie.** Internationale Monatsschrift für die gesammte Neurologie in

Wissenschaft und Praxis mit besonderer Berücksichtigung der Degenerations-Anthropologie. Herausgeber: Erlenmeyer, Charcot, Ireland, Kowalewski, Lange, Lombroso, Obersteiner, Séguin. Red. Dr. Hans Kurella. Coblenz, W. Grimm. In 6 Hefte. Seit 1890.

6. **Zeitschrift für Psychologie und Physiologie der Sinnesorgane.** In Gemeinschaft mit H. Aubert, S. Exner, H. v. Helmholtz, E. Hering, J. v. Kries, Th. Lipps, Ed. Müller, W. Preyer, C. Stumpf, herausg. von H. Ebbinghaus und Arthur Koenig. Hamb und Leipzig, Voss. Jährl. 6 Hefte. Seit 1890.

Psychiatrische Vereine: Allgemeiner Verein der deutschen Irrenärzte (1860), Gesellschaft zur Förderung der Schwach- und Blödsinnigen-Bildung in Deutschland (1865), Psychiatrischer Verein in Berlin (1867), Berliner Gesellschaft für Psychiatrie und Nervenkrankheiten (1867), Südwestdeutsche Versammlung von Irrenärzten (1867), Psychiatrischer Verein der Rheinprovinz (1867), Verein der Irrenärzte von Sachsen und Westphalen (1868), Verein der Ostdeutschen Irrenärzte (1872), Wanderversammlung der Süddeutschen Neurologen und Irrenärzte (1875), Verein der Irrenanstaltsdirektoren in Deutschland zum Austausch der Anstaltsberichte (1875).

Königreich **Preussen**

mit 28 318 470 E. (1. Dec. 1885) hat 61 öffentliche Anstalten mit 190 Aerzten und 22 346 Kr. (10 944 m., 11 402 w.) und 82 private Anstalten mit 125 Aerzten und 9 112 Kr. (4 947 m., 4 165 w.). Insgesammt 143 Anstalten mit 315 Aerzten und 31 458 Kr. (15 891 m., 15 567 w.); darunter 26 besondere Anstalten mit 4 586 (2 354 m., 2 232 w.) Idioten und Epileptischen. Psychiatrische Kliniken (8) bestehen an allen Universitäten mit Ausnahme von Kiel.

Provinz **Brandenburg**, einschl. **Berlin**, mit 3 657 698 E. hat 6 öffentliche Anstalten: in Potsdam (1774), Sorau (1812), Eberswalde (1865), Dalldorf (1880) mit Idiotenabtheilung, Berlin (1798, vorwiegend Aufnahmestation, psychiatrische Klinik), Wittstock (1832), mit 30 Aerzten und 4825 Kranken (2157 m.,

2668 w.). Daneben 7 grössere Privatanstalten: Schweizerhof (1853), Schöneberg (1866), Pankow (1868), Charlottenburg (1869), Westend (1888), Steglitz (1890), Schöneberg (1870), mit zusammen 20 Aerzten und 472 Kr. (202 m., 270 w.), und je eine Anstalt für Idioten (1865) und für Epileptische in Potsdam (1886) mit zusammen 2 Aerzten und 201 Kranken (126 m., 75 w.). Insgesammt 13 Anstalten mit 52 Aerzten und 5498 Kranken (2485 m., 3013 w.), davon 401 Idioten und Epileptische (186 m., 215 w.). Eine Reihe von kleineren Pflegeanstalten um Berlin mit Communalkranken zur Entlastung Dalldorfs (Gesammtzahl vide Dalldorf) ist nicht mit aufgeführt. Zur Zeit baut die Stadt Berlin eine neue Irrenanstalt (für 1000) in Lichtenberg, und eine Anstalt für zunächst 1000 Epileptische in Biesdorf; 2 offene Kuranstalten bestehen in Pankow (1883) und Gross-Lichterfelde (1889) mit 5 Aerzten.

Provinz **Hannover** mit 2 172 702 E. hat 4 öffentliche Heil- und Pflege-Anstalten in Hildesheim (1827), Göttingen (1866, psychiatrische Klinik), Osnabrück (1868), Hannover (1886) mit 17 Aerzten und 1656 Kranken (860 m., 796 w., und 7 Privatanstalten, 3 Heil- und Pflegeanstalten in Ilten (1862), Königshof (1868), Liebenburg (1877, seit 1884 daneben Pflegeanstalt für Provinzial-Kranke aus Hannover und Sachsen), 4 Pflegeanstalten für Irre, in Neusandhorst 2 (1844 resp. 1853), für Idioten und Epileptische in Langenhagen (1862), nur für Epileptische in Rotenburg (1880) mit zusammen 12 Aerzten und 1371 Kranken (714 m., 657 w.). Insgesammt 11 Anstalten mit 29 Aerzten und 3027 Kranken (1574 m., 1453 w.), davon 600 (328 m., 272 w.) Epileptische und Idioten.

Provinz **Hessen-Nassau** mit 1 592 454 E. hat 5 öffentliche Anstalten, 2 Heil- und Pflege-Anstalten in Eichberg (1849) und Frankfurt a./M. (1864), 1 Heil-Anstalt und zugleich psych. Klinik in Marburg (1876), 2 Pflege-Anstalten in Merxhausen (1533), Haina (1535), mit zusammen 14 Aerzten und 1964 Kranken (982 m., 982 w.), und 6 Privatanstalten, 1 Heil- und Pflege-Anstalt in Langendiebach und 5 Pflege-Anstalten — für Idioten und Epileptiker in Idstein (1888), für Idioten in

Scheuern (1870), Aue (1873), Schmalkalden (1873), für epileptische Mädchen in Kidrich — mit zusammen 8 Aerzten und 387 Kranken (190 m., 197 w.). Insgesammt 11 Anstalten mit 21 Aerzten und 2351 Kranken (1172 m., 1179 w.), davon 360 (178 m., 182 w.) Idioten und Epileptische; 4 offene Kuranstalten sind in Katzenelnbogen (1872), Johannisberg 2 (1881), Nassau (1882), und Wiesbaden mit 6 Aerzten.

Provinz **Hohenzollern** mit 66 702 E. hat eine öffentliche Anstalt in Sigmaringen (1847) mit 1 Arzt und 71 Kranken (32 m., 39 w.).

Provinz **Pommern** mit 1 505 575 E. hat 5 öffentliche Anstalten in Greifswald (1834), zugleich psych. Klinik, Rügenwalde (1841), Uekermünde (1875), Lauenburg (1889), und nur zur Pflege in Stralsund (1842) mit zusammen 10 Aerzten und 883 Kranken (463 m., 420 w.), sodann 3 Privatanstalten, 1 Heil-Anstalt in Bergquell-Stettin (1882), 2 Pflege-Anstalten in Kückenmühle (1863) für Idioten und in Tabor (1882) für Epileptische mit zusammen 4 Aerzten und 505 Kranken (260 m., 245 w.). Insgesammt 8 Anstalten mit 14 Aerzten und 1388 Kranken (665 m., 602 w.), davon 374 Epileptische und Idioten (131 m., 122 w.).

Provinz **Posen** mit 1 715 618 E. hat 2 öffentliche Anstalten in Owinsk (1838, Neubau 1874), Posen (1849) mit 7 Aerzten und 685 Kranken (329 m., 356 w.), sowie 1 private in Kowanowko (1857) mit 2 Aerzten und 19 Kranken (12 m., 7 w.). Insgesammt 3 Anstalten mit 9 Aerzten und 704 Kr. (341 m., 363 w.).

Provinz **Ostpreussen** mit 1 959 475 E. hat 3 öffentliche Anstalten, Königsberg (1797), Allenberg (1852), Allenstein (1883) mit zusammen 11 Aerzten und 1108 (549 M., 559 Fr.) Kr. In Königsberg ist die Klinik in Abth. des Allg. Krank.

Provinz **Westpreussen** mit 1 408 229 E. hat 3 öffentliche Anstalten in Schwetz (1850), Danzig (1870), Neustadt (1883) mit zusammen 9 Aerzten und 964 Kr. (450 m., 514 w.).

Die **Rheinprovinz** mit 4 344 527 E. hat 12 öffentliche Anstalten, 6 zur Heilung und Pflege in Köln-Lindenberg (1872), Andernach (1876), Grafenberg (1876), Merzig (1876),

Düren (1878), Bonn (1882) zugleich psychiatr. Klinik, 6 zur Pflege in Wesel (1625), Düsseldorf (1826), Andernach (1835), Eupen (1848), Bonn (1866), Aachen (1868) mit zusammen 28 Aerzten und 3592 Kr. (1592 m., 2000 w.). Daneben bestehen 25 Privatanstalten in Aachen (1396), Neuss (1790), Endenich (1844), Bendorf (1848), Bonn (1849), Kaiserswerth-Johannisberg (1852), Bendorf (1857), Neuss (1858), M.-Gladbach (1859), Kessenich (1862), Linz (1862), Sayn (1863), Pützchen (1866), Saffig (1869), Sayn (1870), Bendorf (1871), Crefeld (1873), Hausen (1873), Ahrweiler (1877), Neuwied (1880), zur Pflege in Marienhaus (1863), Bendorf (1865), für Irre und Idioten in M.-Gladbach (1859), Hamb (1882), für weibliche Epileptische in Rath (1883) mit zusammen 35 Aerzten und 2503 Kr. (1517 m., 986 w.). Insgesammt 37 Anstalten mit 63 Aerzten und 6095 Kr. (3109 m., 2986 w.), davon in besonderen Anstalten 406 (196 m., 210 w.) Idioten und Epileptische. Ausserdem 2 offene Kuranstalten in Bonn (1887) und Godesberg mit 2 Aerzten und ein Trinkerasyl (1851) mit Kuranstalt (1877) in Lintorf mit 1 Arzt und 32 Männern.

Provinz **Sachsen** mit 2 428 367 E. hat 4 öffentliche Anstalten in Nietleben (1844), Alt-Scherbitz (1876), Halle (1885, psychiatr. Klinik, deren Neubau 1891 fertig wird) und in Hasserode (1861, Erziehungshaus für idiotische Mädchen z. Z. 28), mit zusammen 17 Aerzten und 1407 Kr. (785 m., 622 w.), sowie 3 private in Karlsfeld (1862), Neinstedt (1863), Gardelegen (1873), — letztere 2 für Idioten und Epileptische — mit zusammen 6 Aerzten und 584 Kr. (289 m., 295 w.). Insgesammt 7 Anstalten mit 23 Aerzten und 1991 Kr. (1074 m., 917 w.); davon 482 Idioten und Epileptische (218 m., 264 w.). Ausserdem sind 3 offene Kuranstalten in Wernigerode (1881), Goslar (1887) und Suderode (1890) mit 3 Aerzten.

Provinz **Schlesien** mit 4 112 219 E. hat 9 öffentliche Anstalten, Brieg (1784), Liegnitz (1819), Plagwitz (1826), Leubus (1830), Bunzlau (1863), Kreuzburg (1876), Görlitz (1876, nur zur Pflege), Rybnik (1887), Breslau (1888) — letztere zugleich psychiatr. Klinik — mit zusammen 28 Aerzten und 2712 Kr. (1407 m., 1305 w.), daneben 10 private, wovon

5 Heil- u. Pflegeanstalten in Schmiedeberg (1846), Scheibe (1851), Poepelwitz (1852), Görlitz (1867), Obernigk (1881), 4 für Idioten in Schreiberhau (1845), Leschnitz (1871), Breslau (1885), Nieder-Kunzendorf (1885), 1 für Idioten und Epileptische in Kraschnitz (1862) mit zusammen 18 Aerzten und 932 Kr. (509 m. u. 423 w.). Insgesammt 19 Anstalten mit 46 Aerzten und 3644 Kr. (1916 m. u. 1728 w.), davon in besonderen Anstalten 507 Idioten und Epileptischen (280 m., 227 w.). — In Leipe (1886) besteht ein Trinker-Asyl mit 1 Arzt und 12 männlichen Kranken.

Provinz **Schleswig-Holstein** mit 1 150 306 E. hat 2 öffentliche Anstalten in Schleswig (1820) und Altona (1886) mit 6 Aerzten und 877 Kr. (486 m. u. 391 w.) und 11 private, 6 Heil- u. Pflegeanstalten in Hornheim (1845), Schleswig (1855), Blankenese (1877), Rellingen (1881), Tharstedt (1886), Pinneberg (1889), 3 Pflegeanstalten um Schleswig (1855, 57, 78) und 2 für Idioten in Schleswig (1852), Kiel (1862) mit zusammen 9 Aerzten und 437 Kr. (328 m., 109 w.). Insgesammt 13 Anstalten mit 15 Aerzten und 1314 Kr. (814 m., 500 w.), davon in besonderen Anstalten 126 Idioten (75 m., 51 w.).

Provinz **Westphalen** mit 2 204 580 E. hat 5 öffentliche Anstalten, 3 Heil- und Pflegeanstalten in Marsberg (1813), Lengerich (1864), Münster (1878), 2 Pflegeanstalten in Geseke (1841), Eickelborn (1883) mit zusammen 12 Aerzten und 1602 Kr. (852 m., 750 w.), sowie 5 private in Telgte (1850), Schweicheln (1877), für Idioten in Marsberg (1881) und Volmerdingen (1887) für Epileptische in Bielefeld (1867) mit 6 Aerzten und 1453 Kr. (689 m., 764 w.). Insgesammt 10 Anstalten mit 18 Aerzten und 3055 Kr. (1516 m., 1539 w.), davon in besonderen Anstalten 1254 (628 m., 626 w.) Idioten und Epileptische.

Königreich **Bayern**

mit 5 420 199 E. hat 14 öffentliche Anstalten und zwar 10 Heil- und Pflege-Anstalten in Würzburg (1743), Bamberg (1805), Erlangen (1846), Karthaus Prüll (1852), Werneck (1855), Klingenmünster (1857), München (1859), Deggendorf (1869), Bayreuth (1870), Gabersee (1833), eine Heilanstalt in Kaufbeuren (1876) und 3 Pflege-Anstalten in Frankenthal (1811), Irsee (1849), Attl (1873) mit insgesammt 4941 Kr. (2611 M., 2330 Fr.) und 43 Aerzten. Daneben bestehen 6 Privat-Anstalten, 2 Heil- und Pflege-Anstalten in Bayreuth (1861) und St. Gilgenberg (1862) mit 39 Kranken (27 M., 12 Fr.) und 4 Aerzten und 4 Pflege-Anstalten in Neuendettelsau-Polsingen (1854—1866) für Idioten und Epileptische und Ecksberg (1852), Glött (1869), Holnstein (1881) für Idioten resp. Cretinen mit zusammen 631 Kr. (295 m., 336 w.) und 4 Aerzten. Insgesammt 20 Anstalten mit 5611 Kr. (2933 m., 2678 w.) und 51 Aerzten. In Erlangen (1850), München (1861), Würzburg (1848) sind psychiatrische Kliniken.

Königreich **Sachsen**

mit 3 182 003 E. hat 10 öffentliche Anstalten, und zwar 4 Irren-Heil- und Pflege-Anstalten in Sonnenstein (1811), Colditz (1829), Waldheim (1876, für männl. irre Verbrecher), Dresden (1888, haupts. Beobachtungsstation) 2 Irren-Pflege-Anstalten in Leipzig (1868), Hubertusburg (1851), 2 Anstalten für Idioten in Grosshennersdorf (1889) und Nossen (1889), 1 Anstalt für Epileptiker in Hochweitschen (1874 resp. 1889) und 1 Irrenklinik in Leipzig (1882) mit zusammen 4018 Kr. (1935 m., 2083 w.), wovon 712 (538 m., 174 w.) Idioten und Epileptische, und 47 Aerzten. Ausserdem 7 Privatanstalten, 2 Heil- u. Pflegeanstalten in Thonberg (1836), Lindenhof (1845), 1 Heilanstalt in Pirna (1833) und 4 Anstalten für Idioten in Mökern (1839), Dresden (1873), Siegmar (1878), Leipzig (1887), mit zusammen 285 Kr. (176 m., 109 w.), davon 131 Idioten (87 m., 44 w.), und 12 Aerzte. Insgesammt 17 Anstalten mit 59 Aerzten und 4303 Kr. (2111 m. u. 2192 w.), wovon 843 Idioten und Epileptiker (625 m., 218 w.). Ausserdem bestehen 3 offene Kuranstalten in Königsbrunn (1846), Kreischa (1881), Tharandt (1884).

Königreich **Württemberg**

mit 1 995 185 E. hat 4 öffentliche Anstalten, 2 Heil- u. Pflege-Anstalten in Winnenthal (1834) und Schussenried (1875),

2 Pflegeanstalten in Stuttgart (1801, mit Beobachtungsstation) und Zwiefalten (1812) mit zusammen 11 Aerzten und 1171 Kr. (612 m., 559 w.). Ausserdem bestehen 8 Privatanstalten, 5 Heil- u. Pflegeanstalten in Laichingen (1842), Pfullingen (1844), Kennenburg (1845), Göppingen (1852), Gmünd (1864), 1 Anstalt für Idioten und Epileptische in Stetten (1849), 1 Anstalt für Idioten in Mariaberg (1847) und 1 Anstalt für Epileptische in Friedrichshafen (1862) mit zusammen 14 Aerzten und 1606 Kr. (864 m., 742 w.), wovon 468 Idioten und Epileptiker sind (297 m., 171 w.). Insgesammt also 12 Anstalten mit 25 Aerzten und 2777 Kr. (1476 m., 1301 w.). 3 offene Kuranstalten, 2 in Stuttgart (1890), 1 in Herrenalp. Eine psychiatische Klinik in Tübingen ist im Bau.

Grossherzogthum **Baden**

mit 1 601 255 E. hat 7 öffentliche Anstalten, 4 Heil- und Pflege-Anstalten in Pforzheim (1322), Illenau (1842), Bruchsal (1864, für geisteskranke Gefangene), Emmendingen (1889), 1 Pflege-Anstalt in Hub (1874) und 2 psychiatrische Kliniken in Heidelberg (1878) und Freiburg (1887) mit zusammen 21 Aerzten und 2011 Kr. (1026 m., 985 w.) und 2 private Pflegeanstalten in Herthen (1879) für Epileptische und Idioten, und in Mosbach (1880) für Idioten mit zusammen 2 Aerzten und 403 Kr. (203 m., 200 w.).

Insgesammt 9 Anstalten mit 23 Aerzten und 2414 Kr. (1229 m., 1185 w.).

Grossherzogthum **Hessen**

mit 956 611 E. hat 3 öffentliche Anstalten, 2 Heil- und Pflege-Anstalten in Hofheim (1865) und Heppenheim (1866) und 1 Pflegeanstalt für Idioten in Darmstadt (1869) mit zusammen 9 Aerzten und 1040 Kr. (522 m., 518 w.); davon 135 Idioten. In Michelstadt (1842) besteht eine Wasserheilanstalt. In Giessen ist eine Irrenklinik im Bau.

Grossherzogthum **Mecklenburg-Schwerin**

mit 575 152 E. hat 3 öffentliche Anstalten, 2 Heil- und Pflege-Anstalten in Rostock (1825), Sachsenberg (1830) und 1

Pflegeanstalt für Idioten in Schwerin (1867), mit zusammen 5 Aerzten und 815 Kr. (433 m., 382 w.), davon 77 Idioten (43 m., 34 w.). Der Bau einer Irrenklinik in Rostock wird vorbereitet.

Grossherzogthum **Mecklenburg-Strelitz**

mit 98 371 E. hat 1 öffentliche Anstalt zu Strelitz (1805) mit 1 Arzt und 101 Kr. (47 m., 54 w.).

Grossherzogthum **Oldenburg**

mit 341 525 E. hat 2 öffentliche Anstalten, 1 Heil-Anstalt in Wehnen (1858) und 1 Pflege-Anstalt in Blankenburg (1876) mit zusammen 3 Aerzten und 303 Kr. (152 m., 151 w.), und 1 Privat-Pflegeanstalt in Holzkamp (1819) mit 1 Arzt und 18 Kr.

Insgesammt 3 Anstalten mit 4 Aerzten und 321 Kr. (161 m., 160 w.).

Grossherzogthum **Sachsen-Weimar** und Fürstenthum **Schwarzburg-Sondershausen,**

ersteres mit 313 946 E. und letzteres mit 73 606 E. haben März 1856 einen Vertrag abgeschlossen (Oktbr. 1879 erneuert), wonach letzteres seine Psychisch-Kranken in die beiden Anstalten Sachsen-Weimars mit unterbringt. Dies sind die Pflegeanstalt in Blankenhain (1840) und die Heilanstalt in Jena (1804), neuerbaut 1879, zugleich Irrenklinik, mit zusammen 5 Aerzten und 428 Kranken (230 m. u. 198 w.). Ausserdem besteht 1 Privatanstalt in Buttelstedt (1850) mit 1 Arzt und 9 Kr. Insgesammt 3 Anstalten mit 6 Aerzten und 437 Kr. (230 m., 207 w.), 2 Kuranstalten in Ilmenau (1888) und Eisenach (1890).

Herzogthum **Sachsen-Meiningen,** Herzogthum **Sachsen-Coburg-Gotha** und Fürstenthum **Schwarzburg-Rudolstadt,**

das erste mit 214 884 E., das zweite mit 198 829 E., das dritte mit 83 836 E., haben zusammen eine öffentliche Heil- und

Pflegeanstalt in Hildburghausen (1866) mit 4 Aerzten und 408 Kr. (217 m., 191 w.). Ausserdem ist eine Privatanstalt in Gotha (1874) mit 2 Aerzten und 34 Kr. Die 3 Länder haben also zusammen 2 Anstalten mit 6 Aerzten und 442 Kr. Offene Kuranstalten sind in Sonneberg (1873), Blankenburg (1874) und Friedrichsroda (1887) mit zusammen 6 Aerzten.

Herzogthum **Sachsen-Altenburg** und die Fürstenthümer **Reuss jüng. u. ält. Linie,**

das erste mit 161 460 E., das zweite mit 110 598 E., das dritte mit 55 904 E., haben zusammen eine öffentliche Heil- und Pflege-Anstalt in Roda (1848) mit 3 Aerzten und 316 Kr. (168 m., 148 w.).

Herzogthum **Anhalt**

mit 248 166 E. hat 2 öffentliche Anstalten, 1 Heil- und Pflegeanstalt in Bernburg (1875) und 1 Pflegeanstalt in Hoym (1878) mit zusammen 3 Aerzten und 495 Kr. (244 m., 251 w.). 2 offene Kuranstalten in Ballenstedt (1879 u. 1880).

Herzogthum **Braunschweig**

mit 372 452 E. hat eine öffentliche Heil- und Pflegeanstalt in Königslutter (1865) mit 4 Aerzten und 380 Kr. (173 m., 207 w.) und eine private Anstalt für Idioten in Neu-Erkerode (1868) mit 1 Arzt und 209 Pfleglingen (125 m., 84 w.), verbunden mit einem Pensionat für schwachsinnige Herren (z. Z. 10). Es bestehen also 2 Anstalten mit 5 Aerzten und 589 Kr. (298 m., 291 w.). 2 offene Kuranstalten in Blankenburg a./H.

Fürstenthum **Lippe**

mit 123 212 E. hat eine öffentliche Heil- und Pflegeanstalt in Brake (1811) mit 2 Aerzten und 140 Kr. (63 m., 77 w.) und eine private Idiotenanstalt, zugleich für Idioten aus Schaumburg-Lippe, in Lemgo (1870) mit 1 Arzt und 73 Kr. (36 m., 37 w.). Insgesammt 2 Anstalten mit 3 Aerzten und 213 Kr. (99 m., 114 w.). Somit kommen auf 100 000 E. 171 Kr. in Anstalten.

Die Fürstenthümer **Schaumburg-Lippe** und **Waldeck** mit 37 204, resp. 56 575 E. haben keine eigne Anstalten.

Die freie Reichsstadt **Hamburg**

mit 518 620 E. hat eine öffentliche Heil- und Pflegeanstalt in Friedrichsberg (1864) mit 5 Aerzten und 1246 Kr. (605 m., 641 w.) und eine private Pflegeanstalt für Idioten- und Epileptiker in Alsterdorf (1863) mit 1 Arzt und 430 Kindern (253 m., 177 w.). Insgesammt 2 Anstalten mit 6 Aerzten und 1676 Kr. (858 m., 818 w.).

Die freie Reichsstadt **Bremen**

mit 165 628 E. hat 1 öffentliche Heil- und Pflegeanstalt (1851) mit 2 Aerzten und 287 Kr. (94 m., 193 w.) und 1 Privatanstalt in Rockwinkel (1764) mit 1 Arzt und 18 Kr. Insgesammt 2 Anstalten mit 3 Aerzten und 305 Kr. (103 m., 202 w.).

Die freie Reichsstadt **Lübeck**

mit 67 658 E. hat eine öffentliche Heil- und Pflegeanstalt (1787) mit 1 Arzt und 129 Kr. (69 m., 60 w.).

Reichsland **Elsass-Lothringen**

mit 1564355 E. hat 5 öffentliche Anstalten, 3 Heil- und Pflegeanstalten in Stephansfeld-Hördt (1835), Saargemünd (1880) und Strassburg (seit 1886 Neubau, mit Abth. für Epileptiker, zugleich psychiatr. Klinik), 2 Pflegeanstalten in Metz (1100) und Gorze (1811) mit zusammen 20 Aerzten und 2176 Kr. (1052 m., 1124 w.) und 1 Privatanstalt in Bischweiler-Oberhofen (1876) mit 112 Idioten (71 m., 41 w.) und 1 Arzt.

Kaiserthum Oesterreich.

Die Deutschen Kronländer Oesterreichs, Böhmen, Kärnthen, Oesterreich. Küstenland, Mähren, Nieder-Oesterreich, Ober-Oesterreich, Salzburg, Schlesien, Steyermark, Tyrol und Vorarlberg mit 15 491 877 E[1]) haben 19 öffentliche Anstalten mit 8106 Kr. (4249 m., 3857 w.) und 73 Aerzten, sowie 6 private Anstalten mit 306 Kr. (146 m., 160 w.) und 11 Aerzten, davon 2 für Idioten in Bruck und Prag mit 112 Kr. Insgesammt 25 Anstalten mit 8412 Kr. (4395 m., 4017 w.) und 84 Aerzten.

Es kommen somit auf 100 000 E. 52 in Anstalten untergebrachte Kranke und auf 101 von letzteren 1 Arzt. Zum klinischen Unterrichte dienen die 5 Anstalten in Graz, Hall, Prag, Wien (2). — Es besteht in Wien ein Verein für Psychiatrie und forensische Psychologie, und von demselben werden herausgegeben die „Jahrbücher für Psychiatrie", red. von J. Fritsch, M. Gauster, von Krafft-Ebing, Th. Meynert, A. Pick unter Verantwortung von J. Fritsch, Wien, Fr. Deuticke.

Königreich **Böhmen** mit 5 812 635 E. hat 3 öffentliche Anstalten, in Prag (1790) zugl. psych. Klinik, Dobrzan (1880), und nur zur Pflege in Kosmanos (1869) mit zusammen 16 Aerzten und 2670 Kr. (1494 m., 1176 w.) und eine Privat-Idiotenanstalt zu Prag (1872) mit 50 Kr. und 1 Arzt. In Summa 2720 Kr. (1519 m., 1201 w.) mit 17 Aerzten.

Kronland **Kärnthen** mit 362 795 E. hat eine öffentliche Anstalt in Klagenfurt (1877) mit 2 Aerzten und 247 Kr. (133 m., 114 w.).

Oestreich. Küstenland mit 699 597 E. hat eine öffentliche Anstalt in Triest (1841) mit 2 Aerzten und 110 Kr. (58 m., 52 w.).

Kronland **Nieder-Oestreich** mit 2 623 575 E. hat 5 öffentliche Anstalten in Wien (1853) zugl. 1 psych. Klinik, Ybbs (1860), Klosterneuburg (1870, mit Abth. für Idioten), Wien (1875, Aufnahmestation und 2. psych. Klinik), Kierling-Gugging (1885), — letztere ist als Filiale der Landesanstalt in Wien Pflegeanstalt — mit zusammen 26 Aerzten und 2070 Kr. (1022 m., 1048 w.). Ausserdem 3 Privatanstalten in und bei Wien mit 8 Aerzten und 132 Kr. (73 m., 59 w.). Insgesammt 8 Anstalten mit 34 Aerzten und 2202 Kr. (1095 m., 1107 w.).

Kronland **Mähren** mit 2 237 436 E. hat 1 öffentliche Anstalt

[1]) Nach Berechnung v. Ende 1889.

in Brünn (1863) mit 4 Aerzten und 755 Kr. (403 m., 352 w.). Eine zweite Anstalt im Norden des Landes ist z. Z. im Bau.

Kronland **Ober-Oestreich** mit 780 818 E. hat eine öffentliche Anstalt in Niedernhart (1867) mit 3 Aerzten und 469 Kr. (241 m., 228 w.).

Kronland **Salzburg** mit 172 230 E. hat eine Landes-Irren-Anstalt in Salzburg (1772) mit 1 Arzt und 40 Kr. (21 m., 19 w.). Daneben werden Irre gepflegt im Salzburger St. Johannisspital (50—60 jährlich), in Schernberg, und mit Idioten und Epileptischen im Leprosenhause zu Salzburg.

Kronland **Schlesien** mit 596 693 E. hat eine öffentliche Anstalt in Troppau (1889) mit 2 Aerzten und 125 Kr. (75 m., 50 w.). Ein Sanatorium besteht in Zuckmantel (1879) mit 1 Arzt.

Kronland **Steyermark** mit 1 279 466 E. hat 2 öffentliche Anstalten in Feldhof (1872) und Graz (1874, Beobachtungsstation und psych. Klinik) mit 9 Aerzten und 969 Irren (470 m., 499 w.), und 1 private für Idioten in Bruck (1879) mit 1 Arzt und 62 Kr. (24 m., 38 w.). Insgesammt 3 Anstalten mit 10 Aerzten und 1031 Kr. (494 m., 537 w.). In Mariagrün bei Graz (1874) ist ein Sanatorium mit 2 Aerzten.

Kronland **Tyrol** und **Voralberg** mit 926 632 E. hat 3 öffentliche Anstalten in Hall (1830), Valduna (1870), Pergine (1882) mit 8 Aerzten und 651 Kr. (332 m., 319 w.). Die Anstalt in Hall wird als psychiatr. Klinik der Universität Innsbruck benutzt.

Schweiz

mit 2 920 430 E. (1. Dec. 1888) hat 16 öffentliche Anstalten mit 38 Aerzten und 4503 Kr. (2112 m., 2391 w.), sowie 12 private mit 16 Aerzten und 512 Kr. (259 m., 253 w.), wovon 6 für Idioten und Epileptische. Insgesammt 28 Anstalten mit 54 Aerzten und 5015 Kr. (2371 m., 2644 w.), sodass auf 100 000 E. 172 in Anstalten untergebrachte Kr. und hier auf 1 Arzt durchschnittl. 98 Kr. kommen. An den Universitäten zu Bern (1861), Zürich (1869), Basel (1876), Genf (1876) und Lausanne (1888) mit Benutzung der Anstalt in Bois de Cery werden die Anstalten auch zum klinischen Unterricht benutzt. Seit 1864 besteht ein Verein der Schweizerischen Irrenärzte, 1889 tagte die erste Schweizerische Conferenz für das Idiotenwesen. Vereine zur Fürsorge für entlassene Irre bestehen im Canton St. Gallen (1865), Thurgau (1869), Luzern (1873), Zürich (1875), Aargau (1877), Appenzell (1877), Baselstadt (1878), Bern (1880).

Canton **Aargau** mit 193 834 E. (1. Dec. 1888) hat eine öffentliche Anstalt in Königsfelden (1872) mit 3 Aerzten und 534 Kr. (221 m., 313 w.) und eine private Idiotenanstalt in Bieberstein (1889) mit 1 Arzt und 21 Kindern (10 m., 11 w.).

Canton **Appenzell** mit 54 192 E. hat keine Anstalt.

Canton **Baselland** mit 62 154 E. hat eine öffentliche Pflegeanstalt in Liestal (1833) mit 2 Aerzten und 114 Kr. (51 m., 63 w.).

Canton **Baselstadt** mit 74 245 E. hat eine öffentliche Anstalt in Basel (1886) mit 3 Aerzten und 229 Kr. (96 m., 133 w.) und eine private Idioten-Anstalt „zur Hoffnung" mit 1 Arzt und 23 Kr. (15 m., 8 w.).

Canton **Bern** mit 539 405 E. hat eine öffentliche Anstalt in Waldau (1855) mit 3 Aerzten und 392 Kr. (187 m., 205 w.), und 3 private in Münchenbuchsee (1847), Weissenheim (1868), Spietz (1868), erstere für Idioten, mit 3 Aerzten und 160 Kr. (76 m., 84 w.), davon 39 Idioten (27 m., 12 w.).

Canton **Freiburg** mit 119 529 E. hat eine öffentliche Anstalt in Marsens (1875) mit 2 Aerzten und 153 Kr. (80 m., 73 w.).

Canton **St. Gallen** mit 229 367 E. hat eine öffentliche Anstalt in St. Pirminsberg (1847) mit 2 Aerzten und 323 Kr. (153 m., 170 w.) und eine private in Wyl (1857) mit 15 Kr. (1 m., 14 w.) und 2 Aerzten.

Canton **Genf** mit 106 738 E. hat eine öffentliche Heilanstalt in Vernets (1838) mit 3 Aerzten und 160 Kr. (82 m., 78 w.) und eine offene Kuranstalt in Champel (1873) mit 1 Arzt.

Canton **Glarus** mit 33 794 E. ist ohne Anstalt.

Canton **Graubündten** mit 96 235 E. hat eine öffentliche Pflegeanstalt, verbunden mit einer Correktionsanstalt, in Realta (1855) mit 1 Arzt und 46 Kr. (30 m., 16 w.).

Canton **Luzern** mit 135 722 E. hat eine öffentliche Anstalt, dem 1873 zweckentsprechend adaptirten prachtvollen Kloster St. Urban mit 3 Aerzten und 385 Kr. (190 m., 195 w.). In der landwirthschaftlichen Colonie Sonnenhalde werden seit 1881 12 Kr. beschäftigt.

Canton **Neufchâtel** mit 109 037 E. hat eine öffentliche Anstalt in Préfargier (1851) mit 3 Aerzten und 123 Kr. (56 m., 67 w.).

Canton **Schaffhausen** mit 37 876 E. baut eine eigne Anstalt für 120 Kr., die 1891 eröffnet werden soll. Bis jetzt dienten zur Aufnahme der Irren das städtische Krankenhaus (hauptsächlich als Uebergangsstation) und 2 Pflegeanstalten, letztere mit Abtheilungen für ruhige unheilbare Irre und Idioten.

Canton **Solothurn** mit 85 709 E. hat eine öffentliche Anstalt in Rosegg (1860) mit 2 Aerzten und 220 Kr. (119 m., 101 w.).

Canton **Tessin** mit 126 946 E. ist ohne Anstalt.

Canton **Thurgau** mit 105 121 E. hat 2 öffentliche Anstalten, 1 Heilanstalt in Münsterlingen (1839), 1 Pflegeanstalt für Irre und Epileptische in St. Katharinenthal (1871), mit zusammen 2 Aerzten und 386 Kr. (158 m., 228 w.). Ausserdem bestehen 2 offene Kuranstalten Bellevue bei Kreuzlingen (1857) und Mammern mit zusammen 5 Aerzten.

Canton **Waadt** mit 251 297 E. hat eine öffentl. Anstalt in Bois de Cery (1873) mit 3 Aerzten und 421 Kr. (207 m., 214 w.), sowie eine private La Metairie bei Nyon (1862) mit 2 Aerzten und 31 Kr.

Canton **Wallis** mit 101 837 E. ist ohne besondere Anstalt.

Canton **Zürich** mit 339 056 E. hat 2 öffentliche Anstalten, 1 Heilanstalt und Klinik in Burghölzli - Zürich (1870), 3 Pflegeanstalten in Rheinau (1867), Mönchhof - Kilchberg (1868), Zürich-Riesbach (1886), mit zusammen 6 Aerzten und 1017 Kr. (482 m., 535 w.). Ausserdem 4 private Pflege-Anstalten: für Idioten in Hottingen (1849), für Epileptische in Rüti bei Zürich (1886) mit zusammen 4 Aerzten und 231 Kr. (126 m., 105 w.), und für körp. und geist. Kranke in Stammheim (1870) mit 1 Arzt und 20 Kr. (8 m., 12 w.). In Ellikon a. d. Thur besteht seit 1889 eine Trinkerheilstätte mit 17 Kr. (16 m., 1 w.).

Die Cantone **Schwyz** mit 50 376 E., **Uri** mit 17 285 E., **Unterwalden** mit 27 550 E. und Canton **Zug** mit 23 123 E. haben bisher keine geordnete Irrenanstalt gehabt.

Russland.

Ostseeprovinzen, In den 3 Ostseeprovinzen Russlands mit 2 257 815 E. bestehen 5 öffentliche Heil- und Pflegeanstalten, die Irrenabtheilung in Reval (seit Ende des vor. Jahrh.) für Esthland, die Anstalten in Alexandershöhe für Livland (1824), in Rothenberg (1862) für die Stadt Riga, die Irrenabtheilung in Mitau (1869) für Kurland, die psychiatrische Klinik an der Universität Dorpat (1880) mit zusammen 11 Aerzten und 593 Kr. (316 m., 277 w.). Ferner 2 Privatanstalten; Abtheilung für Geisteskranke im Hospitale der ev. Diakonissenanstalt zu Reval (1864) mit 13 weibl. Pfleglingen und die Idiotenanstalt in Sassenhof bei Riga (1854) mit 46 Kindern (29 m., 17 w.) und zusammen 4 Aerzten. Insgesammt 7 Anstalten mit 15 Aerzten und 652 Kr. (345 m., 307 w.).

Grossherzogthum **Luxemburg**

mit 213 283 E. (Ende 1885) hat 1 Centralhospiz in Ettelbrück (1867) mit 2 getrennten Abtheilungen, 1) für Armenhäusler und Körperlichkranke, 2) für Geisteskranke, Idioten und Epileptiker. Die Zahl der letzteren beträgt 215 Kr. (103 m., 112 w.) unter einem Arzt. Es kommen also auf 100 000 E. 100 in der Anstalt untergebrachte Kranke.

C. Tabellarische Uebersicht über Zahl, Kranken- und und über das Verhältniss von Kranken- und Einwohner- in den einzelnen Ländern des

I. Deut-

Land	Einwohner-zahl	Oeffentliche Anstalten		
		Zahl ders.	Aerzte an denselben	Kranken-bestand
Kgr. Preussen	28 318 470	61	190	22 346
Prov. Brandenburg	3 657 698	6	30	4 825
„ Hannover.	2 172 702	4	17	1 656
„ Hessen-Nassau . . .	1 592 454	5	14	1 964
„ Hohenzollern	66 702	1	1	71
„ Pommern	1 505 575	5	10	883
„ Posen	1 715 618	2	7	685
„ Ost-Preussen	1 959 475	3	11	1 108
„ West-Preussen . . .	1 408 229	3	9	964
„ Rheinland	4 344 527	12	28	3 592
„ Sachsen	2 428 367	4	17	1 407
„ Schlesien	4 112 219	9	28	2 712
„ Schleswig-Holstein . .	1 150 306	2	6	877
„ Westphalen	2 204 580	5	12	1 602
Kgr. Bayern	5 420 199	14	43	4 941
„ Sachsen	3 182 003	10	47	4 018
„ Württemberg	1 995 185	4	11	1 171
Grossh. Baden	1 601 255	7	21	2 011
„ Hessen	956 611	3	9	1 040
„ Mecklenburg-Schwerin	575 152	3	5	815
„ „ -Strelitz .	98 371	1	1	101
„ Oldenburg	341 525	2	3	303
„ Sachsen-Weimar . . .	313 946	2	5	428
Fürst. Schwarzb.-Sondershausen	73 606			
Herz. Sachsen-Meiningen . . .	214 888			
„ Sachsen-Coburg-Gotha .	198 829	1	4	408
Fürst. Schwarzburg-Rudolstadt	83 836			
Herz. Sachsen-Altenburg . . .	161 460			
Fürst. Reuss jüng. L.	110 598	1	3	316
„ Reuss ält. L.	55 904			
Herz. Anhalt	248 166	2	3	495
„ Braunschweig	372 452	1	4	380
Fürst. Lippe	123 212	1	2	140
„ Schaumburg-Lippe. . .	37 204	—	—	—
„ Waldeck	56 575	—	—	—
Fr. Reichsst. Hamburg. . . .	518 620	1	5	1 246
„ „ Bremen	165 628	1	2	287
„ „ Lübeck	67 658	1	1	129
Reichsland Elsass-Lothringen	1 564 355	5	20	2 176
Deutsches Reich	46 855 704	121	366	42 751

Zeitfracht Medien GmbH
Ferdinand-Jühlke-Straße 7
99095 Erfurt, Deutschland
produktsicherheit@kolibri360.de